5-7, rue de l'Ecole-Polytechnique, 75005 Paris

www.harmattan.com

ISBN : 978-2-343-11006-6
EAN : 9782343110066

Marianne et Hippocrate dans la tourmente sectaire

L'Éthique en mouvement

Collection dirigée par Christian Hervé

La réflexion multidisciplinaire dans le domaine de la santé et de la maladie est accueillie dans l'espace fourni par cette collection. Cet espace d'accueil appelle les travaux dans ce domaine du laboratoire d'éthique médicale et de santé publique de Necker de la formation doctorale de Paris V-René Descartes et des autres laboratoires d'éthique médicale français, canadiens et d'autres pays, notamment européens.

Déjà parus

Claude ROUGERON, *Pour une éthique renouvelée des pratiques de la santé publique*, 2013.

Henri KREIS, *Les greffes d'organes : une nouvelle fabrique du corps*, 2013.

Patrick NERHOT, *La question de la technique, A partir d'un échange épistolaire entre Ernst Jünger et Martin Heidegger*, 2012.

Teresa LOPEZ DE LA VIEJA (sous la dir. de), E-*Ethique/E-Ethics*, 2011.

Yvanie CAILLE et Michel DOUCIN (sous la dir. de), *Don et transplantation d'organes au Canada, aux Etats-Unis et en France. Réflexions éthiques et pratiques comparées*, 2011.

Yvanie CAILLE et Michel DOUCIN (sous la dir. de), *Réflexions éthiques sur la pénurie d'organes en Europe*, 2010.

Patrice QUENEAU et Bertrand BECOUR, *Etre médecin à Villiers-le-Bel, une éthique au quotidien. Hommage au Docteur Lionel Bécour*, 2010.

Grégoire MOUTEL, *Médecins et patients : l'exercice de la démocratie sanitaire*, 2009.

NERHOT Patrick, *La Métaphore du passage. Le concept de temps chez saint Augustin, fondement d'une nouvelle éthique*, 2008.

LE COZ P., *Quelle philosophie de la famille pour la médecine de la reproduction ?*, 2006.

HERVE Ch., THOMASMA D., WEISSTUB D.(éd.), *Visions éthiques de la personne,* 2001.

HERVE Ch. (ed), *Les enjeux de responsabilité posés par les nouvelles technologies en santé publique (Dossiers)*, 1999.

HERVE Ch. (ed), *Ethique médicale ou biomédicale ? (Cahiers)*, 1997.

MENORET-CALLES B., *L'accès aux soins des populations démunies. Situation et perspectives en 1996,* 1997.

HERVE, Ch. (ed), *Fondements d'une réflexion éthique managériale en santé*, 1996.

Jean-Luc WOLF

Marianne et Hippocrate dans la tourmente sectaire

L'Harmattan

Remerciements

A l'issue de la soutenance du mémoire pour l'obtention du diplôme d'université d'*Emprise sectaire, processus de vulnérabilité et enjeux éthiques*, le jury nous a vivement encouragés à le diffuser. Voilà qui est fait grâce à Monsieur le Professeur Christian HERVE, Laboratoire d'Ethique Médicale et de Médecine Légale à l'Université Paris V René DESCARTES.
Nous tenons à le remercier de l'honneur qu'il nous fait de nous accueillir dans la collection qu'il dirige, « L'éthique en mouvement », auprès des éditions L'HARMATTAN.

Nous remercions vivement Madame Sonya JOUGLA ainsi que son époux, M. Jean-Pierre JOUGLA, co-responsables de l'enseignement de ce diplôme universitaire, très investis dans la prise en charge de victimes de sectes et dans la transmission de leurs savoirs dans ce domaine ; ils nous ont éclairés pour l'appréhension de cette problématique. Nous sommes particulièrement flattés qu'ils en signent la préface.

Nous sommes aussi reconnaissants aux diverses victimes de sectes venues témoigner de leur processus d'embrigadement et de leurs bouleversants épisodes de vies au sein de secte où elles se sont fait piéger.

Nous adressons nos très vifs remerciements à Madame Cécile HARTMANN, présidente de chambre à la Cour d'appel de Douai, qui nous a soutenu par ses critiques constructives et ses judicieux conseils lors de la rédaction de notre mémoire et pour cette nouvelle version.

Enfin nous n'oublions pas les échanges enrichissants avec nos amis « déusiens » de la promotion 2013-2014 : Margo AUBRY, Noëlle CAZAJEUX, Nathalie DELGADO, Béatrice DE NARDIS, Linda SIMON, Patrice FERRAGNE et Dany LECIAUSKAS.

Liste des abréviations

Al.	Alinéa
AFSSAPS	Agence française de sécurité sanitaire des produits de santé
ANSM	Agence nationale de sécurité du médicament et des produits de santé
ARS	Agence régionale de santé
Art.	Article
CA	Cour d'appel
C. ass.	Cour d'assises
C. cass.	Cour de cassation
C. civ.	Code civil
Cass. civ.	Arrêt de la Chambre civile de la Cour de cassation
Cass. crim.	Arrêt de la Chambre criminelle de la Cour de cassation
CCNESVS	Comité consultatif national d'éthique pour les sciences de la vie et de la santé
CCMM	Centre de documentation, d'éducation et d'action contre les manipulations mentales
Ch. crim	Chambre criminelle
CDN	Chambre disciplinaire nationale de l'Ordre des médecins
CDO	Conseil départemental de l'Ordre des médecins
CDPI	Chambre disciplinaire de première instance de l'Ordre des médecins
CE	Conseil d'Etat
CEDH	Cour Européenne des Droits de l'Homme
CNO	Conseil national de l'Ordre des médecins
CP	Code pénal
CRO	Conseil régional de l'Ordre des médecins
CSP	Code de la santé publique
CUMP	Cellule d'urgence médico-psychiatrique
HAS	Haute autorité de la santé
ITT	Incapacité totale de travail
MIVILUDES	Mission interministérielle de vigilance et de lutte contre les dérives sectaires
PNCAVT	Pratique non conventionnelle à visée thérapeutique
SAS	Section des assurances sociales (du Conseil régional de l'Ordre des médecins)
SD	Section disciplinaire du CNO (ancienne dénomination de la CDN)
TGI	Tribunal de grande instance
Trib. corr.	Tribunal correctionnel
Trib. inst.	Tribunal d'instance
UNADFI	Union nationale des associations de défense des familles et de l'individu victimes de secte

Préface

Marier, dans le titre d'un ouvrage, *Marianne* et Hippocrate peut sembler à première vue saugrenu.
Plusieurs siècles séparent les deux personnages. Pourtant les deux ont en commun d'être reliés par un même paradigme, celui d'avoir fondé leur pensée et leur action sur la raison dont la science est un des versants.
Dimension oubliée que le travail mené par le Docteur Jean-Luc Wolf sur l'emprise sectaire dans le domaine médical a pour premier mérite de remettre au premier plan.
Cet ouvrage en précise l'approche, en spécifiant que le médecin peut lui-même présenter une personnalité sectaire, c'est-à-dire avoir une propension à devenir gourou, mettre le patient sous emprise et l'amener à devenir son adepte.
Il est habituel de se rendre compte qu'aux yeux du grand public, ces méthodes dites « douces » n'ont la plupart du temps aucun rapport avec une dimension sectaire.
Cela par méconnaissance du phénomène sectaire ou assimilation abusive de la secte au phénomène religieux ?

L'essentiel du travail du Dr Jean Luc Wolf démontre que *Marianne* subit les assauts de théories médicales archaïques bien que la plupart de ces théories revendiquent la nouveauté et, pour certaines, se réclament d'un « nouvel âge » essentiellement astrologique puisque le fondement de ce « new age », en remplacement du paradigme scientifique, réside sans aucun doute possible dans le passage de l'« ère du poisson » à celle du « verseau » (sic) assorti de paradigmes prétendument nouveaux comme le primat de l'intuition sur la rationalité.
Si les médecines alternatives, « douces », complémentaires, traditionnelles, « germaniques » ou chamaniques, autrement dit les Méthodes Thérapeutiques Illusoires (MTI) peuvent présenter un semblant de sérieux aux yeux de nombre de patients, l'ouvrage du Dr Jean Luc Wolf vient rappeler que ces méthodes non éprouvées rencontrent le phénomène sectaire dans trois situations particulières :

- Soit lorsqu'elles sont mises en œuvre par les « sectes guérisseuses », pour lesquelles la MTI constitue la doctrine et la mission exclusive du groupe.
- Soit dans la quasi-totalité des autres sectes, qu'elles soient spirituelles, religieuses, axées sur le bien-être ou la formation, pour lesquelles les MTI ne constituent simplement que des briques de la doctrine sur laquelle le gourou fonde son savoir, et participent ainsi aux techniques d'affaiblissement et d'emprise du groupe.
- Mais pour tous les groupes sectaires, les MTI constituent « un produit d'appel » efficace pour allécher les futurs adeptes, et sont actuellement un des meilleurs vecteurs de recrutement et un outil privilégié du soubassement de l'emprise.

Et, comme chacun des pratiquants de MTI est toujours sincèrement persuadé que la MTI qu'il prône est efficace, nouvelle, révolutionnaire, suffisante (donc exclusive), le glissement vers une relation d'emprise autour de la doctrine est toujours possible, cela d'autant plus qu'aux yeux du grand public, les axiomes des MTI n'ont la plupart du temps aucun rapport (en apparence) avec une dimension sectaire.

En effet, le promoteur de la méthode, tout comme son propagandiste, est la plupart du temps un ancien malade « sauvé » par la thérapie érigée au rang de panacée.

La dimension illusoire de ces thérapies, souvent présentées comme anodines parce que simplement « placébiques », comporte des risques divers comme le souligne l'ouvrage du Docteur Jean Luc Wolf :

Risque financier : les produits et pratiques vendus en support des MTI sont particulièrement onéreux et s'accompagnent souvent de formations, séminaires obligatoires. Ils obéissent plus que tout autre à la loi du marché.

Risque physique : les produits dits naturels, tout comme les compléments alimentaires ne sont pas anodins, ils ont des effets biologiques et peuvent interagir dangereusement entre eux et avec un large éventail de médicaments.

Risque psychologique : l'acte magico-thérapeutique du praticien de MTI s'appuie sur la croyance en une force surnaturelle. Il développe chez l'adepte une fascination, une dépendance et une addiction envers le soignant.

Un traitement inutile alimente un faux espoir, empêchant les malades de se prendre en charge, et les entraîne dans une confusion entre salut et guérison.

Risque létal : enfin et surtout cette dimension illusoire qui entrave toute possibilité de diagnostic peut constituer un risque létal dans la mesure où ces MTI font courir le risque majeur d'être substituées aux soins qui auraient pu être efficaces.

Pourtant chacun des tenants de MTI est persuadé que sa conviction est l'objet d'attaques infondées de la part d'un monde extérieur hostile, motivées par de sordides calculs, dont la communauté des « croyants » doit se défendre. Cette croyance revient à remettre en cause le fondement scientifique, donc (également) séculaire, et obligatoirement laïque de la médecine moderne.

C'est à ce niveau que la figure de *Marianne*, d'une *Marianne* laïque héritée des Lumières, est particulièrement pertinente.
Le symbole républicain permet de mettre en perspective l'engouement actuel du public pour les méthodes alternatives de soins et les conquêtes médicales d'une science laïque.
Ce livre permet de comprendre qu'au-delà des modes régressives à prétention médicale, l'enjeu est celui d'un retour à une « délaïcisation » du soin que nourrissent les croyances contemporaines multiples et de type new âge. Tout comme la sphère médicale dépendait du religieux dans les périodes antérieures à l'avènement de la science caractéristique des Lumières (et sous l'Ancien Régime dépendait de l'Eglise), la mode actuelle des méthodes thérapeutiques illusoires tend à faire échapper le soin à la sphère laïque confondue ici avec la sphère publique. Avec la résurgence de l'obscurantisme dans le domaine du soin, le spiritualo-religieux désagrège le soin scientifique lié à la laïcité. *Marianne* risque de ne pas se relever de cette maladie.
L'effort de la modernité, que la science seule avait autorisé, avait permis le passage de l'hôtel Dieu à l'hôpital public.
Nous assistons à un retour de l'obscurcissement de la pensée que les sectes symbolisent au plan des modes de gestion du pouvoir et dont les MTI sont une des déclinaisons.
Le prétendu « nouveau » fondement de l'approche santé est holistique dans le sens où il introduit à la fois une approche magique du corps ainsi que le soin spirituel du corps éthérique (double fantasmé du corps physique).

- les postulats remplacent les preuves
- la « science initiatique » ou « révélée » est supérieure à la science matérialiste occidentale
- c'est une conception totalitaire de la santé qui décode la maladie selon un mode de pensée unique purement interprétatif, nourrissant un pseudo savoir narcissisant.

Le moi narcissique du patient se nourrit de superstitions et des croyances en une force surnaturelle.
Les tenants des MTI oublient que d'innombrables thérapies non orthodoxes ont eu leur heure de gloire et n'ont pas résisté à l'épreuve de

l'expérimentation (la récupération de ces momies doctrinales donne lieu cycliquement à des résurrections présentées comme des nouveautés).
L'on retrouve dans les MTI contemporaines des légendes thérapeutiques persuasives, des biographies truquées, des prétentions exagérées, des témoignages suspects, des sophismes, etc.
Ces travers ont d'ailleurs été dénoncés en tant que publicité mensongère dans une décision rendue dernièrement par le tribunal correctionnel de Montpellier qui a condamné le 4 novembre 2015 un ancien médecin, Claude Sabbah (promoteur de la « biologie totale des êtres humains ») à 2 ans de prison et à 30 000€ d'amende.
Un patient qui appliquait sa méthode est décédé d'un cancer de la prostate. Il « aurait dû » guérir à l'issue de sa « résolution d'un conflit »…
Ce type de cancer étant prétendument lié, dans la théorie de Sabbah, à des « penchants pédophiles » non conscientisés…

L'auteur établit un lien au-delà des siècles entre *Marianne* et Hippocrate. Il redonne sens aux règles qui viennent encadrer une profession bousculée par des croyances dont les thuriféraires n'ont plus aucune idée des origines.
Le courageux travail entrepris par le Dr Jean Luc Wolf permettra de comprendre que *Marianne* et Hippocrate cheminent ensemble pour libérer chacun d'entre nous de ce qui le limite et pour le protéger de ce qui est dangereux.

Jean-Pierre Jougla

Responsable pédagogique du Diplôme Universitaire « Emprise sectaire, processus de vulnérabilité et enjeux éthiques ».
Faculté de Médecine Paris-Descartes.

Avant-propos

« Article D. 132-13 du Code de la sécurité intérieure
Le plan de prévention de la délinquance dans le département fixe les priorités de l'État en matière de prévention de la délinquance, dans le respect des orientations nationales définies par le comité interministériel de prévention de la délinquance et de la radicalisation.
Il constitue le cadre de référence de l'État pour sa participation aux contrats locaux de sécurité.
Le plan est arrêté par le préfet de département après consultation du procureur de la République, puis du conseil départemental de prévention de la délinquance, d'aide aux victimes et de lutte contre la drogue, les dérives sectaires et les violences faites aux femmes, mentionné à l'article D. 132-5.
Le préfet de département informe les maires et les présidents des établissements publics de coopération intercommunale compétents en matière de prévention de la délinquance des priorités du plan de prévention de la délinquance et de la radicalisation dans le département. »

Ce cadre juridique très général qui permet de mettre en place une politique nationale déclinée dans les départements pour la lutte contre les dérives sectaires n'est pas suffisant pour garantir le risque zéro lorsque les interdits sont commis par des médecins qui méconnaissent les règles élémentaires de liberté, d'égalité, de protection des plus démunis exigées par *Marianne* dans les devoirs attribués à l'État en trahissant le serment d'Hippocrate qui impose notamment l'obligation de soins, d'attention portée à la santé des plus faibles.

Notre droit pénal tente régulièrement de trouver la meilleure définition des infractions relatives aux dérives sectaires. Les comportements pervers ont toujours en apparence un comportement positif et légal. La preuve de l'élément matériel et intentionnel de ces crimes et délits est très difficile à démontrer. La manipulation et/ou l'escroquerie affective du médecin gourou affaiblit le libre choix du patient et le rend vulnérable. Le gourou de manière très pervertie fera valoir qu'il a agi avec un adulte et/ou des parents consentants alors que ce consentement apparent est en réalité le résultat d'une emprise totale qui annule toute force de résistance de la victime.

Cette problématique est analysée de manière pertinente avec de nombreux exemples de jurisprudence. L'écriture dans un style dynamique permet de comprendre l'étendue de la grande souffrance causée aux victimes. Les analyses et conseils juridiques sont efficaces pour que les faits puissent être dénoncés et suivis de manière utile jusqu'à la condamnation des auteurs et à la mise en place des mesures de réparation dues aux victimes.

Ce travail de qualité sera utile à tous les acteurs, médecins, soignants, juristes, enquêteurs, personnels accompagnant les victimes et les victimes elles-mêmes.

Si tout ne redevient jamais comme avant pour elles, des solutions médicales et juridiques pour sortir de l'enfer sectaire et en guérir existent. C'est aussi ce message d'espoir que le Dr Jean-Luc Wolf révèle à travers cette recherche.

Cécile HARTMANN
Présidente de Chambre. Cour d'appel de DOUAI

Prolégomènes

*« **Empirique :** qui ne s'attache qu'à l'expérience, sans suivre la méthode ordinaire de l'art (de la médecine et des médecins) ; se dit communément d'un charlatan, d'un homme qui traite les maladies par de prétendus secrets, sans avoir aucune connaissance de la médecine »* (Dictionnaire de l'Académie française, 1832-1835) (202). *« qui signifie expérimentateur, celui qui ne suit que l'expérience (...) Nous parlons des anciens médecins empiriques, fort différents des charlatans modernes auxquels on donne le même nom. (...) L'empirisme fut une secte fameuse en médecine, qu'elle changea la face de cet art et les méthodes de traitement dans les maladies (...) Elle a de nombreux partisans parmi les praticiens dans tous les siècles (...) Quel est le bon médecin ? L'empirique ou le dogmatique exclusif ? Le praticien machinal ou le théoricien spéculatif ? Ni l'un ni l'autre, s'ils ne réunissent pas en même temps le mérite de la pratique à celui de la théorie, et le raisonnement à l'expérience »* (Dictionnaire des sciences médicales. C.L.F. Panckoucke, 1815). (89)

*« **Guérisseur :** celui qui prétend guérir, qui fait profession de guérir par des moyens empiriques »* (Dictionnaire de l'Académie française, 1932-1935). (202)

*« **Charlatan :** celui qui vend des drogues, de l'orviétan et qui les débite dans les places publiques, monté sur des tréteaux. Se dit aussi du médecin qui est hâbleur, qui se vante de guérir toutes sortes de maladies »* (Dictionnaire de l'Académie française, 1832-1835). (202) *« Le charlatanisme médical ne saurait manquer de succès, puisqu'il domine sur les hommes par les premiers de tous leurs intérêts, l'amour de la vie et la crainte de la mort. Son origine se confond avec celle de la médecine ; partout où il y a des médecins, se trouvent des charlatans ; c'est ainsi que, dans une même contrée, naissent auprès les uns des autres les végétaux les plus salutaires et les poisons les plus dangereux »* (Médecine : in Dictionnaire des sciences médicales, C.L.F. Panckoucke, 1819). (89)

*« **Médecin :** qui fait profession d'entretenir la santé et de guérir les malades* (Dictionnaire de l'Académie française, 1° Ed., 1694), *celui qui exerce la médecine »* (Dictionnaire de l'Académie française, 1832-1835) (202) *« de toutes les sciences, la plus utile, la plus belle est celle qui enseigne à guérir*

les nombreuses maladies qui affligent l'espèce humaine (...) c'est au médecin que les hommes doivent la conservation du plus précieux de tous leurs biens, la santé ; le père lui confie celle de son enfant, l'époux celle de son épouse ; il veille sur celle du monarque comme sur celle de l'habitant des chaumières ; sa main délicate et sacrée préserve l'enfant qui va naître des dangers qui menacent sa débile existence, même avant qu'il ait vu le jour ; ses soins défendent l'enfance de l'homme contre les maux qui assiègent le premier âge, protègent son adolescence, et lui ménagent une vieillesse heureuse. A toutes les époques de son existence l'homme appelle les secours de la médecine, et il les implore rarement en vain » (Dictionnaire des sciences médicales, C.L.F. Panckoucke, 1819) ***« Médecine clinique :*** *on donne ce nom à celle qui s'exerce ou s'enseigne au lit des malades, qui est basée sur l'observation raisonnée des symptômes, la marche des maladies et l'expérience ;* ***Médecine dogmatique :*** *on appelle ainsi celle qui est enseignée dans les cours ou dans les livres, et qui réunit l'observation et l'expérience, seules bases de la médecine clinique ;* ***Médecine empirique :*** *on désigne sous ce nom celle qui se fonde uniquement sur les causes productrices des maladies, ou la nature des agents qu'elle emploie à leur curation. »* (Dictionnaire des sciences médicales, C.L.F. Panckoucke, 1819). (89)

« Secte : *il se dit de plusieurs personnes qui suivent les mêmes opinions, qui font profession d'une même doctrine ; il se dit aussi en matière de religion, de ceux qui suivent une opinion regardée comme hérétique ou erronée »* (Dictionnaire de l'Académie française, 1832-1835). (202) *« Le mot* <u>*secte*</u> *se prend ordinairement en mauvaise part : on l'emploie pour désigner une doctrine médicale présumée erronée ; et en médecine, comme en théologie, l'épithète* <u>*sectaire*</u> *a toujours flétri les adhérents du parti vaincu. Il n'y a pas unité de doctrine parmi ceux qui cultivent l'art de guérir (...) »* (Dictionnaire des sciences médicales, C.L.F. Panckoucke, 1820). (89)

Ces différentes définitions puisées dans des ouvrages anciens nous permettent d'observer le glissement de la signification des substantifs au gré du temps. Ainsi selon le sens donné, le médecin pouvait être empirique ou sectaire, aussi surprenant que cela soit, mais l'était-il au sens où nous l'entendons de nos jours ?

En effet, actuellement quand nous entendons « secte », nous imaginons le plus souvent une assemblée de personnes, agrégées par une conviction personnelle librement choisie, religio-spirituelle dans un milieu fermé, emprisonnant toutefois l'adepte ; donc une entité tout de même malsaine.

La secte peut avoir une force économique comparable à une entreprise et une force d'agir : selon le nombre d'adeptes (de quelques individus [1] à des centaines de milliers), le territoire (du périmètre de la commune à un réseau mondialisé). Sa puissance financière (qui lui permettra de faire du prosélytisme et de quérir en justice) varie « de l'épicier de quartier à la PME ou à la multinationale » [2]. (39.52)

La modeste taille de la très grande majorité des sectes ne leur permet pas d'avoir une force économique importante, bien souvent l'autarcie prédomine, ce qui permet à Mme Nathalie LUCA de faire cette analyse :

« Les groupes (...) ont en commun d'avoir créé leur propre moyen de survie, sans qu'il leur soit nécessaire d'acheter ou de vendre quoique ce soit à l'extérieur. Les fidèles se retrouvent à la fois producteurs et consommateurs de biens qui, ne circulant plus, participent à l'enfermement de la communauté. Leur argent est fortement prélevé, ce qui les coupe d'autres structures marchandes. Le Temple du Peuple exigeait une dîme élevée et encourageait les dons de biens personnels. Il ne rémunérait pas les fidèles qui travaillaient dans ses structures. Il rendait donc ceux-ci complètement dépendants de la communauté, incapables d'échanger des biens économiques avec la société dominante. Les initiés de l'Ordre du Temple solaire avaient fortement investi dans cette communauté et ils ne mangeaient que ce qu'ils produisaient. Quant à Aum Shinrikyo, ses fidèles lui donnaient tous leurs biens, convaincus que ceux-ci ne leur serviraient plus à rien. Bien des communautés issues de la contre-culture et se développant en opposition avec le capitalisme ambiant ont en commun ce renoncement à l'argent. Le travail et les diverses tâches quotidiennes sont effectués gratuitement, pour le bien commun, cessant d'être objet d'échange. Par ailleurs, l'argent des fidèles est donné à la communauté en gage de rupture avec la société. Toutes ces communautés ne dérivent pas pour autant. Néanmoins, elles enferment l'individu qui, se privant volontairement des biens classiques d'échange avec la société dominante, se met dans l'incapacité de pouvoir s'y réintégrer un jour ». (109)

---

[1] Une erreur serait de croire que les adeptes sous emprise vivent obligatoirement ensemble ; en effet, le gourou « psychothérapeute » condamné en février 2015 pour abus de faiblesse, qui abusait du faux souvenir induit, n'entretenait initialement son emprise avec sa victime que lors de colloques singuliers, ce n'est que tardivement que les victimes ont formé une « famille ». (297)

[2] Les adeptes souvent versent à la secte un pourcentage défini par le gourou de leurs ressources financières, il leur est fortement conseillé si ce n'est obligé d'acheter les « produits sectaires » (livres, vidéos ...) qui leur permettent d'enrichir leurs connaissances et de progresser dans la « connaissance sectaire » ou des produits fabriqués par la secte vendus aussi dans le grand public par prosélytisme. Dans ce but, la secte propose aussi des formations payantes.

A la suite des mouvements révolutionnaires de 1789, on brandit un drapeau tricolore qui symbolise la France, et on entend la devise « Liberté, Egalité, Fraternité » à propos de laquelle Victor HUGO écrivait : *« La formule républicaine a su admirablement ce qu'elle disait et ce qu'elle faisait : la gradation de l'axiome social est irréprochable. Liberté, Egalité, Fraternité. Rien à ajouter, rien à retrancher. Ce sont les trois marches du perron suprême. La liberté, c'est le droit, l'égalité, c'est le fait, la fraternité, c'est le devoir. Tout l'homme est là. »* (Victor HUGO, Le droit et la Loi, cité par M. PENA-RUIZ -119-).
Cette devise deviendra bien plus tard celle de la République française.

La monarchie abolie, la Convention adopte la proposition de l'Abbé GREGOIRE le 25 Septembre 1792, pour la République naissante, une et indivisible, à savoir une nouvelle allégorie pour le sceau officiel du gouvernement : une nouvelle déesse ceinte des emblèmes de la Liberté et de la fierté républicaine. Celle-ci prendra, après les vicissitudes politiques qui nous mèneront à la troisième République, le nom de *Marianne.* [3] (126)
Depuis *Marianne* est l'allégorie de la République Française.

La France, pays républicain, a affirmé fermement sa laïcité en abrogeant le Concordat de 1801 par la promulgation le 9 décembre 1905 de la loi relative à la séparation des Eglises et de l'Etat, permettant d'assurer aux citoyens la liberté de conscience et leur égalité de droits. La religion n'est plus une référence publique, elle devient une affaire privée qui n'engage que ses fidèles.
Mais ce n'est que le 27 octobre 1946 que *Marianne* annonce fièrement dans la Constitution de la République (il s'agit alors de la 4° République et cela sera repris dans l'article 1° de la Constitution de la 5° République) que *« la France est une République indivisible, laïque, démocratique et sociale ».* (18.32.119)
Pourtant, régulièrement, *Marianne* se fait attaquer au nom d'une atteinte à la liberté individuelle de croyance par les mouvements sectaires, quand ceux-ci sont traduits en justice en raison de faits délictueux.
Consciente du danger potentiel des sectes pour les citoyens, *Marianne* a déterminé, aidée en cela par les renseignements généraux, les fameux dix

[3] La monarchie est abolie le 21 Septembre 1792, la République est proclamée le 25 Septembre 1792. « Marianne » était le nom codé pour « révolution » dans la correspondance des révolutionnaires du Midi avec ceux de Paris, pour informer des avancées des évènements. « Marianne » sera également le nom de code pour « République » par certains opposants au prince-président Louis Napoléon BONAPARTE. Après les évènements de 1848, la nouvelle présidence cherche une effigie, anonyme, séduisante et fédératrice ; l'image féminine de la Liberté s'impose, mais le prénom de *Marianne* ne circule encore que dans le Sud de la France. (126)

critères de dangerosité (voir annexe deux) pour cerner un mouvement sectaire.
Ces critères, utiles pour appréhender une secte d'une certaine importance, se révèlent malheureusement faiblement efficaces, voire inopportuns, face à de petites structures sectaires ou pour protéger suffisamment les adeptes.

Mais quelle que soit sa taille, la secte se comporte comme un état totalitaire envers les « citoyens-adeptes » avec cette force invisible, mais bien réelle du processus d'emprise, véritable processus d'enfermement, essentiellement psychologique, parfois tragiquement physique, qui donne l'illusion aux personnes étrangères à la secte et à *Marianne* d'un libre choix de l'adepte. Or il n'en est rien.

Marianne selon les principes de laïcité et de liberté de croyance des individus qui gouvernent la France, se refuse à définir juridiquement la secte qui pourtant produit des effets néfastes condamnables.

Nous faisons nôtre, la définition de la secte que donne M. Jean-Pierre JOUGLA : *« structure dogmatique, renfermée sur elle-même, autoproclamée, non contrôlée, le gourou cumulant les pouvoirs législatifs, exécutifs et judiciaires, mue par un projet utopiste dans lequel le temporel est subordonné à un spirituel auto-référent et qui soumet l'adepte par une manipulation mentale et par la grille interprétative de la pensée magique, le conduisant vers une déstructuration (psychologique, intellectuelle, émotionnelle et physique) qui lui fait perdre sa dimension de personne et de citoyen ».*(332)

Nous devons comprendre une caractéristique constante de la secte (quelle que soit sa taille ou sa puissance économique) : elle se comporte comme un état régalien, dont le « chef d'Etat » est le gourou, dictateur de surcroît. C'est lui, et lui seul, qui aura les trois pouvoirs étatiques : législatif (sa doctrine dicte les lois), exécutif (il fixe la bonne marche des choses) et judiciaire (il peut sanctionner). Or cette concentration des pouvoirs dénie la liberté politique à laquelle chaque individu peut légitimement aspirer. Selon l'importance de la secte, ses objectifs et son désir d'hégémonie, cette dictature peut se transformer en totalitarisme expansif.

MONTESQUIEU dans son analyse des systèmes politiques en 1758 dénonçait déjà cela : *« Il y a dans chaque État trois sortes de pouvoirs : la puissance législative, la puissance exécutrice des choses qui dépendent du droit des gens, et la puissance exécutrice de celles qui dépendent du droit civil. (...)*

Tout serait perdu, si le même homme, ou le même corps des principaux, ou des nobles, ou du peuple, exerçaient ces trois pouvoirs : celui de faire des lois, celui d'exécuter les résolutions publiques, et celui de juger les crimes ou les différends des particuliers. » (348)

Les exactions commises par des groupes terroristes ces dernières années, cherchant à créer un état totalitaire se réclamant d'un retour aux sources islamiques non corrompues et justifiant leurs actes barbares en son nom, ont fortement ébranlé notre monde, nos valeurs et notre mode de vie.
Constater que des jeunes adolescents ou jeunes majeurs, homme ou femme, s'engagent dans ces actions choque encore plus violemment nos consciences. Pour certains, cet engagement peut se comparer à un embrigadement sectaire [4] (164) ; pour d'autres il répond à un idéal politique ou une façon d'assouvir une bestialité sous couvert de cet idéal.
Hannah ARENDT rappelle justement que *« les mouvements totalitaires sont des organisations de masse d'individus atomisés et isolés. Par rapport à tous les autres partis et mouvements, leur caractéristique la plus apparente est leur exigence d'une loyauté totale, illimitée, inconditionnelle et inaltérable, de la part de l'individu qui en est membre (...) La loyauté totale n'est possible que lorsque la fidélité est vidée de tout contenu concret duquel pourraient naturellement naître certains revirements ».* (63)

Dès lors, le « droit sectaire » s'impose devant les droits garantis par la Constitution ; ne soyons donc pas étonnés que le gourou n'ait aucune considération et envie de respecter pour ses adeptes les droits reconnus par la Déclaration universelle des Droits de l'homme. (26) Toutefois, il ne manquera jamais de s'y référer pour pouvoir exister dans la société, et comme le dit Hannah ARENDT *« les mouvements totalitaires usent et abusent des libertés démocratiques pour les abolir »* pour aboutir à un système dans lequel l'individu devient superflu, *« le but d'un système arbitraire est de détruire les droits civils de la population tout entière, de*

---

[4] L'analyse de ces départs de jeunes pour les filières « jihadistes » montre que cela touche des milieux socio économiques variés, pas forcément religieux, des jeunes âgés pour deux tiers de 15 à 21 ans et un tiers de 21 à 28 ans, n'ayant pas obligatoirement un passé de délinquant. La radicalisation est rapide, bien souvent elle suit un « matraquage informatif » par les réseaux sociaux internet ou un acharnement de sms ; certains jeunes reçoivent plus de cent messages quotidiens. L'absence d'un clergé hiérarchisé ne permet pas de les confronter aux erreurs d'interprétation des textes auxquels ils sont soumis, tant avant leur départ en prévention, qu'à leur retour. La prise en charge est complexe, leur responsabilité est engagée s'il est majeur, s'il est mineur les services de la Protection judiciaire de la jeunesse sont sollicités sur réquisition des magistrats. (155.164.179.312)
N'oublions pas cette évidence rappelée par M. Henri PENA-RUIZ : *« qu'un délit s'accomplisse au nom d'une religion ne lui ôte pas son caractère de délit ».* (118)

telle sorte qu'elle finisse par être mise hors-la-loi dans son propre pays ». (63)
Le territoire de cet état pouvant être virtuel (le plus souvent) ou matériel (par exemple le château des reclus de Montflanquin) sera une « prison protectrice » pour les adeptes. C'est encore le gourou qui « délivre les visas » permettant à l'adepte de se rendre ou de vivre dans ce monde externe et hostile à la secte ou d'aller chez un médecin afin de bénéficier de soins [5]. (244.331)

Aurions-nous l'idée de concrétiser l'exemple proposé par le Professeur Philippe-Jean PARQUET (244), à savoir « adorer le matin, le midi, le soir et à la neuvième heure un cactus » (et tant qu'à faire, un *austrocephalocereus dybowski* ou un *espostoa mirabilis* pour plaire aux psychanalystes), de convaincre des personnes à cette pratique, puis d'affirmer qu'il est impératif que le lieu où doivent se dérouler les rites soit pur, qu'il est donc interdit à un non-initié d'en franchir les limites, de demander alors aux adeptes de ce rite d'empêcher quiconque de pénétrer dans un rayon d'un kilomètre autour de ce centre ; il est certain que *Marianne* va mander les forces idoines pour empêcher cela et entamer les procédures nécessaires pour faire cesser ce désordre à l'ordre public, sans oublier de quérir les experts indispensables afin de déterminer si nous, médecin, sommes en possession de tous nos moyens pour exercer notre profession.
Dès lors la problématique sectaire n'est plus d'ordre spirituel, religieux ou d'une croyance quelconque, comme tentent de nous le faire croire les

---

[5] En exemple, la troupe du « Jogging rose » : une vingtaine de membres, menée à la baguette sur scène comme en coulisse, par son directeur artistique IGOR, qui leur offrait gite et couvert, sans salaire pendant une dizaine d'années ; repas pris en commun, séance d'hypnose, *« pas question de sortir seul, ni de choisir ses lectures. Tout achat jusqu'à celui des sous-vêtements, était soumis à l'approbation d'IGOR »* qui imposait aux femmes des cheveux courts, teints en blond et un pubis rasé (en prétextant les nécessités du spectacle). (266.269)
Ou les adeptes des « Enfants de Dieu » : *« L'horaire de nos journées est rigoureux (...) la discipline reste le mot d'ordre, synonyme à la fois de devoir chrétien et soumission à nos supérieurs. Nous sommes réprimandés et parfois punis si nous leur désobéissons. Toute insoumission équivaut à désobéir à Dieu, puisque c'est lui-même qui avait instauré la hiérarchie pyramidale au sein du mouvement (...) nous n'avons pas le droit de sortir seuls de l'enceinte de la « demeure ». Où nous allons, nous devons être deux au minimum. Nous n'avons pas le droit d'entreprendre une lecture « non approuvée », c'est-à-dire un livre autre que la Bible, les écrits de Moïse David (...) le droit de nous renseigner ailleurs nous est refusé ».* (239)
Egalement cette secte islamiste, découverte par les autorités russes en Août 2012, d'une soixantaine de membres, dont quinze enfants (parmi eux, le plus jeune âgé de 18 mois et une jeune fille enceinte de 17 ans), qui vivait enfermée dans de petits locaux de deux mètres sur trois, dans un bunker depuis une dizaine d'année, sans lumière, ni chauffage, ni aération. Seuls quelques uns étaient autorisés à sortir. Leur gourou, un homme de 85 ans, autoproclamé prophète en 1964, vivait dans une maison à l'écart de la communauté. (265.306)

dirigeants de secte qui poussent des cris d'orfraie en agitant le spectre d'une atteinte à la liberté de croyance.
Cette liberté de croyance n'est nullement menacée, *Marianne* peut continuer fièrement à la constater et l'affirmer dans notre République laïque.
Le problème sectaire consiste en un affrontement d'Etat, donc politique.

La prise en compte de l'importance du phénomène d'emprise mentale sur une personne transformée en victime, a été lente, tant les citoyens, juristes et médecins étaient bernés par le soi-disant libre arbitre d'adhésion de l'individu que proclame la secte quand on l'inquiète.
Reconnaissons au Professeur Philippe-Jean PARQUET d'avoir distingué neuf critères de cette emprise mentale dont cinq suffisent à la caractériser (voir annexe deux).
Pour le Père Jacques TROUSLARD, la nocivité et l'extrême dangerosité de la secte envers un individu se définissent par trois caractéristiques de la manipulation mentale : une triple technique (cognitive, comportementale et affective), une triple destruction (personne, famille et société) et une triple escroquerie (intellectuelle, morale et financière). (192)
Reconnaissons également à Madame Catherine PICARD et M. Nicolas ABOUT d'avoir œuvré pour faire voter le 12 juin 2001 la loi n° 2001-504 <u>tendant à renforcer la prévention et la répression des mouvements sectaires portant atteinte aux droits de l'homme et aux libertés fondamentales</u>, permettant dès lors une modification de l'article 223-15-2 du Code pénal réprimant l'abus frauduleux de l'état d'ignorance ou de la situation de faiblesse par l'introduction du phénomène d'emprise mentale, défini ainsi :
« C'est le fait d'exercer sur une personne des pressions psychologiques et/ou physiques pour créer ou exploiter chez cette personne un état de faiblesse, un état de soumission et de dépendance, un état de sujétion, pour l'amener, contre son gré et à son insu, à commettre des actes qui lui sont gravement préjudiciables ».

Ainsi *Marianne* peut dorénavant mieux protéger le citoyen contre l'influence néfaste de la secte qui le pousse à des faits, parfois délictueux, mais surtout dommageables pour lui.

Comme le souligne Maître Daniel PICOTIN, ce mécanisme d'emprise mentale sectaire est similaire à celui employé par un manipulateur ou un pervers narcissique auteur de violences conjugales, *« qui s'en tient à sa famille sans passer au stade commercial »* (52). Ici aussi, la parole des victimes est souvent mise en doute.

L'esprit religieux qui guidait l'évolution de notre civilisation, a été bousculé par divers courants dont les schismes, les « Lumières » au XVIII°, l'esprit de

la Révolution française, la philosophie marxiste, la sociologie, la laïcité ; son influence s'est amoindrie et a été confrontée aux influences des philosophies essentiellement orientales, mais souvent dépourvues de leur aspect religieux. Ont émergé ainsi de *« nouveaux mouvements religieux (...) qualifiés de « nébuleuse mystico-ésotérique » (...) caractérisée par la primauté accordée à l'expérience personnelle et à la voie spirituelle de chacun, l'inclusion de la santé (thérapie, guérison) et du bonheur ici-bas dans la visée du salut, une conception écologiste du surnaturel, de la science, de la religion et des pratiques magiques populaires ou ésotériques »* (185) dont le New-Age, voulant transformer les individus par un éveil spirituel pour changer l'humanité.
Depuis les années 60 on constate une mouvance sectaire insidieuse expansive, très souvent inspirée par le New-Age, regroupant des personnes autour de « croyances » communes, avec des obligations morales, fondées sur des dogmes mystiques ou religieux, répondant toutefois à une *« logique sectaire »* qui aboutissent à un repli sur soi et un refus du monde extérieur en raison de motivations protestataires envers la société.
Par ailleurs, ces mouvements allèguent le plus souvent *« la notion de « nouvelles spiritualités »* [leur permettant] *de placer leurs actions sous la protection des libertés fondamentales et de protester contre la discrimination dont* [ils feraient] *l'objet ».* (39)
Souvent ces mouvements sont constitués en association déclarée sur le fondement de la Loi du 1° juillet 1901, mais ils ne peuvent se prévaloir des cultes, car leur activité est contraire à l'esprit de la loi de 1905 concernant la séparation des Eglises et l'Etat : le respect de l'ordre public [6].

Généralement les sectes récusent ce terme et préfèrent se définir comme un nouveau mouvement religieux ou même religion.
Or comme le souligne, en 1992, Sir John HUNT *« si la religion suppose pour ceux qui s'engagent un consentement libre et éclairé, dans le cas de certaines sectes l'adepte, s'il est libre au moment de l'adhésion, n'est pas éclairé et lorsqu'il est éclairé il n'est généralement pas libre ».* (9)
Depuis 1999 l'Assemblée parlementaire du Conseil de l'Europe admet de ne pas définir la notion de secte, ni de l'assimiler à une religion ; les activités de ces « nouveaux groupes religieux, ésotériques ou spirituels » doivent être légales et conformes aux principes démocratiques comme celui de la liberté religieuse garantie par la Convention européenne des Droits de l'Homme.
La Convention européenne des Droits de l'Homme garantit à toute personne, le droit à la liberté de pensée, conscience et de religion et le droit de changer

[6] Pour qu'une association soit reconnue cultuelle, son but exclusif doit être l'exercice d'un culte. C'est cela qui permet au Conseil d'Etat de reconnaître cette association et à l'administration de lui accorder, sous contrôle de conformité, les droits d'une personnalité morale. (18)

de religion selon sa conscience. Toutefois le droit de manifester sa religion peut être limité, et la Cour européenne des Droits de l'Homme admet qu'un prosélytisme abusif peut être restreint, voire interdit [7] (9) ; l'expression de ses convictions ne doit pas avoir un caractère commercial ni être un prosélytisme de mauvais aloi. (359)
Dans un arrêt de 1993, il est reconnu le droit d'avoir des convictions et de les manifester, même si elles ont un caractère sectaire [8]. (359)
« Si la Cour européenne veille à la liberté pour toute personne de choisir ses convictions ou sa religion, d'y adhérer ou non, de les pratiquer ou non, elle apporte également une protection au droit de changer de convictions ou de religion » : un individu a le droit de pouvoir quitter librement une communauté religieuse. (359)
L'assemblée parlementaire du Conseil de l'Europe estime que les Etats doivent faire respecter sans exception l'obligation de scolarité pour le bon développement de l'enfant (9) ; en outre, elle constate que la dévotion exigée par certains mouvements religieux peut être en contradiction avec les principes de droit internationaux reconnus pour les enfants. (359)

Pour la Cour européenne des Droits de l'Homme si les Etats n'ont pas à apprécier la légitimité des croyances religieuses ou leurs modalités d'expression, en revanche les Etats disposent *« du pouvoir de contrôler si un mouvement ou une association poursuit, à des fins prétendument religieuses, des activités nuisibles à la population [9] »*. (359)

Il est encore nécessaire de bien faire la distinction entre religion et culte ; par exemple, pour le christianisme, nous pouvons observer les cultes catholiques, protestant, anglican, orthodoxe. Chaque religion présente diverses formes de culte, plus ou moins expressives et plus ou moins rigoristes.
Comme le précise M. Eric BRASSEUR, ce n'est pas parce qu'un culte reçoit de l'argent d'un Etat que c'est une religion et le fait de bénéficier d'une réduction fiscale n'en fait pas non plus une religion. (249)

CONDORCET déjà soutenait, en 1792, une séparation de l'instruction publique et religieuse afin de laisser chacun libre de ses croyances dans sa vie. *« La Constitution, en reconnaissant le droit qu'a chaque individu de*

---

[7] Lors d'une saisie de la Cour européenne des Droits de l'Homme, celle-ci se limite à donner une analyse sur la légalité, la nécessité et la proportionnalité des mesures prises par les autorités nationales quand bien même les faits portés à sa connaissance sur une pratique sectaire est punissable. (9)
[8] CEDH, Affaire Kokkinakis contre Grèce, arrêt du 25 Mai 1993, requête n° 14307/88, §31. (359)
[9] CDEH, Affaire Manoussakis et autres contre Grèce, arrêt du 26 Septembre 1996, requête n°18748/91, §47. (359)

choisir son culte, en établissant une entière égalité entre tous les habitants de la France, ne permet point d'admettre, dans l'instruction publique, un enseignement qui, en repoussant les enfants d'une partie des citoyens, détruirait l'égalité des avantages sociaux, et donnerait à des dogmes particuliers un avantage contraire à la liberté des opinions. Il était donc rigoureusement nécessaire de séparer de la morale les principes de toute religion particulière, et de n'admettre dans l'instruction publique l'enseignement d'aucun culte religieux. Chacun d'eux doit être enseigné dans les temples par ses propres ministres. Les parents, quelle que soit leur opinion sur la nécessité de telle ou telle religion, pourront alors sans répugnance envoyer leurs enfants dans les établissements nationaux ; et la puissance publique n'aura point usurpé sur les droits de la conscience, sous prétexte de l'éclairer et de la conduire. D'ailleurs, combien n'est-il pas important de fonder la morale sur les seuls principes de la raison ! ». (20)

La liberté de conscience est un principe fondamental de la République, l'adhésion volontaire à une secte respecte-t-elle les principes républicains ?
En effet les principes et dogmes de la secte comme le rejet radical du système de santé publique (refus de tout soin, vaccin, transfusion), le prosélytisme souvent abusif (parfois qualifié de prosélytisme de prostitution, la secte vivant sur les revenus des rencontres ciblées des adeptes), les conditions de vie (inconfort et insalubrité du logement) contraires au droit de toute personne à des conditions de vie dignes, la négation de la *« singularité de l'être humain »* en prônant la *« géniocratie »* par sélection des seuls êtres humains utiles, respectent-ils l'adepte ? Pour M. Nicolas GUILLET, la nocivité de la secte s'oppose ici au principe de dignité de la personne. (191)
Le Conseil constitutionnel a consacré le principe de sauvegarde de la dignité de la personne humaine contre toute forme d'asservissement et de dégradation, en 1994, comme principe constitutionnel [10].
Suite à l'affaire dite du « lancer de nain » en 1995, le Conseil d'Etat consacre fermement la notion de dignité de la personne.

« Composante de l'ordre public, doté d'une valeur constitutionnelle, le principe juridique de dignité de l'être humain paraît aujourd'hui fondamental en droit français. Plus qu'une norme à concilier avec d'autres droits et liberté, ce principe apparaît comme insusceptible de dérogations. Il se révèle comme un droit naturel, à la fois inaliénable et sacré. Il a même pu être qualifié de principe « matriciel » par le professeur B. MATHIEU, en ce

[10] Dans sa décision N°94-343/344 DC du 27 Juillet 1994 concernant la Loi relative au respect du corps humain et la Loi relative au don et à l'utilisation des éléments et produits du corps humain, à l'assistance médicale à la procréation et au diagnostic prénatal, le Conseil d'Etat affirme : *« que la sauvegarde de la dignité de la personne humaine contre tout forme d'asservissement et de dégradation et un principe à valeur constitutionnelle ».* (5)

sens qu'il engendre d'autres droits de portée et de valeurs différentes. Il est également un fondement de l'intervention du législateur. » (191)

C'est sur la base de ce principe qu'a été instituée la mission interministérielle de lutte contre les sectes (MIVILUDES), par le décret n° 98-890 du 7 octobre 1998.

Le Conseil d'Etat considère par ailleurs que la subvention d'Etat d'une association « anti-secte » n'est pas contraire à la neutralité de l'Etat [11]; la France étant une République indivisible, laïque, démocratique et sociale (article 1 de la Constitution du 4 octobre 1958) ne reconnaît, ne salarie ni ne subventionne aucun culte (article 2 de la Loi du 9 Décembre 1905 concernant la séparation des Eglises et de l'Etat).
La liberté d'adhérer à un mouvement en raison de la liberté de conscience garantie par *Marianne*, est-elle limitée par la dignité ?
Si l'ordre public limite certaines libertés en raison du respect des droits et libertés d'autrui, *« la liberté consiste à pouvoir faire tout ce qui ne nuit pas à autrui »* (Déclaration des droits de l'homme et du citoyen, 26 août 1789), peut-on protéger l'adepte contre lui-même s'il est amené à commettre des actes litigieux ? (191.337)

« [Dans les sectes] l'acceptation de pratiques qui sortent de la norme sociale - que ce soit en matière alimentaire, sexuelle, sanitaire, familiale, éducative ou autre - doit être considérée comme un choix individuel effectué en conscience.(...) Dès lors que les manifestations de la liberté individuelle d'un adepte ne portent pas atteinte à l'ordre public et ne nuisent pas à l'espace public, il paraît difficile de les réglementer. (...) L'ordre juridique libéral - qui plus est laïc - refuse par principe l'immixtion de l'Etat dans la vie privée des individus et notamment dans leur conscience. (...) Cette philosophie conduit par exemple au rejet des techniques de

---

[11] « L'Eglise de scientologie de Paris » mise en cause par la publication d'une brochure de l'association « Centre de documentation, d'éducation et d'action contre les manipulations mentales » subventionnée par le Ministère des affaires sociales et de la solidarité nationale, contestait cette subvention. *« Considérant qu'eu égard aux risques que peuvent présenter, notamment pour les jeunes, les pratiques de certains organismes communément appelés « sectes », et alors même que certains de ces mouvements se prétendent poursuivre également un but religieux, le ministre des affaires sociales a pu légalement, sans porter atteinte à la neutralité de l'Etat ni à la liberté des cultes, participer financièrement à l'information du public concerné sur les pratiques dont il s'agit ; qu'eu égard au contenu de la publication ainsi subventionnée, la décision attaquée n'est entachée ni d'erreur matérielle, ni d'erreur de droit, ni d'erreur manifeste d'appréciation ; que l'Eglise de scientologie de Paris n'est dès lors pas fondée à soutenir que c'est à tort que, par le jugement attaqué, le tribunal administratif de Paris a rejeté sa demande tendant à l'annulation de ladite décision »* le Conseil d'Etat rejette la requête le 17 Février 1992. (Conseil d'Etat statuant au contentieux, N° 86954, 17 Février 1992. -23-)

« déprogrammation » (deprogramming) consistant à contraindre l'adepte à quitter la secte ».

Transparaît donc une *« véritable liberté de se nuire, c'est-à-dire une faculté de se porter atteinte à soi-même, ni reconnue ni interdite formellement ».* (191)

Or il apparaît bien que l'adhésion à une secte, amène insidieusement l'adepte à renoncer à son statut d'homme libre pour devenir un « élément agentique » de la secte, pourtant convaincu de son libre arbitre et libre choix, ainsi que le rapporte M. Jean-Pierre JOUGLA : *« J'ai toujours rencontré cette sincérité et je n'ai jamais pu arriver à convaincre les gens qui s'étaient laissé entraîner dans de telles pratiques, de prendre la distance et de voir les choses en face ».* (44)

Ces courants de pensées et de vie suivent souvent celui du « New-Age » paru aux Etats-Unis d'Amérique dans les années 60, dont Mme Marilyn FERGUSSON a fait une synthèse militante dans son ouvrage traduit en français sous le titre Les Enfants du Verseau, pour un nouveau paradigme, abordant tous les domaines sociétaux dont celui de la santé [12].
Ainsi, il est constaté lors de l'activité médicale que le contact, le toucher et l'écoute du patient diminuent au profit d'examens scientifiques, impersonnels et de tâches administratives croissantes, chez des médecins (sélectionnés par ailleurs lors de leur formation sur des critères de moins en moins humanistes) plus préoccupés de la maladie, du processus pathologique que du malade lui-même, et ce, sous couvert de l'autorité de l'Organisation mondiale de la santé qui définit la santé comme un « bien-être physique, mental et social » [13] ; *« Le bien-être provient d'une matrice : le continuum corps-psyché. Il reflète l'harmonie somatique et psychologique. Comme l'a*

[12] D'après les « maitres à penser New-Age » l'humanité serait rentrée dans l'ère du Verseau ; pour Claude VORILHON, dit RAËL, du mouvement éponyme, l'ère du Poisson, commencée avec JESUS et ses disciples, s'est achevé avec la bombe d'Hiroshima en 1945, l'ère du Verseau la suit en 1946. (174)

[13] En voici les termes exacts : *« La santé est un état de complet bien-être physique, mental et social, et ne consiste pas seulement en une absence de maladie ou d'infirmité »,* in Préambule à la Constitution de l'Organisation mondiale de la Santé, tel qu'adopté par la Conférence internationale de la Santé, New-York, 19-22 Juin 1946 ; signé le 22 Juillet 1946 par les représentants de 61 Etats, 1946 ; (Actes officiels de l'Organisation mondiale de la Santé, n°2, p.100) et entré en vigueur le 7 Avril 1948. (319) Si l'OMS parle de santé sexuelle en 1975, ce n'est qu'en 2002, lors d'une consultation technique sur la santé sexuelle, que des experts en donneront une définition de travail (356) : *« La santé sexuelle est un état de bien-être physique, mental et social dans le domaine de la sexualité. Elle requiert une approche positive et respectueuse de la sexualité et des relations sexuelles, ainsi que la possibilité d'avoir des expériences sexuelles qui soient sources de plaisir et sans risque, libres de toute coercition, discrimination ou violence ».* (319)

dit un anatomiste, « le guérisseur en nous est l'entité intégrée la plus sage et la plus complexe de l'univers ». Nous savons maintenant qu'en quelque sorte il y a toujours un docteur à la maison. » (93)
Toute guérison est essentiellement une auto-guérison, la *« clef de la santé ne dépend pas d'un simple changement physique, mais plutôt de l'état d'esprit, qu'on l'ait nommé « repos vigilant », « volition passive », ou « laisser-faire délibéré. (...) Nos soucis et nos attentes négatives, se traduisent en maladies physiques, car le corps se comporte comme s'il était en danger, même si la menace n'a pas de fondement. (...) [le cerveau disposant] d'une sorte de génie obscur capable d'organiser des désordres correspondant à nos représentations les plus névrotiques. (...) Le facteur psychologique le plus manifestement impliqué dans le cancer est le refoulement des émotions. »* (93)

Elle se fonde sur les propos d'un cancérologue affirmant qu'il : *« est typique qu'il existe [chez des patients atteints de cancer], une faille dans leur vie une déception, des attentes qui ne sont pas aboutis. C'est comme si leur besoin de croissance se traduisait par une métaphore physique »,* et en appelle aux mânes de Louis PASTEUR, qui sur son lit de mort aurait « reconnu » : *« qu'un de ses adversaires avait raison d'insister sur le fait que la cause de la maladie est moins dans le germe que dans l'importance de la résistance de l'individu envahi par le germe. Il admit : « ce qui compte, c'est le terrain ». »* (93)

Ainsi toute maladie (cancer, schizophrénie, rhume) trouve son origine dans le continuum psychosomatique. Le patient possède donc son « médecin intérieur » qu'il doit apprendre à reconnaître et à faire participer pour son bien.
Mme Marilyn FERGUSSON souligne que les médicaments à visée psychiatrique permettent certes à de nombreux patients hospitalisés à reprendre une vie active sociétale, mais sans *« agir sur les dissonances intérieures qui ont aidé à déclencher la psychose (...) [venant] interrompre la structure de détresse et de conflit en altérant la chimie du cerveau, déjà perturbée. ».* (93)

Ce qui lui permet de mettre à l'honneur les chamanes et guérisseurs qui *« aident les malades à chercher la signification de leurs troubles en les considérant dans le contexte de leurs familles ou de leurs communautés. Les systèmes de guérison traditionnelle voient dans la maladie une perturbation de l'harmonie d'un individu avec les autres et avec la nature »* en modérant toutefois leur rôle *« [ils disent] à ceux qu'ils traitent que s'ils peuvent affecter les symptômes, ils n'ont pas de pouvoir sur le processus intérieur qui produit la maladie. Le symptôme peut disparaître un temps, mais, trop souvent, la matrice profonde de la maladie n'a pas été changée. Seul l'individu peut produire une guérison qui vient de l'intérieur ».* (93)

Par glissement sémantique et conceptuel, ces « nouvelles spiritualités » qui revendiquent les droits d'une « minorité spirituelle » revendiquent également le droit d'une « minorité thérapeutique » avec pour conséquences le rejet de la médecine classique au profit de « nouvelles thérapeutiques ».
« De ce fait, toute critique de ces pratiques thérapeutiques, quelles qu'elles soient, reviendrait dans l'esprit de leurs défenseurs à une atteinte aux libertés fondamentales ». (39)

C'est ainsi qu'à côté de la médecine scientifique, remise en cause bien souvent par des échecs très médiatisés, voire des scandales sanitaires, tout en occultant les bénéfices et bienfaits apportés à l'humanité [14], vont se développer des médecines dites : alternative, complémentaire, traditionnelle, naturelle, douce, holistique ou quantique, que l'on regroupe aussi sous le vocable de pratique non conventionnelle à visée thérapeutique (PNCAVT). Aucune ne pouvant se prévaloir d'études rigoureuses scientifiques prouvant leur efficacité, en raison de leurs conceptions irrationnelles. Mais régulièrement certaines sont présentées dans des revues à grande diffusion sous divers titres : *« Peut-on croire aux médecines douces ? Celles qui soignent vraiment... et les autres »* (70) ou *« Médecines alternatives, celles qui marchent, celles qui ne marchent pas ».* (112)
Pourtant celles-ci vont attirer les personnes soucieuses de leur bien-être et/ou méfiantes au regard de la médecine contemporaine ou en désespoir de cause par une croyance irraisonnée au miracle en raison d'un refus de croire et/ou d'accepter l'inéluctable [15].

---

[14] L'espérance de vie d'un être humain à la naissance au XVIII° est de 25 ans, 43 ans en 1850 (255.352), de 80 ans en 1994 pour les femmes, elle passe à 83 ans en 2004, et respectivement pour les hommes de 73 ans et 76 ans. (353)
Le risque de décès avant d'atteindre l'âge d'un an était de 300 pour mille en 1750, 11,9 pour mille en 1975 et dans les années 2000 de 2,8 pour mille. (352)
L'espérance de vie à l'âge de 60 ans continue aussi de progresser ; elle passe de 25 ans en 1994 à 27,3 ans en 2013 pour les femmes et respectivement 19,7 ans à 22,7 ans pour les hommes. (258)
Les progrès de l'hygiène, de la médecine (obstétrique, révolution pastorienne ...) ont un rôle indéniable dans les progrès de la survie humaine ; et nous n'occultons pas les progrès industriels, agroalimentaires ou des politiques de protection de la petite enfance qui ont eu également une influence.
[15] Ainsi le cas d'un ancien chercheur de CNRS de 77 ans, gourou d'un mouvement « La grande mutation » qui regroupe 200 personnes ; il dit avoir parcouru 22 planètes différentes avant de revenir sur Terre pour offrir à ses disciples l'accès à l'amour céleste. Avec un pendule il prétend guérir le sida et le cancer. Beaucoup ont arrêté leur traitement et se sont coupés de leur famille. Il a été arrêté en Avril 2015 par l'Office central pour la répression des violences aux personnes (ORCVP). (304)

Souvent ces méthodes thérapeutiques sous-tendent la notion d'une santé qui se mérite, dont nous serions responsables, et elles laissent espérer qu'une guérison serait possible par introspection et nos forces de l'esprit. (246)

Nous constatons également une remise en cause fréquente, voire une diabolisation, des traitements psychiatriques. Un symptôme ou un état réactionnel n'est pas forcément une maladie nécessitant un traitement pharmacologique, même si nous observons aussi une demande de prise en charge de la part des patients, bercés d'illusions des vertus de la « pilule miraculeuse » ; gardons-nous d'un excès de diagnostic et traitement et sachons prescrire à bon escient au patient qui en a besoin. (97.122)

Sur le site internet d'un annuaire thérapeutique de bien-être et santé globale (http://www.bio-sante.fr), dont une devise est *« il n'est d'art de guérir que dans la liberté »*, on peut lire ces avertissements : *« conformément aux lois, nous proposons une aide à l'acquisition d'un bien-être physique et émotionnel qui ne relève pas du domaine médical, ni paramédical, mais leur est complémentaire » et « conformément à la loi 2002-303 du 4 mars 2002, les techniques utilisées ou transmises ne relèvent pas de l'utilisation d'un titre professionnel ».*

Pour éviter des poursuites, force est de constater l'évolution sémantique de ces thérapies : « bilan de santé » sera remplacé par « résumé de l'origine des troubles », « traitement » par « accompagnement », « diagnostic » par « point sur la situation globale » (347), les « professionnels » de ces thérapies n'hésitant pas à se faire appeler thérapeutes.
Certains professionnels de ces PNCAVT conscients du risque de dérive sectaire potentiel ont élaboré une charte de bonnes pratiques dont celle de ne pas détourner une personne d'un traitement reconnu. (247)

Il est certain qu'il existe parmi les professionnels de la santé -dont les médecins- un « remords inconscient culpabilisateur », dont toutes les « nouvelles thérapeutiques » usent et abusent ; nous voulons citer le Dr Ignace-Philippe SEMMELWEIS (1818-1865) [16], obstétricien austro-

[16] *« Le Dr Ignace-Philippe SEMMELWEIS, accoucheur en second (Assitentsarzt), de la première clinique obstétricale de Vienne, est parvenu, il y a bientôt deux ans, à faire diminuer d'une manière surprenante la mortalité qui régnait dans son service. Le moyen qu'il emploie consiste à faire laver dans de l'eau chlorée les mains de ceux qui exercent le toucher* [les explorations vaginales faites pour observer l'avancement de l'accouchement], *supposant que la fièvre puerpérale est le produit d'une infection par les matières putrides dont les mains des élèves seraient le véhicule »*, voilà les termes qui annoncent pour la première fois en France, en Avril 1849, dans la Gazette médicale de Strasbourg cette découverte de 1847.
Ainsi il proposait simplement que les médecins se lavent les mains en utilisant également une solution désinfectante.

hongrois, décrié, conspué par ses pairs et les autorités universitaires qui n'ont pas voulu entendre tout de suite son message si simple permettant d'anéantir les ravages de la fièvre puerpérale qui décimait les femmes en couches. Devant toute nouvelle méthode proposée, il y a toujours ce dilemme : et si c'était vrai ?

La bactériologie était encore loin de faire ses premiers pas. Le professeur Fernand WIDAL (1862-1929) devait dire, plus tard : *« Il a indiqué du premier coup les moyens prophylactiques que l'on doit prendre contre l'infection puerpérale, avec une telle précision que l'antisepsie moderne n'a rien eu à ajouter aux règles qu'il avait prescrites ».* (80) Ce n'est qu'en 1869 que publient dans la Gazette médicale de Strasbourg Léon COZE (1819-1896) et Victor-Timothée FELTZ (1835-1893), professeurs à Strasbourg, la description de l'observation de « nombreux points disposés en chainette » dans le sang d'une accouchée décédée de fièvre puerpérale. Louis PASTEUR affirmera à l'Académie de Médecine, le 18 Mars 1879, que la fièvre puerpérale est causée par un micro-organisme en chainette qu'il a pu observer dans du pus d'une accouchée infectée. Anton Julius Friedrich ROSENBACH (1842-1907) le dénommera *streptoccocus pyogenes* en 1883. (98)
De 1808 à 1870, il n'y avait que trois Facultés de médecine en France : Paris, Montpellier et Strasbourg ; dont les rivalités s'exposaient largement par les journaux de médecine interposés. Strasbourg pouvait s'enorgueillir de faire connaitre aux deux autres les doctrines médicales des pays de langues germaniques ; les journaux médicaux de ces Facultés permettaient de diffuser les avancées thérapeutiques, les propositions du Dr I.-P. SEMMELWEIS ont mis du temps à convaincre.
Nous évoquerons ici le souvenir d'un cours de santé publique (dans les années 1990) où le professeur évoquait la surprise, voire l'incompréhension, des médecins quand ceux-ci devaient se soumettre à des prélèvements bactériologiques systématiques dans un service pour une enquête épidémiologique. Faut-il voir dans ces caractères imbus de leur personne, les relents et reliquats du pouvoir thérapeutique démiurgique que l'on attribuait aux Rois de France pouvant guérir les écrouelles par simple imposition des mains, mains sacrées qui ne peuvent être malsaines, dont les médecins pensaient être investis ?
De nos jours, l'eau chlorée ou eau de javel demeure encore un excellent antiseptique, bien que la défiance vis-à-vis de ce produit ne cesse de croître en raison d'une mortalité potentielle de ce produit. M. Bernard MEUNIER signale qu'en *« 2008, Google affichait 720 entrées pour « danger de l'eau de Javel » contre 2 seulement pour les « bienfaits de l'eau de Javel » (...) en 2013 nous passons à 21700 et 8 ».* Il rappelle avec M. Gérald BRONNER qu'il a fallu plus de 5000 morts du choléra en Haïti après le tremblement de terre (importé par les forces de l'ONU composées de népalais, porteurs sains du vibrion cholérique, cette maladie perdurant au Népal) et de nombreuses discussions sur les dangers possibles de son utilisation pour décider enfin les autorités à traiter par le chlore les eaux. (72.287)
Hélas, même l'usage de l'eau de Javel peut être détourné à des fins malhonnêtes.
Jim HUMBLE, qui se présente, en Australie, comme l'abbé James V HUMBLE de « l'Eglise Genesis II de la santé et de la guérison », prétend guérir 98% des malades de l'humanité (cancer, sida, asthme, autisme, virus Ebola ...) par l'absorption de sa « Miracle Mineral Solution » (à base d'eau de Javel). Il assure à ses fidèles qu'ils n'ont plus besoin d'être vaccinés.
Ses ministres guérissent gratuitement (les donations ne sont pas refusées), sans enseigner de vérités religieuses, seulement la guérison par cette « solution de nettoyage ». Quatre personnes ont dû être hospitalisées pour des troubles digestifs sévères après absorption de ce breuvage.
Il propose également une formation payante pour ses futurs « ministres de la santé » en délivrant un certificat de Docteur en MMS. (www.unadfi.org: Australie/ L'Eglise de la Javel !).

La secte et le gourou en proposant à l'adepte, attiré par des mirages illusoires du bien-être et de la santé, un changement de vie (qui sera accepté par une adhésion aveugle, sans critique) ont ainsi le pouvoir d'imposer à celui-ci de nouvelles façons de se nourrir, de se soigner ou de le priver de soin en faveur d'un traitement illusoire ou miraculeux. (347) C'est là que se pose le problème du dévoiement de ces méthodes par des pratiques sectaires qui ne permettent plus à l'adepte de conserver son libre arbitre ou sa dignité, puisque réduit à un « état agentique », ni de conserver une santé et de bénéficier de soins de qualité, en lui faisant perdre une chance thérapeutique et parfois la vie.
Pouvons-nous encore parler de consentement éclairé tel que le demande *Marianne* ?
N'y a-t-il pas là une atteinte à l'ordre public ?
Que penser alors, du choix d'un (ou des) parent(s) pour son (ses) enfant(s), qui n'est rappelons-le, dépositaire des intérêts de l'enfant seulement jusqu'à sa majorité ?

Parmi les « sectes guérisseuses », « spécialisées » dans la santé qui ont fait plus particulièrement parler d'elles, nous retrouvons entre-autres, dans les documents du Centre Roger IKOR et la thèse du Dr Armelle GUIVIER : (115.192.369)

- Alliance universelle : médecine par intercessions divines, le médicament étant nuisible et inutile,
- IVI (invitation à la vie) : dont la doctrine se résume en « prier, aimer, guérir » pour une guérison du corps et de l'âme par une médecine vibratoire ; *« il n'y a pas de maladies inguérissables (...) les métastases s'envoleront sous vos doigts »* (39.90)
- Mouvement du Graal : les maladies étant « karmiques », le jeûne purificateur est préconisé (39)
- La Scientologie par sa dimension guérisseuse de la doctrine de son fondateur Ron HUBBARD, [17] et par sa Commission des citoyens pour les Droits de l'Homme (CCDH) qui lutte contre les violations des Droits de l'Homme dans les domaines de la psychiatrie, [18]

---

[17] *« Dont l'ouvrage principal, la Dianétique, puissance de la pensée sur le corps, publié en 1950, montre que l'on peut remédier aux dysfonctionnements du psychisme par une psychothérapie spécifique appelée « audition »* [dont] *l'objectif est de « débarrasser l'individu des blocages psychiques qui inhibent ses capacités mentales. Ces obstacles au développement du mental sont dénommés engrammes. (...) »* (39). M. Roger GONET cite Ron HUBBARD : *« la scientologie héritera des hôpitaux, des cliniques, des asiles, des amphithéâtres, où on a abusé l'humanité »* (54)

[18] Cette CCDH créée aux Etats-Unis en 1969 par l'Eglise de scientologie et le psychiatre Thomas SZAZ, s'indigne contre l'usage selon elle abusive des psychotropes et des hospitalisations sous contraintes. (39) *« Selon M. Roger GONNET, ancien responsable de la Scientologie, ce combat contre la psychiatrie serait lié à l'hostilité déclarée de Ron*

- L'instincto-thérapie de Guy Claude BURGER, et l'Orkos-Montramé : avec sa méthode alimentaire et guérisseuse fondée sur le manger crû (viande non assaisonnée, fruits et légumes non épluchés) selon les envies (la guérison du sida serait possible)[19], (90)
- Le respirianisme ou breatharianism d'Elle GREVE sous le pseudonyme de JASMUHEEN, qui incite au jeûne « absolu »,
- IHUERI ou Institut de recherche sur l'énergie de l'homme et de l'univers de Maître DANG,
- La méthode HAMER conçue par lui-même Dr Ryke Geed HAMER,
- Tabitha's place (ou les douze tribus) devenue communauté de Sus,
- ECK (Energo-chromo-kinese) et sa nutripuncture.

Nous pouvons citer également les nouveaux mouvements chamaniques dont certains font usage d'ayahuasca ou d'iboga, présentés alors comme prise en charge thérapeutique de toxicomanes[20], font craindre un « narco-tourisme » en Amazonie pour la première, en Afrique pour la deuxième (illégal en soi et dont la promotion l'est autant) avec un risque de dérive sectaire non négligeable ; sont particulièrement visés : le centre Takiwasi (ayahuasca) et l'association Meyaya (iboga). L'ingestion de ces plantes permettrait également, d'après les arguments avancés par les « néo-chamanes », de favoriser la guérison spirituelle qui doit précéder la guérison physique. (36)
M. Michel PERRIN (ethnologue et membre du laboratoire d'anthropologie sociale du Collège de France) précise à raison que chez les Indiens d'Amazonie *« l'utilisation de ce type de drogue est parfaitement codifiée, qu'il n'est autorisé qu'à certaines personnes choisies et bien définies, ce qui n'a rien à voir avec le commerce ou les types de stages proposés en France ou dans le reste de l'Europe, ni même avec les stages organisés pour les Européens en vue d'une initiation et d'une consommation de ces produits dans les pays d'origine. (...)* [si] *ces produits toxiques ont un caractère structurant chez les Indiens (...), en Europe ils sont destructeurs ».* (36)

L'ayahuasca et l'iboga ayant été classés tous les deux comme stupéfiants [21], l'usage de ces substances en France est désormais interdit. Du coup, il a été

HUBBARD lui-même contre les psychiatres, pour des raisons essentiellement personnelles : une mauvaise expérience des psychiatres lors de son départ de l'armée, à la fin de la Seconde Guerre mondiale, et les critiques formulées par les psychiatres contre la Dianétique. ». (39)

[19] Il a développé également une théorie selon laquelle les enfants doivent être éveillés le plus tôt possible à la sexualité. (268)

[20] S'il existe en France un mouvement pour présenter la pratique de l'utilisation de l'ayahuasca en tant que cure de désintoxication des toxicomanes par l'effet hallucinogène et sédatif du produit, remarquons que les Pays-Bas ont mis fin à ces pratiques dans ce but. (37) En outre, aucune communication scientifique sérieuse n'a fait part de résultats probants permettant à l'ensemble de la communauté médicale de promouvoir cette méthode.

[21] La liste des stupéfiants est consultable sur le site de l'ANSM : http://www.asnm.sante.fr. (146)

constaté un usage à « des fins récréatives » de l'emploi du datura [22] que l'on peut trouver en Europe, avec autant de crainte de mésusage que les précédentes.

Enfin, pour certains, et notamment des professionnels de santé, les médecins se comportent comme des gourous, cherchant à établir et imposer des normes hygiéno-diététiques à l'Homme. Il n'en est rien, et rappelons des faits. L'être humain, dès sa naissance est destiné à vieillir plus ou moins longtemps, à souffrir de cette évolution et finalement mourir, disparaître physiquement, quelle que soient les conceptions religieuses ou philosophiques. La médecine a pu selon l'évolution de ses moyens techniques offrir des possibilités de guérison d'affection ou de réparation, permettant à cet être de vivre ou survivre dans les meilleures conditions possibles.
Si la biologie a établi des normes, celles-ci concernent 90% d'une population donnée, or être « hors norme » ne signifie pas obligatoirement souffrir d'une pathologie. Des études scientifiques mettent en évidence des facteurs de risques pour certaines pathologies ainsi que des corrélations entre certaines valeurs biologiques et la diminution de la récidive ou l'apparition de complications de pathologies. L'application de ces recommandations n'a pas pour but de rendre immortel un patient, mais de lui faire baisser le risque d'être atteint d'une récidive ou d'une complication pathologique afin de lui permettre la meilleure vie possible. C'est pour cette raison que les recommandations biologiques ne sont pas les mêmes pour un patient indemne ou pour un porteur de pathologie.

La médecine ne traite pas une norme et n'impose pas une norme, mais elle s'adresse à un patient, en lui proposant un éventuel traitement selon la balance bénéfice/risque ; et c'est lui dès lors qui choisit sa façon de vivre et doit en assumer les conséquences [23].

---

[22] Entre 2002 et 2008, il y a eu 537 signalements auprès de l'AFSSAPS, d'exposition au datura, dont 377 notifications d'abus volontaire à la recherche d'effets psychoactifs. Les principaux symptômes observés sont en lien avec les propriétés des alcaloïdes contenus dans la plante (atropine, hyoscyamine et scopolamine) à savoir parmi les plus fréquents : troubles de la vision (mydriase), troubles de l'accommodation visuelle, hallucinations, mais aussi tachycardie, agitation, confusion mentale, sécheresse des muqueuses ; pendant cette période deux décès ont été notifiés. Le datura est surnommé également stramoine, herbe du diable, herbe aux sorcières, endormeuse, pomme poison. (145)

[23] *« Toute personne prend, avec le professionnel de santé et compte tenu des informations et des préconisations qu'il lui fournit, les décisions concernant sa santé. (...) ».* Article L. 1111-4 du Code de santé publique, modifié par la Loi n°2005-370 du 22 Avril 2005.

Introduction

Secte, dérive sectaire, gourou, adepte, voilà des substantifs appelant diversement la curiosité, l'intérêt, la méfiance, la répulsion, la crainte ; mais ils ne laissent pas indifférent, parce qu'ils regroupent des concepts contraires à la vie en bonne société que propose *Marianne*, notre République.

Des estimations indiquent qu'en France 800 sectes sont actives ; elles regroupent 700 000 adeptes, dont 50 000 enfants. Parmi ces enfants, 6 000 vivraient dans une secte close, les privant ainsi des liens sociaux qui leur permettraient de devenir des citoyens responsables. (333.334.335)

Marianne ne peut que frémir en entendant le témoignage de Myriam DECLAIR à propose des enfants dans la secte des « Enfants de Dieu » dirigée alors Moïse-David : *« les enfants de la secte appartiennent en premier lieu à la communauté même, ou aux dirigeants de celle-ci. Nous désirons élever nos enfants de la meilleure façon qui soit, c'est-à-dire d'une manière* « collective ». *Dans la pensée du groupe, les adultes sont interchangeables, et il n'est pas important que les enfants voient leurs parents régulièrement. Ce qui compte, c'est que la génération à venir ne soit pas souillée par l'individualisme et l'égoïsme de la culture environnante, et que nos enfants développent leur personnalité et leur potentiel à l'écart de toute* « influence du monde ». [la communauté avait développé un enseignement interne] *qui permettait aux nombreux enfants de la communauté d'étudier les matières de base : lecture, écriture et mathématiques primaires. Ces matières sont considérées comme fondamentales, alors que les autres sont mises de côté, et puisque la fin du monde approche, une formation plus approfondie ne nous paraît donc pas nécessaire. »* (86) et concernant sa propre formation (elle y a vécu de 15 à 26 ans) : *« je n'avais aucune formation, car on nous avait amené à renoncer à tout et donc aux études pour servir Jésus ».* (248)
De bien nombreuses victimes, ex-adeptes ou enfants sortis de sectes pourraient donner un témoignage similaire.

Pour l'enfant victime de secte, signalons *« le vol du temps de son enfance, voire de son existence, certains n'étant même pas déclarés à l'État civil (...) l'enfermement parfois sous le couvert d'internats en écoles cultuelles ou*

d'éducation dans la famille, le conditionnement, la culpabilisation, la privation de soins, les violences physiques et abus sexuels ». (171)
Si la maltraitance physique amène à protéger, malheureusement la maltraitance psychologique sectaire chez les enfants demeure encore sous-estimée ; pourtant *Marianne* se doit de protéger ses enfants, futurs citoyens. Pour ce faire, il importe de pouvoir s'appuyer sur des principes de droit intangibles. (330)

Ainsi *Marianne* s'assure de l'action de ses magistrats (procureur, juge des affaires familiales ou juge pour enfant) et la réquisition du service de la Protection judiciaire de la jeunesse (P.J.J.) [24] afin de protéger ses enfants, pour les aider à devenir des adultes responsables en leur assurant une éducation et des soins quand elle constate une carence parentale manifeste. (155.179)

L'Assemblée parlementaire du Conseil de l'Europe rappelle qu'un enfant a le droit à un épanouissement harmonieux de sa personnalité, à grandir dans un milieu familial, dans un climat de bonheur, d'amour et de compréhension, comme fixé par le Préambule de la Convention des Nations Unies relatives aux droits de l'enfant [25].

Tout au long de ce cursus du diplôme d'université Emprise sectaire et processus de vulnérabilité et enjeux éthiques, nous avons pu aborder cette problématique de la secte, qui loin de regrouper de « doux dingues », se révèle être une entreprise totalitaire, à géométrie variable : de microscopique, locale ou à tendance hégémonique, voire internationale ; elle est menée par un « chef d'entreprise », le gourou, qui va embrigader à leur insu des personnes dont l'état psychique initial n'est pas obligatoirement altéré ou amoindri, dotées parfois d'un excellent bagage intellectuel et qui vont perdre progressivement leur libre arbitre pour accepter une soumission tant physique que psychologique, sans condition ; d'adeptes elles deviennent victimes, car tel est, malheureusement, leur sort. Au mieux, l'adepte devient un « esclave des temps modernes » [26], au pire il est conduit vers la mort : par « extinction » de sa vie, conséquences des contraintes et privations subies,

---

[24] Ce service est malheureusement plus connu pour la prise en charge de la délinquance des mineurs que pour sa compétence de prise en charge éducative de mineurs dont les délinquants.

[25] Cette Convention a été adoptée à New-York le 20 Novembre 1989, ratifiée par tous les Etats membres du Conseil de l'Europe ; elle fonde la protection de l'enfant en droit international. (9)

[26] Rappelons que sous l'impulsion de Victor SCHOELCHER *Marianne* a aboli l'esclavage le 27 Avril 1848. Les Etats-Unis d'Amérique l'ont aboli en 1865, la Chine en 1909, de nombreux pays du Moyen-Orient entre 1920 et 1970 ; la Mauritanie est le dernier pays à l'avoir fait en 1980.

par suicide provoqué par un conflit interne entre sa personnalité et les « recommandations » parfois contradictoires (ou voulues) du gourou, ou par suicide idéologique « gouroutique » (individuel ou collectif).

Cet enseignement a été salutairement « illustré » par les bouleversants témoignages de victimes, ex-adeptes, provoquant étonnement, émotion, parfois incompréhension tellement ils étaient incroyables, et surtout empathie. Leurs histoires « extraordinaires » les avaient menés inexorablement dans la souricière de la secte dont ils avaient pu finalement et fort heureusement sortir, mais ils sont restés très affectés - voire détruits psychologiquement - par des conditions matérielles parfois difficiles, et même clochardisantes.[27]

« La secte isole l'individu au lieu de participer à sa socialisation. (...) La manipulation sectaire a pour conséquence d'engager toujours plus loin dans son adhésion au groupe, ce qui inévitablement l'isole d'autant de la société. (...) Toute la lutte contre les sectes tend à montrer que celles-ci n'ont volonté que de s'enrichir et sont prêtes, pour cela, à ruiner leurs « clients » (...). » (109)

A toutes les séances où une ex-victime s'exprimait, pendant leur récit et après, nous nous interrogions sur notre rôle de médecin généraliste. Comment aurions-nous pu, ou pourrions-nous l'aider pendant son processus d'enfermement ou après sa sortie ?

De même alors que ces ex-adeptes et victimes se livraient à nous de longues heures, nous nous questionnions sur la façon dont nous pouvions les recevoir et les écouter : sachant que la durée moyenne d'une consultation est d'une quinzaine de minutes (165.230.286), qu'un médecin élabore dans les trente premières secondes du récit du patient cinq à six diagnostics possibles, et qu'ensuite il cherche à confirmer ou infirmer ses hypothèses. (207.354) Aurions-nous pu accorder crédit à un récit aussi irrationnel, ou imaginer sous-jacente à celui-ci une emprise sectaire ? Nous tenterons d'apporter notre contribution dans le premier chapitre.

Nous énoncerons d'abord les droits et devoirs respectifs du patient et du médecin. En premier ceux du patient en fonction de sa maturité citoyenne (adulte ou mineur, personne vulnérable) ; en second ceux du médecin selon le cadre législatif ou déontologique.

---

[27] Maitre Daniel PICOTIN, rappelle à propos des « reclus de Montflanquin » que Mme Christine de VEDRINES qui était assujettie à l'I.S.F. ne possédait plus qu'une brosse à dent quand elle est venue le voir après dix ans enfermée avec sa famille dans leur château par le gourou Thierry TILLY. (12)

Dans la deuxième partie de ce chapitre, nous évoquerons la prise en charge du patient ou de sa famille, victimes de secte, par le médecin. Nous étudierons la qualité du patient et son choix vis-à-vis de la thérapeutique, le rôle du médecin dans la prise en charge du patient. Puis nous évoquerons l'aide possible du médecin vis-à-vis de la famille du patient, compte tenu du secret médical qui s'impose à lui.

Le phénomène sectaire est bien souvent lié à la santé, utilisée alors comme un produit d'appel (éveil personnel, nouvelle thérapeutique...) ou comme moyen de fragilisation (par un épuisement progressif physique et/ou psychique) des adeptes et futures victimes. Le gourou professant alors une thérapeutique « alternative » ou déviante, charlatanesque de ses pratiques habituelles de professionnel reconnu (ceux regroupés dans leurs Ordres respectifs, ou psychothérapeutes ou ostéopathes) ou s'étant autoproclamé thérapeute, devenant ainsi un « dérapeute ». Certains médecins ont adopté, hélas, de pareilles conduites.

Dans l'impossibilité de rester indifférent à ce genre de comportement, sensibilisé par notre action au sein de la Chambre disciplinaire de première instance du Conseil régional de l'Ordre des médecins, nous avons dans le deuxième chapitre, abordé ce point de vue déontologique du médecin-gourou.

La première partie aborde la pratique médicale, en analysant les conditions de l'exercice de la médecine, puis de l'emprise du médecin sur son patient. Dans la seconde partie, nous traitons des manquements professionnels plus spécifiques dans le contexte sectaire puis des sanctions encourues lors d'une procédure disciplinaire ordinale et d'une procédure judiciaire.

Si nous évoquons aussi rigoureusement que possible des pathologies (celles du gourou ou de la victime), si nous abordons des notions physiologiques ou citons des textes législatifs, notre mémoire n'est cependant ni un traité de médecine, ni un traité de droit.

Marianne et Hippocrate. Pourquoi associer le symbole de la République à un être humain ?

Hippocrate, médecin de l'antiquité, de par sa conduite envers les patients et ses principes, est devenu ainsi le symbole quasi universel de l'altruisme du médecin et de son art.

Les valeurs républicaines de *Marianne* s'associent aux valeurs symboliques d'Hippocrate, mises à mal toutes les deux par les sectes ; ces valeurs, codifiées par les Lois et le Code Pénal pour les unes, par le Code de déontologie pour les autres, permettent d'asseoir la légitimité des actes du médecin envers le patient, et d'apporter autant que possible une aide dans la lutte des victimes contre leurs bourreaux : les sectes.

Afin de compléter notre travail, nous avons placé en annexes différents documents permettant une meilleure compréhension de points particuliers.

Dans la première annexe, nous décrivons la géographie sectaire afin de comprendre le mécanisme d'embrigadement totalitaire, largement inspiré des propos de Mme Sonya JOUGLA et M. Jean-Pierre JOUGLA.

La deuxième annexe récapitule les critères, caractérisant l'emprise sectaire, retenus tant par les forces de police que par les experts psychiatriques, définis par le Professeur Philippe-Jean PARQUET.

Le serment d'Hippocrate, tenu par chaque doctorant en médecine à l'issue de sa soutenance de thèse, figure dans l'annexe trois ; les principaux articles du Code de déontologie concernés particulièrement par notre thème et que le praticien est amené à respecter figurent dans l'annexe quatre.

Nous avons regroupé dans l'annexe cinq quelques cas de jurisprudences concernant des praticiens charlatans ou ayant abusé de leur autorité par excès d'emprise sur leurs patients et des jurisprudences à connotation sectaire (les premières étant plus nombreuses que les secondes quand on analyse la jurisprudence ordinale)

Nous proposons dans l'annexe six une conduite à tenir par le praticien quand un patient est suspecté d'être sous emprise d'une secte.

Des modèles de signalement auprès du procureur de la République ou du président du Conseil départemental trouvent naturellement leur place dans l'annexe sept.

Les nombres indexés à un mot, renvoient à une note en bas de page, apportant un complément d'information ou une référence.

Les nombres placés entre-parenthèses désignent une référence placée dans la bibliographie.

Les différents articles législatifs ont été, autant que possible, vérifiés sur le site www.legifrance.gouv.fr.

Chapitre 1

Marianne et Hippocrate face à la manipulation insidieuse sectaire : le patient sous emprise et le médecin

Section 1 *Marianne* et les sectes

§ 1 : Les droits et devoirs respectifs

Si la loi n°2002-303 du 4 mars 2002 relative aux droits des malades et à la qualité du système de soins, dite loi Kouchner, a suscité beaucoup de débats et craintes, elle a modifié la relation asymétrique médecin-sachant envers le patient-dépendant, en proie à ses doutes et interrogations relatives à sa santé et sa vie, en souhaitant faire perdre au patient son rôle passif pour l'amener à devenir acteur de sa santé.
Le patient, par la relation qui le lie au le médecin, a tout de même certains devoirs, dont celui de suivre les conseils et prescriptions du médecin et l'obligation de lui payer ses honoraires.

Si des obligations et des prérogatives législatives ou déontologiques encadrent la relation médecin-patient, celle-ci est pondérée par la conscience de chacun, parfois antagoniste. M. Gérard MEMETEAU rappelle *« que si la conscience du patient ne peut pas être violée par le médecin, la conscience du médecin ne peut être violée par le patient. « Ils sont tous deux responsables de la vie et de la santé autant comme un bien personnel que comme un bien social ». »* (33)

Et cette conscience ne doit pas être confondue avec la sensibilité ou l'émotion.

1. Les droits du patient

1.1. Le patient majeur autonome

1.1.1. En application de la loi Kouchner

L'article L.1111-2 du Code de santé publique (CSP) dispose que *« toute personne a le droit d'être informée sur son état de santé. Cette information porte sur les différentes investigations, traitements ou actions de prévention qui sont proposés, leur utilité, leur urgence éventuelle, leurs conséquences (...) »*.

L'article L.1111-4 du CSP précise *« toute personne prend, avec le professionnel de santé et compte tenu des informations et des préconisations qu'il lui fournit, les décisions concernant sa santé. (...) Aucun acte médical ni aucun traitement ne peut être pratiqué sans le consentement libre et éclairé de la personne et ce consentement peut être retiré à tout moment. (...) »*.

Ainsi le médecin, après un interrogatoire et un examen clinique, établit un diagnostic et propose au patient les éventuelles investigations nécessaires et traitements possibles ; au patient d'accepter la démarche thérapeutique ; en aucun cas, le médecin peut imposer son opinion (il peut certes exposer sa préférence en motivant son avis sans exercer de pression envers le patient).

1.1.2. En application du Code de déontologie

Le patient bénéficie du secret médical qui lui permet de s'exposer en toute confiance auprès du médecin (article 4 du CD ou R. 4127-4 du CSP) ; il peut choisir librement son médecin (article 6 du CD ou R. 4127-6 du CSP) ; il reçoit une information claire et loyale concernant sa santé, les investigations nécessaires et traitements proposés sauf refus de sa part (article 35 du CD ou R. 4127-35 du CSP) afin de pouvoir donner son consentement (article 36 du CD ou R. 4127-36 du CSP). (15.16.74)

1.2. Le patient mineur ou vulnérable

1.2.1. Selon la vulnérabilité du patient

1.2.1.1. Le patient est mineur

Il convient de rappeler tout d'abord que des textes internationaux, ratifiés par *Marianne,* permettent de garantir les conditions juridiques de dignité et de liberté des enfants en les protégeant de toute atteinte physique et psychique. (9.342)
Rappelons ce postulat : les parents ne sont pas propriétaires de leur enfant. (41.114)

Celui-ci étant juridiquement incapable, les parents sont tenus de protéger l'enfant, ils sont garants de sa santé et de son intégrité physique. (30.321.325)
Ils sont tenus de respecter les obligations légales de soins ou examens obligatoires de suivi de l'enfant mis en œuvre par les organismes sociaux. (200)

Marianne reconnaît toutefois ce droit des parents qu'est l'autorité parentale définie par le Code civil : *« l'autorité parentale est un ensemble de droits et de devoirs ayant pour finalité l'intérêt de l'enfant. Elle appartient au père et mère jusqu'à la majorité ou l'émancipation de l'enfant pour le protéger dans sa sécurité,* ***sa santé*** *et sa moralité, pour assurer son éducation et permettre son développement, dans le respect dû à sa personne. Les parents associent l'enfant aux décisions qui le concernent, selon son âge et son degré de maturité ».* [28] (art. 371-1 du Code civil). (29)

« (...) Le père et la mère exercent en commun l'autorité parentale, et à l'égard d'un tiers, chacun des parents est réputé agir avec l'accord de l'autre, quand il fait seul un acte usuel de l'autorité parentale relativement à la personne de l'enfant. En matière de soins, la jurisprudence applique cette présomption pour une intervention bénigne (...)
Selon le nouvel article 373-2 du Code civil, la séparation des parents est sans incidence sur les règles de l'exercice de l'autorité parentale. Ils continuent à exercer en commun cette autorité parentale, sauf si celle-ci a été confiée à l'un des parents par le juge aux affaires familiales lors d'une procédure de divorce.
La présomption de l'article 372-2 du Code civil s'applique pour les actes usuels et l'accord des deux parents reste nécessaire pour une décision grave concernant l'enfant. Pour une intervention réputée grave, mais sans doute indispensable, l'accord des deux parents doit être requis. (...) ». (171)

Si un parent par décision de justice exerce seul l'autorité parentale, c'est lui qui prend les décisions relatives à la santé de l'enfant ; l'autre parent doit toutefois être informé des choix importants relatifs à la vie de ce dernier (30), **mais** le *« titulaire de l'autorité parentale peut s'opposer à toute*

[28] Sont considérés également comme droits des parents : celui de fixer le domicile du mineur, de surveiller les activités et les relations de l'enfant, d'autoriser ou interdire ses fréquentations, de contrôler sa correspondance, d'autoriser tout traitement médical, une interruption volontaire de grossesse, un prélèvement d'organe, le droit de choisir les modalités de son éducation, son orientation scolaire ou professionnelle, l'établissement dans lequel il suit ses cours, de choisir sa religion. (29) D'après la Convention internationale des droits des enfants, il est reconnu aux parents le droit de « guider » leur enfant dans l'exercice de ses droits et notamment de sa liberté de religion. Et comme le souligne M. Michel HUYETTE : *« Mais* « guider » *ce n'est pas* « imposer ». *»* (323)

communication d'éléments médicaux en direction de l'autre parent, et le médecin ne pourra pas s'opposer à cette décision ». (69)
Ce respect du droit des parents n'est pas un blanc-seing à toutes les dérives, il est conditionné à l'intérêt supérieur de l'enfant.
« Si la loi n'interdit pas à l'adulte le libre choix de telle ou telle « thérapie », ni même celui de ne pas se soigner, elle garantit en revanche à l'enfant le droit aux meilleurs soins possibles pour la préservation de son intégrité physique et mentale ». (37)

Toutefois, un arrêt du Conseil d'Etat [29] inquiètera les praticiens (*a priori* essentiellement les généralistes, pédiatres, pédo-psychiatres) dans de bien nombreuses situations qui a donné suite au pourvoi introduit, et a annulé le rejet d'un appel auprès de la Chambre disciplinaire nationale de l'Ordre des médecins ; elle l'a renvoyé devant celle-ci, car la plainte initiale avait été portée par le père à l'encontre d'une psychiatre qui a prescrit un antidépresseur à une mineure sans en informer le plaignant ; avec un

[29] C.E., 4ème SSJS, n° 359076, 07 Mai 2014 : L'arrêt concerne le pourvoi en annulation de la décision 11037 du 12 Mars 2012 de la Chambre disciplinaire nationale de l'Ordre des médecins qui avait rejeté la requête en annulation de la décision C.2009-2262 du 07 Juillet 2010 de la Chambre disciplinaire de première instance d'Ile-de-France rejetant elle-même la plainte contre Mme B.C. tout en lui infligeant une amende de 1000 euros pour appel abusif : *« (...) - 2.* ***Considérant qu'il résulte de ce qui précède qu'un acte médical ne constituant pas un acte usuel*** *ne peut être décidé à l'égard d'un mineur qu'après que le médecin s'est efforcé de prévenir les deux parents et de recueillir leur consentement ;* ***qu'il n'en va autrement qu'en cas d'urgence****, lorsque l'état de santé du patient exige l'administration de soins immédiats ;*
- 3. Considérant qu'il ressort des pièces du dossier que Mme C..., psychiatre, a reçu une première fois, le 10 novembre 2008, la fille de M.A..., une jeune fille de seize ans souffrant, selon son diagnostic, d'une " dépression modérée à sévère ", accompagnée de son père, divorcé de la mère de la jeune fille et exerçant conjointement l'autorité parentale avec celle-ci ; qu'à la suite d'une aggravation de l'état de la jeune fille, le médecin l'a reçue une deuxième fois, le 12 novembre 2008, accompagnée de sa mère, et lui a prescrit le médicament Prozac, sans avoir cherché à recueillir le consentement du père avant de faire cette prescription ;
- 4. Considérant que, pour juger que le psychiatre n'avait commis aucun manquement à la déontologie en s'abstenant de prévenir le père du mineur, la chambre disciplinaire nationale ne s'est pas fondée sur le caractère usuel de l'acte litigieux mais a estimé que la jeune fille se trouvait dans une situation d'urgence justifiant la prescription d'un antidépresseur en application des dispositions précitées ;
- 5. Considérant que, pour statuer ainsi, la chambre disciplinaire nationale s'est bornée à relever que l'état de la patiente s'était aggravé entre le 10 et le 12 novembre 2008 sans relever les éléments précis qui justifiaient en quoi cette aggravation était de nature à caractériser, à elle seule, une situation d'urgence au sens de l'article R. 4127-42 du code de la santé publique, autorisant l'absence d'information du père de la jeune fille mineure ; que dès lors, la chambre disciplinaire a entaché sa décision d'erreur de droit ; que, par suite, et sans qu'il soit besoin d'examiner les autres moyens du pourvoi, la décision attaquée doit être annulée. ». La décision de la CDN du 12 Mars 2012 est donc annulée, et l'affaire renvoyée devant elle.

considérant qui a valorisé l'acte médical au sens que celui-ci n'est pas anodin par les conséquences qui peuvent en résulter.
Pourtant, sans commenter une décision de justice qui nous rend perplexes [30], nous trouvons tout de même paradoxale cette affaire où chacun des parents était venu successivement avec l'enfant auprès de la psychiatre. Dès lors faut-il considérer l'amende infligée au plaignant (le père de la patiente) comme la motivation de celui-ci à introduire un pourvoi auprès de la juridiction la plus haute et/ou l'objet du déplaisir du Conseil d'Etat pour motiver ce renvoi ?
La situation ne manquera pas de se compliquer par l'introduction des droits des « beaux-parents » en raison de l'éventuelle recomposition de la structure familiale. (99)

A défaut d'avoir l'autorisation des deux parents pour une intervention, notamment non urgente, un médecin peut se faire condamner par la chambre disciplinaire de l'Ordre des médecins, à l'instar de ce médecin qui avait réalisé une circoncision avec l'accord d'un seul des parents, dont la requête en annulation auprès de la chambre disciplinaire nationale d'appel a été rejetée avec le considérant suivant *« que les premiers juges (...) ayant infligé la plus légère des peines prévues par la loi, à savoir celle de l'avertissement (...) »* (n° SD 8678, 18 novembre 2003). [31] (1 5)
Dans la situation où un enfant a été confié à un tiers par le juge des enfants, si ce tiers est compétent pour demander l'admission dans un hôpital, les

---

[30] Cet arrêt n'entache en rien la légitimité de la prescription médicale, le médecin agit en tant qu'expert de l'art face à une situation pathologique et remet une prescription à une personne ayant autorité sur l'enfant. Libre aux parents d'appliquer la prescription. *In fine* n'est-ce pas de la responsabilité des parents de faire prendre à leurs enfants la médication ? N'est-il pas de leur responsabilité de discuter entre eux et de se mettre d'accord ? N'est-ce ici l'illustration de ce délitement de responsabilité, cet informe consensus sociétal où personne n'accepte d'être responsable en renvoyant la responsabilité sur autrui ?

[31] Le praticien demande l'annulation de sa peine (en affirmant s'être laissé abuser par le père qui lui avait déclaré qu'il était le seul à détenir l'autorité parentale) infligée par la chambre disciplinaire de première instance du Languedoc-Roussillon, à savoir un avertissement le 5 Avril 2003 (n°33/03-1768) en raison des faits suivants : le 2 Juillet 2002, il reçoit un enfant avec son père et constate un phimosis serré pour laquelle il procède à une posthectomie six jours plus tard. *« Considérant (...) qu'en donnant son seul consentement à une telle intervention chirurgicale, qui ne présentait en l'espèce aucun caractère d'urgence étant donné le délai de six jours entre la consultation et l'intervention, le père de l'enfant ne saurait être regardé comme s'étant livré à un acte usuel de l'autorité parentale ; qu'ainsi, en acceptant d'opérer l'enfant sans avoir recueilli l'accord de la mère, le Dr Y. n'a pas respecté les dispositions précitées de l'article 372-2 du Code civil non plus que celles de l'article 42 du Code de déontologie médicale selon lequel : « un médecin appelé à donner des soins à un mineur ... doit s'efforcer de prévenir ses parents ... et d'obtenir leur consentement (...) »*. La chambre d'appel rejette sa requête ; compte tenu de la formulation en regrettant de ne pas pouvoir infliger une sanction plus importante, puisqu'il s'agit d'un appel *a minima* où seul le praticien en cause engage une requête. (15)

parents restent compétents pour autoriser ou refuser une intervention proposée ; pour un soin bénin, le consentement du tiers suffit. (29.171)
« Lorsque les parents de l'enfant sont décédés ou ont été privés de l'exercice de l'autorité parentale, par exemple en cas de défaut des soins mettant manifestement en danger la sécurité, la santé ou la moralité de l'enfant, un tuteur est désigné et un conseil de famille constitué. Le consentement aux soins est donné par le tuteur chargé de prendre alors soin de l'enfant. » (171)

« Il faut prendre conscience qu'accorder l'autorité parentale à un parent adepte d'une secte revient à accorder l'autorité à la secte elle-même »
- Sonya JOUGLA - (334)

1.2.1.2. Le patient est vulnérable, majeur protégé :

L'article 9 du Code civil dispose que *« chacun a droit au respect de sa vie privée »* ; la santé relevant de la sphère privée, la personne protégée prend seule les décisions relatives à sa santé en adéquation aux dispositions de l'article 459 du Code civil.
La loi n° 2007-308 du 5 mars 2007 conforte les droits de la personne protégée [32]. Même si le tuteur désigné exerce certains droits, la personne protégée doit pouvoir recevoir une information adaptée à ses facultés de discernement et participer à la prise de décision la concernant.
Si le tuteur a reçu le mandat d'assurer la protection de la personne, celui-ci peut autoriser seul certains actes, dont ceux ne présentant pas de difficultés particulières : consultation médicale, suivi du traitement médicamenteux prescrit, réalisation d'examens médicaux, soins dentaires courants.
Dès lors qu'une intervention chirurgicale est envisagée, portant atteinte gravement à l'intégrité corporelle, l'autorisation du juge des tutelles est requise, le médecin devant qualifier dans un certificat médical, destiné au juge des tutelles, le degré de gravité de l'acte. En cas d'urgence, le mandataire peut autoriser les soins, à charge pour lui d'en informer le juge des tutelles, l'appréciation du caractère d'urgence relevant de la compétence des médecins exclusivement.
Hormis les actes graves, portant atteinte à l'intégrité physique, la responsabilité du mandataire consiste à rechercher l'adhésion à défaut du consentement, pour l'acte médical, du majeur protégé. (161)

[32] La Loi N°2007-293 du 5 Mars 2007 réformant la protection de l'enfance, autorise certaines interventions, en cas de difficultés susceptibles de compromettre gravement l'équilibre d'une personne majeure de moins de vingt et un ans. (23)

1.2.2. Selon les dispositions réglementaires

1.2.2.1. En application de la loi Kouchner

Nous retrouvons dans l'article L.1111-2 du CSP :
« *[les mineurs et majeurs sous tutelle] ont le droit de recevoir eux-mêmes une information et de participer à la prise de décision les concernant, de manière adaptée soit à leur degré de maturité s'agissant de mineurs, soit à leurs facultés de discernement s'agissant des majeurs sous tutelle. (...)* ».

L'article L.1111-4 du CSP précise : « *(...) le consentement du mineur ou du majeur sous tutelle doit être systématiquement recherché s'il est apte à exprimer sa volonté et à participer à la décision. (...)* ».

Si le consentement du mineur doit être recherché, l'autorisation de l'acte médical dépend *in fine* des personnes ayant l'autorité parentale. Toutefois, il existe une exception codifiée par le Code de la santé publique : « *par dérogation à l'article 371-2 du Code civil, le médecin peut se dispenser d'obtenir le consentement du ou des titulaires de l'autorité parentale sur les décisions médicales à prendre lorsque le traitement ou l'intervention s'impose pour sauvegarder la santé d'une personne mineure, dans le cas où cette dernière s'oppose expressément à la consultation du ou des titulaires de l'autorité parentale afin de garder le secret sur son état de santé. Toutefois, le médecin doit dans un premier temps s'efforcer d'obtenir le consentement du mineur à cette consultation. Dans le cas où le mineur maintient son opposition, le médecin peut mettre en œuvre le traitement ou l'intervention. Dans ce cas, le mineur se fait accompagner d'une personne majeure de son choix.*
Lorsqu'une personne mineure, dont les liens de famille sont rompus, bénéficie à titre personnel du remboursement des prestations en nature de l'assurance maladie et maternité et de la couverture complémentaire mise en place par la loi n° 99-641 du 27 juillet 1999 portant création d'une couverture maladie universelle, son seul consentement est requis. » (art. L.1111-5 du CSP)

1.2.2.2. En application du Code de déontologie

Le médecin doit tenir compte, dans la mesure du possible, de l'avis exprimé s'il peut être recueilli (article 42 ou R. 4127-42 du CSP).

2. Les devoirs du médecin

Si beaucoup de devoirs incombent au médecin, il demeure libre, hors situation d'urgence, de refuser de prendre en charge un patient pour des raisons personnelles, et en application à la clause de conscience de refuser de pratiquer certains actes, il orientera le patient vers un autre praticien.

2.1. Devoirs imposés par les textes législatifs

2.1.1. En application de la loi Kouchner

Il incombe au médecin de donner l'information exigible au patient dans le respect des règles professionnelles au cours d'un entretien individuel (article L. 1111-2 du CSP) et il doit respecter le choix du patient : « *après l'avoir informé des conséquences de ses choix. Si la volonté de la personne de refuser ou d'interrompre tout traitement met sa vie en danger, le médecin doit tout mettre en œuvre pour la convaincre d'accepter des soins indispensables. (...)* » (article L. 1111-4 du CSP).

Pour Maître Carine DURRIEU-DIEBOLT, il doit donc y avoir une codécision médecin- patient dans la réalisation de l'acte de soin ; le médecin ne peut pas soumettre un malade contre sa volonté libre et éclairée à un traitement, un acte ou examen médical. Mais une fois le principe de soins accepté, le médecin est libre de déterminer la thérapeutique adéquate. Elle appuie ses dires sur un élément d'un arrêt de la Cour administrative d'appel de Lyon du 15 Mai 2007 : « *il n'appartient en revanche qu'au médecin lui-même de déterminer les mesures qu'appelle l'état d'un malade, sans qu'en aucune façon il ne puisse accepter de se voir imposer la mise en œuvre thérapeutique par la personne malade, quelle que soit la qualité de celle-ci (...)* [en l'occurrence le plaignant était lui-même chirurgien] ». (182)

2.1.2. En application du Code pénal

2.1.2.1. Le respect de l'Homme

Marianne a posé comme principe intangible le respect de l'intégrité humaine. Elle autorise toutefois le médecin à porter atteinte au corps si l'acte est justifié.
Compte tenu de l'évolution de la société et des techniques médicales, elle a modifié la législation, sous conditions particulières réglementaires strictes, afin de permettre certains actes, comme l'avortement, la stérilisation, la chirurgie du transsexualisme, la chirurgie esthétique, la transplantation par donneur vivant. Elle autorise également la prescription et délivrance des stupéfiants pour un usage thérapeutique dans un cadre réglementaire bien défini.

2.1.2.2. Une obligation d'assistance

Afin de protéger le citoyen, *Marianne* a prévu par l'article 223-6 du Code pénal (CP)[33] l'obligation légale qui impose à quiconque de porter secours à

---

[33] Article 223-6 du CP : « *Quiconque pouvant empêcher par son action immédiate, sans risque pour lui ou pour les tiers, soit un crime, soit un délit contre l'intégrité corporelle de la personne s'abstient volontairement de le faire est puni de cinq ans d'emprisonnement et de 75.000 euros d'amende. Sera puni des mêmes peines quiconque s'abstient volontairement de*

autrui. Cet impératif s'applique de surcroît au médecin si la cause se révèle être de sa compétence.
Mais l'information, qui peut ne pas être de nature médicale, motivant l'acte de porter secours ou faire porter secours, pouvant être délivrée lors d'un acte médical, est protégée par le secret professionnel. Le praticien serait susceptible d'enfreindre l'article 226-13 du CP, une dérogation lui est donc accordée par l'article 226-14 du CP dans trois circonstances :

- l'information auprès des autorités de privations, sévices, atteintes ou mutilations sexuelles sur mineur ou personne n'étant pas en mesure de se protéger en raison de son âge ou de son incapacité physique ou psychique,
- l'information, après accord de la victime majeure auprès du procureur de la République du constat de sévices, privations tant physique que psychique faisant suspecter des violences physiques, sexuelles ou psychiques de toute nature (pour un mineur ou personne ne pouvant se protéger en raison de son âge ou de son incapacité physique ou psychique, l'accord de la personne n'est pas nécessaire)
- et enfin l'information auprès du Préfet de la dangerosité pour elle-même ou pour autrui d'une personne venant consulter et détenant une arme ou souhaitant en acquérir.

Ainsi le médecin signale **des faits** à l'autorité compétente dans une situation :

- de dangers physiques, de sévices sexuels ou de suspicion de sévices : directement le procureur de la République,
- de suspicion de sévices physiques, sans traces traumatiques, ou en cas de négligences ou de privations : le président du Conseil départemental responsable de la Cellule de recueil, de traitement de d'évaluation des informations préoccupantes (CRP) [34]. (23.73.75.76.77.92.102.125.251.288)

Le médecin signale des faits, il ne lui appartient pas de faire une enquête. (158.361)
Pour les médecins exerçant leur art dans la fonction publique territoriale hospitalière, la transmission au procureur de la République d'informations de cet ordre est une obligation. (158)

« Le signalement judiciaire ou administratif aura des répercussions importantes (réputation, rupture de liens familiaux), mais le non-

---

porter à une personne en péril l'assistance que, sans risque pour lui ou pour les tiers, il pouvait lui prêter soit par son action personnelle, soit en provoquant un secours ».

[34] Le président du Conseil départemental coordonnera au mieux la protection sociale et judiciaire de l'enfant ; il pourra saisir le procureur de la République quand les actions de protection sociale se sont révélées inefficaces face au danger, en cas de refus des actions par la famille et une collaboration inefficace avec les services sociaux. (114)

signalement risque d'en avoir de plus graves encore, et notamment la répétition de violences ». (171)

Marianne a, par ailleurs, étendu par des modifications législatives successives, les dérogations afin de mieux protéger le citoyen, dont le mineur et la personne vulnérable, dans les cas de violences conjugales ou envers un mineur et personne vulnérable (dont l'inceste, les mutilations sexuelles), les agressions sexuelles, le harcèlement sexuel.

Ces situations requièrent souvent la nécessité d'un partage d'informations relatives à des situations individuelles entre les différents acteurs des services sociaux, le plus souvent chargés de la protection de l'enfance, eux-mêmes soumis au secret professionnel ; ce partage d'informations doit être strictement limité aux éléments nécessaires à l'accomplissement de la mission. (29)

2.2. Devoirs en respect du Code de déontologie (15.16)

2.2.1. La qualité des soins

Le médecin s'engage à examiner consciencieusement toute personne, sans discrimination, à lui délivrer toutes les informations utiles pour la compréhension de sa santé et des traitements proposés, par une information claire et loyale, pour qu'elle puisse donner un consentement éclairé.
Article 7 : non-discrimination, R. 4127-7 du CSP
Article 8 : liberté de prescription, R. 4127-8 du CSP
Article 9 : assistance à personne en danger, R. 4127-9 du CSP
Article 32 : qualité des soins, R. 4127-32 du CSP
Article 34 : prescription, R. 4127-34 du CSP
Article 35 : information du patient, R. 4127-35 du CSP
Article 36 : consentement du patient, R. 4127-36 du CSP

2.2.2. Les règles d'usage ordinal *(73.75.76.77.101.102.103)*

Le médecin exerce sa profession en respectant la dignité du patient, en toute moralité et probité, dans un souci de qualité des soins pour établir son diagnostic et ses prescriptions nécessaires au traitement, sans lui faire courir de risque injustifié.
Son attention se dirigera naturellement vers une personne en danger.
Il sera particulièrement attentif envers les personnes en souffrance, privées de liberté, victimes de sévices et les personnes vulnérables comme les mineurs ou majeurs protégés.
Il a un rôle majeur comme protecteur de l'enfance.

Article 2 : respect de la vie et de la dignité des personnes, R. 4127-2 du CSP,
Article 3 : principe de moralité et probité, R. 4127-3 du CSP,

Article 9 : assistance à personne en danger, R. 4127-9 du CSP,
Article 10 : personne privée de liberté, R. 4127-10 du CSP,
Article 32 : qualité des soins, R. 4127-32 du CSP,
Article 33 : diagnostic, R. 4127-33 du CSP,
Article 34 : prescription, R. 4127-34 du CSP,
Article 37 : soulagement des souffrances, R. 4127-37 du CSP,
Article 40 : risque injustifié, R. 4127-40 du CSP,
Article 42 : soins aux mineurs, majeurs protégés, R. 4127-42 du CSP,
Article 43 : protection de l'enfance, R. 4127-43 du CSP,
Article 44 : sévices, R. 4127-44 du CSP.

§ 2 : Secte et santé

Comment ne pas être ému par le témoignage de Mme Charline DELPORTE (présidente de l'Association pour la défense de la famille et de l'individu victime de secte, Nord-Pas-de-Calais) concernant ce jeune Nicolas ?
« Il venait d'avoir dix-huit ans, il voulait devenir matelot. Et puis il a eu mal à une jambe. La biopsie révèle un cancer rarissime. Il faut l'amputer au plus vite. Mais sa maman, infirmière libérale, connaît des techniques de bien-être (...) La mère s'adresse à une méthode bien connue, la méthode Hamer, et emmène le garçon consulter un spécialiste de cette « médecine ». « Si tu as mal à la jambe, c'est qu'on t'a fait une biopsie. Nous avons des traitements et surtout, nous avons une technique : ton père est mort il y a trois ans ; si tu fais le deuil de ton papa, tes cellules cancéreuses disparaîtront ». Nicolas y a cru... Le directeur du lycée et moi-même avons de toute urgence alerté le procureur afin de protéger, malgré lui, ce gamin, mais il venait d'avoir dix-huit ans (...) Naturellement, Nicolas est mort sans soins, quelques mois plus tard. » (1)

1. Les conséquences physiologiques

Au prétexte d'améliorer son bien-être, de se ressourcer, « détoxiquer », purifier, l'adepte adopte progressivement et insidieusement des interdits alimentaires imposés par le gourou pendant son embrigadement. De plus, souvent afin d'isoler l'adepte, le gourou impose des travaux physiques et « intellectuels » [35]

---

[35] Pour s'en convaincre, reprenons le programme journalier dans quatre sectes : le premier celui de Xavier LEGER lors de son passage dans « la Légion du Christ » : 05h15 : réveil, douche rapide ; 05h45 : prières du matin ; 06h00 : méditation ; 07h00 : messe. 07h30 : petit déjeuner, rangement des cellules ; 08h10 : services communautaires ; 09h00 : cours ; 10h00 : gymnastique ; 11h00 : étude ; 11H50 : temps libre (mais consacré à des travaux spirituels suggérés par les supérieurs ; 12h00 : examen de conscience ; 12h10 : angélus, hymne ; 12h30 : déjeuner ; 13h00 : visite au très saint sacrement, quiete (déambulation à 3ou 4 religieux en discutant de « sujets édifiants » ; 13h15 : activité de l'après –midi (sport en

de plus en plus fréquents et intenses (étude de textes ésotériques, rédaction de rapport d'activités ou de « confession », rites de méditation ou prières, répétitifs, plus ou moins longs, répartis dans la journée ou la nuit...) fallacieusement présentés comme un « ressourcement sur lui-même », un « recentrement » qui lui permettra de renaître. Ainsi le temps libre et de repos (donc de sommeil, de récupération) de l'adepte, convaincu des bienfaits ressentis et futurs, se réduit de plus en plus ; par cette induction d'une altération de son état général (manque de sommeil, manque de nourriture), l'adepte se fragilise, perd ses moyens critiques

---

équipe, apostolat ou entretien dans l'établissement) ; 16h30 : goûter en silence ; 16h45 : lecture spirituelle, prière ; 18h00 : explication des règles ; 19h00 : chapelet et litanie de la Sainte Vierge ; 19h20 : invocation à Jésus-Christ ; 19h30 : dîner ; 20h00 : visite au saint sacrement, quiete ; 20h15 : étude des textes fondateurs de la Légion, à savoir par cœur, une fois par semaine « bilans d'équipe » anciennement appelés « correction fraternelle » où chacun doit annoncer à tout le monde les manquements aux règles d'un des leurs, sans que celui-ci ne puisse parler ; 21h00 : préparation, prières du soir, en silence absolu ; 21h45 : coucher ; mais si un acte de piété a été manqué dans la journée, il faut aller le faire dans la chapelle. La journée est rythmée par des sonneries qui imposent de passer à l'activité suivante du programme. A tout cela se rajoutent encore d'autres activités régulières obligatoires. (107)
Ou bien l'emploi du temps au « Mandarom », que cite Jean-Marie ABGRALL : 03h30 : réveil, toilette rapide à l'eau froide ; 04h00-04h30 : première prière collective ; 04h 30 à 06h00 : prière individuelle en cellule ; 06h00 à 07h00 : méditation ; 07h00 à 08h00 : séance de hatha yoga, 08h00 petit déjeuner, puis vacation à sa tâche au sein de la communauté jusqu'à 12h00 ; prière alors jusqu'à 12h30 ; repas végétarien ; 13h00 à 15h00 : tâches personnelles, prière, méditation, étude personnelle ; 15h00 à 20h00 : activités communautaires ; 20h00 à 21h00 : méditation ; 21h00 : repas végétarien et frugal ; 21h 30 : prière communautaire ; 22h00 : coucher. (60)
Ou celui de Myriam DECLAIR chez les « Enfants de Dieu » : *« La vie (...) est à l'époque très structurée et soumise à des règlements stricts. La journée commence tôt, avec un moment spirituel imposé que l'on appelle « dévotion ». On chante, prie, étudie des passages de la Bible expliqués par un des dirigeants ou des écrits de Moïse David. Puis vient le petit-déjeuner, souvent assez copieux, pour nous permettre d'assumer les longues journées de travail : huit à dix heures par jour passées à l'extérieur, à distribuer des fascicules dont les sujets sont aussi étoffés que variés, et à témoigner de notre foi aux passants. Le soir venu, l'étude dure encore un ou deux heures, puis nous terminons la journée par un moment de prière. (...) L'horaire des journées est rigoureux. Il n'y a pas de place pour la paresse, et la discipline reste le mot d'ordre, synonyme à la fois de devoir chrétien et de soumission à nos supérieurs. Nous sommes réprimandés et parfois même punis si nous leur désobéissons. Toute insoumission équivaut à désobéir à Dieu, puisque c'est lui-même qui avait instauré la hiérarchie pyramidale au sein du mouvement. (...) Nous avons une certaine quantité de brochures à « vendre » et il est souvent interdit de rentrer le soir pour manger avant d'avoir distribué notre quota. ».* (86)
Enfin le programme des « dévots de Krishna » en 1980 : 03h30 : réveil, douche ; 04h30 : réveil des enfants 6-10ans ; 04h30-07h30 : lecture devant toute la communauté du Bhagavatam (texte sacré) au temple ; 08h30 : petit déjeuner, adultes et enfants mélangés, mais femmes d'un côté et hommes de l'autre ; 09h30-13h00 : enseignement et travail communautaire ; 13h00-13h30 : déjeuner (même rituel que pour le petit déjeuner) ; 14h30-16h30 : ateliers pour les enfants (bricolage, judo : garçons ; cuisine, tissage : filles) ; 16h30-17h30 : pour enfants : douche et collation ; 17h30-18h00 : lecture du Bhagavatam faite par un adulte exclusivement pour les enfants ; pour les adultes : travail de 14h30 à 18h00 ; 18h00 : coucher des enfants 6-10 ans ; 20h30 : coucher enfants 10-15ans et adulte. (78)

(difficulté de concentration, mémorisation, perte du regard de ses liens sociaux externes) et s'enferme « volontairement » encore plus dans la secte.
Il est aisé de comprendre que l'adepte pris dans une secte dont l'emploi du temps est réglé à la minute (comme nous en citons en exemples), ne dispose plus de vie intime, personnelle et renonce à ses droits sociaux de travailleur : repos dominical, vacances, jours fériés, R.T.T. que pourrait exiger tout employé et dont le non-respect ne manquerait pas de faire « hurler » des syndicats ; si l'adepte conserve une vie professionnelle active (permettant de financer la secte, bien souvent) tous ses moments de liberté personnelle ou loisirs sont dès lors tournés pour les intérêts de la secte.

Nous pouvons évoquer ici la procédure de purification mise au point par Ron HUBBARD en 1979 : *« qui s'appuie sur l'action conjuguée d'exercices physiques (consistant en 20 à 30 minutes de course), immédiatement suivie de 4 heures à 4h30 de sauna (la température s'élevant à 60 à 80 degrés Celsius) destinées à provoquer la sudation, le tout associé à des prises de vitamines et de compléments alimentaires (calcium et magnésium, niacine et sels minéraux), l'ensemble ayant pour but de libérer l'organisme de toutes les toxines qu'il a emmagasinées depuis sa naissance »*. (39) [36]

Nous comprenons aisément que, si elle est utilisée par une personne malveillante, la « détoxination par le *« jeûne et la randonnée »* » proposée par certaines associations, où des mesures diététiques (comprenant un jeûne strict ou élargi à une cure de jus de fruits ou de bouillons de légumes) sustentent le participant occupé à des activités physiques dont des randonnées plus ou moins longues, permet d'affaiblir le participant afin de l'amener dans une secte. (37)

« Les théories sur la santé constituent pour la plupart du temps une des composantes essentielles de la loi interne de la secte, qui légitime le pouvoir du gourou » J.-P. JOUGLA (39.44).

L'autorité du gourou, par le « contrôle total » de la vie de l'adepte, peut aller jusqu'à l'interdiction d'accéder librement aux soins médicaux. (39)

---

[36] Ce rituel de purification est important pour la Scientologie. *« Selon M. Eric ROUX, porte-parole de l'Eglise de la Scientologie, cette dernière ne défend aucune conception de la santé et ne prend aucune position dans ce domaine. Les scientologues sont donc libres selon lui de leurs choix thérapeutiques. Il a jugé le caractère sacré de* <u>*La Dianétique*</u>*, texte qui selon lui n'engage que son auteur, interdisait de commenter les passages de ce livre où il est question de santé. (...) M. Eric ROUX (...) a insisté sur le caractère religieux de la procédure de purification, selon lui sans lien avec la santé. En réponse aux questions des membres de la commission, M. ROUX a précisé que ce rituel avait lieu en fonction d'un avis médical préalable, ce qui peut sembler contradictoire compte tenu du caractère selon lui strictement spirituel de la purification. »*. (39)

« Au gourou, on doit la vie (...) ; si nous sommes malades, c'est que nous avons désobéi (...) [le gourou mettait les adeptes face à leur foi et leur disait :] *« si tu es prêt à te donner à Dieu, tu peux abandonner ton traitement : Dieu te donnera la guérison ». Certains l'ont fait : ils allaient de mal en pis et finissaient à l'hôpital. Mais c'était parce qu'ils n'avaient pas la foi ! »* (témoignage repris par 39)

« M. Roger GONNET, ancien responsable de la Scientologie, a confirmé que les visites chez le médecin étaient pour les Scientologues soumises à autorisation : « Il faut demander la permission d'aller chez le médecin ou de prendre un médicament, c'est le superviseur qui donne l'autorisation », les accidents, fractures ne relevaient pas de cette obligation. (39)

1.1. Hypnos et Mnémosyne malmenés par le gourou

1.1.1. Les répercussions sur le sommeil

L'activité cérébrale pendant le sommeil se divise en quatre à six cycles de quatre-vingt-dix minutes en moyenne ; chaque cycle étant formé de quatre stades : sommeil lent léger (lui-même subdivisé en stade N1 et N2), sommeil lent profond (SLP) et sommeil paradoxal (SP). En début de nuit, l'individu fait plus de SLP, en fin de nuit plus de SP.
Ce déroulement polyphasique est dépendant de l'heure du coucher, la récupération se faisant essentiellement en début de nuit. (209)
Si les êtres humains nécessitent en moyenne sept heures de sommeil quotidiennes pour être au meilleur de leur forme, la durée indispensable à chacun est réglée par l'horloge biologique dont la vitesse est programmée génétiquement ; cette horloge se loge dans les noyaux suprachiasmatiques de l'hypothalamus juste au-dessus du chiasma optique. (130)
Cette horloge biologique interne n'est pas réglée sur 24 heures, mais en moyenne sur 24 heures et 10 minutes (303), et chez 25% de la population elle est inférieure à 24 heures. (360)
Chaque individu possède son propre rythme (nous pouvons distinguer ainsi ceux du matin –couche tôt/lève tôt- de ceux du soir –couche tard/lève tard-) (303) et doit alors s'adapter à la vie en société.
Certains présentent des troubles du sommeil avec un syndrome de retard de phase (insomnie d'endormissement, difficulté à se lever tôt), plus rarement un syndrome d'avance de phase (se couche très tôt, « avec les poules », pour se réveiller trop précocement). (308)
La période endogène du chronotype de chacun dépend de gènes (le rôle des protéines CLOCK et SIRT1 ainsi que leur intermodulation a été identifié), mais aussi de l'environnement (social), de l'âge et vraisemblablement de facteurs psychologiques. (303)
De la bonne qualité du sommeil dépendent certaines stimulations hormonales (l'hormone de croissance chez les enfants, la maturation cérébrale), la

reconstruction cellulaire (la majorité des protéines étant synthétisées pendant les phases 3 et 4 du sommeil), le développement immunitaire (pendant le sommeil lent et profond, le corps renforcerait les leucocytes), l'apprentissage, la mémorisation ou l'accroissement de la vigilance (il y a un lien direct entre les capacités de concentration et de vigilance au cours de la journée et la qualité de la nuit passée). L'équipe menée par Derk-Jan DIJK (Royaume-Uni) a démontré en 2013 que la restriction du sommeil modifie l'expression de plus de 700 gènes dont certains régulent le métabolisme (et favoriserait le diabète de type 2 et l'obésité), et d'autres la réponse immunitaire, le contrôle du stress, le vieillissement, l'homéostasie du sommeil et l'horloge circadienne [37]. (130.215)
Alors que les périodes de sommeil, du point de vue de l'évolution, pourraient constituer un risque, un danger mortel pour l'être humain, il semble que le sommeil permette finalement d'économiser les énergies, limiter les stress cellulaires et de maintenir la capacité neuronale à répondre aux stimuli auxquels ils sont soumis, le cerveau pouvant intégrer les souvenirs et se réinitialiser. (349)
Cette qualité du sommeil est donc primordiale chez l'enfant en croissance. Le besoin physiologique de sommeil indispensable varie selon l'âge : très important chez le nourrisson, il diminue progressivement avec le vieillissement [38]. (216)
Cette variation affecte la qualité du sommeil, mais également la rythmicité des différentes phases du sommeil. (360)

De la qualité du sommeil dépend la mémorisation de ce qui a été appris avant (le sommeil améliore de 30% la mémorisation d'une tâche tout juste apprise) ; une restriction de sommeil à moins de cinq heures par nuit chez l'adulte entraîne des défauts majeurs d'apprentissage et de mémorisation (223) et de mauvais résultats aux tests comportementaux (vigilance, temps de réaction, performances cognitives). (130)

Dans le processus de mémorisation, nous distinguons : la mémoire immédiate (se souvenir d'un numéro de téléphone le temps de le composer), la mémoire à court terme ou mémoire de travail (les diverses opérations lors d'un calcul mental avant d'en obtenir le résultat) et la mémoire à long terme, elle-même se distinguant en mémoire implicite (le savoir-faire : marcher, faire du vélo…) et en mémoire explicite (évènements familiaux, savoirs scolaires et professionnels). La mémoire commence par un apprentissage puis une phase de consolidation vient réorganiser le contenu de la mémoire pour le rendre stable, durable voire l'amplifier. (218.222.307).

[37] Par ailleurs, la privation de sommeil retarde la sécrétion de mélatonine (marqueur biologique de l'horloge circadienne). (215) Des levers à des heures diverses chaque jour, interfèrent avec l'horloge biologique et supprime le pic de sécrétion de cortisol. (209)

[38] Temps nécessaire de sommeil : moins de 3 mois : 14 à 17h, 4 à 11 mois : 12 à 15h, 1 à 2 ans : 11 à 14h, 3 à 5 ans : 10 à 13h, 6 à 13 ans : 9 à 11h, 14 à 17 ans : 8 à 10h, 18 à 64 ans : 7 à 9h, après 65 ans : 7 à 8h. (216)

Le sommeil consolide les apprentissages ; les spécialistes s'accordent à affirmer que le sommeil lent profond est « le » grand stimulateur des fonctions cognitives, mais il faut au minimum vingt minutes de SLP pour que le processus de mémorisation s'enclenche, le sommeil paradoxal serait primordial pour la créativité. (130)
Le sommeil lent et non paradoxal favorise la consolidation des apprentissages de type spatial et explicite, le sommeil paradoxal s'occupe plutôt de la mémoire procédurale et implicite en favorisant les apprentissages de types perceptifs, moteurs et l'acquisition des langues étrangères.

Les travaux de Professeur Philippe PEIGNEUX concernant la mémoire et le sommeil sont particulièrement reconnus. En 2004 il établit la responsabilité de l'activité hippocampique au cours du sommeil lent profond dans le processus de mémorisation. L'activité cérébrale présente pendant l'apprentissage (stockage des informations dans l'hippocampe) est réactivée pendant le sommeil qui suit (lors du SLP l'hippocampe redistribue à différents endroits du cortex les informations pour un stockage à long terme). (150)
« L'activité hippocampique est amplifiée au cours du sommeil lent qui suit l'apprentissage du labyrinthe [les personnes devaient retenir la topographie spatiale d'une ville virtuelle] (...) cette phase de sommeil lent favorise la consolidation des apprentissages de type « spatial » et explicite, alors que le sommeil paradoxal s'occupe plutôt de la mémoire procédurale et implicite ».

Ses expériences prouvent le rôle fondamental du sommeil dans les performances de la mémoire par la nette amélioration des tests après la nuit de sommeil, amélioration proportionnelle au niveau d'activité de l'hippocampe au cours du sommeil lent, suggérant que pendant la nuit, le cerveau traite les multiples informations, les organise et les fixe pour les mettre à disposition le lendemain, consolidant à long terme les connaissances. Ce qui lui permet d'affirmer *«* [que cela] *nous autorise à croire que les troubles du sommeil peuvent être responsables de déficits de la mémoire ».* -Ph. PEIGNEUX- (329)

Plus une personne doit mémoriser de choses, plus sa phase de SLP est intense et profonde.
En 2006, avec son équipe, il prouve que le cerveau travaille aussi au processus de mémorisation au cours de l'éveil actif qui suit l'apprentissage, même lorsque nous sommes occupés à une nouvelle tâche. *« L'information apprise suit toute une série d'étapes, de processus de traitement au terme desquels elle ne sera vraiment consolidée que quelques jours, quelques mois, voire quelques années plus tard »* -Ph. PEIGNEUX-, l'hippocampe ayant toujours une grande importance surtout dans son activité pendant le

sommeil, conjointement avec une intégrité du striatum et des régions motrices associées.
Ce qui autorise Mme Sandrine YODTS d'écrire : *« le cerveau humain n'attend pas une période de sommeil ou d'éveil calme pour consolider les informations nouvellement acquises, mais, au contraire, il continue à les traiter de façon dynamique dès la fin de l'épisode de l'apprentissage, et ce alors même que le cerveau doit s'engager dans une suite ininterrompue d'activités cognitives différentes ».* (373)

Cette mémoire peut être affectée à différents niveaux, et nous différencions : l'amnésie rétrograde (oubli des souvenirs anciens), l'amnésie antérograde (oubli des faits récents) et l'amnésie lacunaire (perte de mémoire pendant une certaine période, les autres souvenirs restant intacts). Certaines affections se manifestent par ces troubles de la mémoire (pathologies vasculaires ou dégénératives, carence nutritionnelle en vitamines, alcoolisme, substances toxiques…), mais aussi des troubles psychologiques, des perturbations de la qualité du sommeil ou un manque de sommeil.

Des études ont mis en évidence que si le cerveau est privé de son repos journalier, *« il se mettrait sur pause, alors même que l'individu est réveillé ».* (355) Il y aurait un endormissement localisé de quelques secondes, moyen trouvé par le cerveau de préserver tour à tour les neurones tout en affectant le moins possible l'organisme : *« ces neurones fatigués dans un cerveau éveillé peuvent être responsables des défaillances de l'attention, des jugements affectés, des prédispositions aux erreurs et de l'irritabilité que nous éprouvons quand nous n'avons pas eu assez de sommeil, mais que nous ne nous sentons pas particulièrement fatigués »* - Giulio TONONI cité par Mme Claire PELTIER (355) -.

D'autres études prouvent que la privation de sommeil après une phase d'apprentissage diminue la performance obtenue aux tests en raison d'une activité cérébrale différente et d'un autre type de connectivité ; les traces de cette interférence sont encore visibles six mois plus tard. (299)

Il est aisé de comprendre que les préceptes du gourou dictant l'activité quotidienne de l'adepte, imposant des périodes de récupération et de sommeil courtes ou entrecoupées d'activités, consistent en une méthode infaillible pour amoindrir l'adepte par un affaiblissement de ses résistances tant physiques que psychiques [39].

---

[39] Des anciens adeptes d' « Aum » signalent que souvent leurs nuits se réduisaient à 3 ou 4 heures de sommeil. (277)

Déjà les Romains et l'Inquisition utilisèrent la privation de sommeil pour torturer les prisonniers et, de nos jours, certains régimes dictatoriaux ne s'en privent pas.
Les expériences de privation totale de sommeil (de 1 à 11 jours) induisent des effets dès les 24 premières heures, dont la multiplicité et l'intensité varient selon la durée de privation et le stress du sujet [40].
En cas de privation partielle (privation totale limitée à 2 à 5 heures chaque jour) les mêmes troubles existent, mais d'apparition progressive, parfois sur plusieurs semaines. (217)
Il est reconnu que le manque de sommeil altère la vigilance de la personne et devient ainsi accidentogène[41].
De même, le manque de sommeil chronique augmente les risques individuels d'altération de la santé[42].

Ces effets physiologiques (troubles hallucinatoires, visuels plus ou moins complexes, sensations corporelles, délires, troubles de l'humeur) ressentis par l'adepte, consécutifs à la privation de sommeil habilement imposée par le gourou seront interprétés et utilisés par celui-ci.
La perte de sommeil induit une activation des centres émotifs du cerveau de plus de 60%, comme si le cerveau privilégie les circuits primitifs, incapable soudainement de distancier les émotions et d'apporter une réponse contrôlée et appropriée.

---

[40] En voici les principaux effets : des troubles de l'humeur (irritabilité, euphorie, dépression, envie d'être seul), une instabilité psychomotrice (besoin constant de bouger, difficulté à fixer son attention), des troubles visuels (sensation de brûlures, brouillard autour des lumières, diplopie, changement de forme des objets, hallucinations), des troubles somesthésiques (dysesthésies et/ou trémulation des extrémités ou des paupières), des troubles auditifs (acouphènes), une désorganisation de la pensée, des syndromes végétatifs (tachycardie, céphalée), une modification de la perception temporelle. (217)

[41] Dans quatre catastrophes industrielles récentes (l'explosion dans l'usine de pesticides de Bhopal, Inde, 1984 ; l'explosion de la navette Challenger, 1986 ; explosion de la centrale nucléaire de Tchernobyl, URSS, 1986 et le naufrage de l'Exxon Valdez avec sa marée noire, 1989) il a été reconnu que les personnes en poste de responsabilité au moment des faits présentaient des effets du manque de sommeil. (308)
Une méta analyse, en 2005, concernant les effets de la privation de sommeil chez des médecins et non médecins, révèle une réduction de presque 1 dérivation standard de l'ensemble des performances (fonctions cognitives, mémoire, vigilance) et de 1,5 déviation standard pour les performances cliniques. (159) C'est donc à juste titre qu'a été instauré le repos immédiat compensatoire de sécurité de onze heures (avec interruption totale de toute activité hospitalière) après chaque garde de nuit pour les médecins en formation. (23.159)

[42] Six heures de sommeil en moins chaque nuit multiplie par 3 le risque d'accident de voiture, par 4 le risque de faire un accident vasculaire cérébral ; moins de six heures par nuit avec une nuit troublée, augmente le risque de subir ou de succomber à une maladie cardiaque de 48% et de subir ou de succomber à un accident vasculaire de 15%. Les troubles importants du sommeil induisent une baisse de 29% de la concentration des spermatozoïdes. (252)

« Si vous manquez de sommeil, vous n'êtes pas dans votre état normal émotivement » - Matthew WALKER, directeur UC Berkeley's sleep and neuroimaging laboratory-. (252)
Ce rôle essentiel du sommeil et de sa qualité, notamment chez l'enfant, a été apprécié à sa juste valeur lors d'une procédure de garde d'enfant chez un couple dont un parent était membre d'une secte. [43]

1.1.2. Les répercussions psychiques et mnésiques

Pendant toute la durée d'approche et d'embrigadement, le futur adepte se fait manipuler afin qu'il trouve dans la secte la réponse à ses questions ou une sensation de sécurité si ce n'est matérielle mais psychologique, amenuisant tous les doutes éventuels, le confortant dans son « libre choix », justifiant des séparations familiales et/ou professionnelles même si cela a pu générer des périodes d'angoisse ou d'anxiété majeure.

Le futur adepte-victime se fait aussi manipuler insidieusement par différentes techniques [44] qui le poussent à s'investir, à s'engager de plus en plus, à tenir ses engagements, à ignorer des éléments qui le feraient renoncer à poursuivre. (100.228.363)
Les titres scientifiques ou compétences particulières, les « témoignages » de personnes reconnues dont s'honore ou que s'attribue le gourou, peuvent par eux-mêmes manipuler le futur adepte qui garde en mémoire certains principes de son éducation dont celle du bien-fondé d'une action justifiée par l'injonction parentale. (363) Une demande ou un ordre venant d'une personne à qui l'on attribue une autorité s'impose et ne se discute pas : on s'y soumet.

---

[43] *« (...) Si la liberté de conscience laisse bien évidemment libre Mme X d'adhérer à ce groupe, ce qu'il convient de rechercher en la matière, dès lors qu'il doit être statué en fonction de l'intérêt des enfants, c'est de savoir si les pratiques religieuses de la mère ont des conséquences néfastes pour les enfants. (...) Se pose aussi la question des règles de vie et du temps effectif devant être passé à la prière, au détriment des devoirs et du sommeil. (...) Par ailleurs, il résulte des pièces du dossier une présence grandissante du groupe « le Combat spirituel » dans la vie de la mère, laquelle cherche à entraîner les enfants dans de longues et fatigantes séances de prières, ce qui a nécessairement des répercussions sur le plan scolaire. Pour l'ensemble de ces raisons, il y a lieu de transférer, dans leurs intérêts, chez le père la résidence des enfants. »* C.A. Rennes, 16 Avril 2007. (« è)

[44] La manipulation n'implique pas obligatoirement un embrigadement sectaire ; elle existe dans diverses situations et domaines, mais la secte sait parfaitement l'employer. Nous conseillons vivement la lecture de l'ouvrage de Robert-Vincent JOULE et Jean-Léon BEAUVOIS : Petit traité de manipulation à l'usage des honnêtes gens (100). Les théories de « l'effet gel », de « l'engagement » et de leur rationalisation, du « pied dans la porte » et ses variantes, de « la porte-au-nez », la façon de formuler les demandes, y sont plaisamment expliquées et nous permettent de comprendre les mécanismes qui poussent une personne à agir, à prendre une décision qu'elle n'aurait pas spontanément choisie.

C'est l'habilité, l'intuition du gourou qui lui permet de solliciter ainsi ses victimes, il n'a pas suivi obligatoirement de formation.

Mis en confiance par le gourou, celui-ci obtiendra que l'adepte se mette à nu psychiquement, lui livre son intimité la plus complète, généralement dans le but thérapeutique de « libérer un passé nocif ou les émotions ». En fait l'adepte offre à son insu une arme de répression et/ou de chantage à son bourreau ; car le gourou n'hésitera pas à dévoiler certains éléments ainsi offerts au sein de la secte pour obtenir de l'adepte sa soumission, ou à le menacer d'en rendre publics d'autres pour le contraindre à demeurer dans la secte ou le réduire au silence. L'adepte se retrouve contraint et maintenu par une peur et/ou une honte paralysante et humiliante. (170)
Le gourou fera tout pour empêcher que l'adepte soit autonome, libre de penser donc de critiquer, voire de remettre en question son autorité. Bien des moyens seront employés dans ce but ; afin de soumettre davantage l'adepte, le gourou ne manquera pas de « souffler le chaud et froid », de le traiter d'incapable, de l'humilier régulièrement surtout s'il n'obéit pas aux injonctions, de le punir psychiquement ou physiquement [45]. Pour échapper à cela, la soumission au groupe sectaire et au gourou devient une valeur « re-narcissisante » lui permettant de la supporter sans trop de dommages ; l'adepte se plie afin d'être le « bon élève » ou le « bon petit soldat »[46]. (170)

Admis dans la secte, son comportement psychologique se modifie ; ce nouveau monde qu'est le sien dorénavant est comparable à une foule. Sigmund FREUD remarquant qu'un individu peut dans une multitude penser et agir d'une façon totalement différente qu'il ne l'aurait fait étant isolé, parlera de « foule psychologique » et Gustave LE BON décrit une « âme collective d'une foule ». L'individu au sein de cette foule a tendance à régresser ; en outre, fasciné par le leader il suspend son sens critique, renforçant son adhésion aux idéaux du gourou, endossant le « prêt-à-porter spirituel » proposé. (370)
Déjà en 1895, Gustave LE BON dira à propos de la foule *« l'invraisemblable n'existe pas pour elle, et il faut bien se le rappeler pour comprendre la facilité avec laquelle se créent et se propagent les légendes et les récits les plus extravagants »*, l'individu en perd son sens critique. (127)
Hannah ARENDT, dans son analyse du système totalitaire, complète : *« la*

[45] Ainsi dans la secte de « Moïse » Roch THERIAULT, lors d'une punition où il exige que deux adeptes sortent nues à l'extérieur en période hivernale, une punie demande *«Mais on gèle dehors, on va tomber malade »* et le gourou de répondre : *« Vous ne tomberez malades que si je le décide. Rien ici ne peut se produire sans mon aval, qui n'est que le désir de mon Maître. Dehors ! Babyloniennes »*. (211)
[46] Et dans les groupes totalitaires *« l'obéissance sera revalorisée et la fidélité au chef deviendra la fierté. Ainsi pour garder cette fierté, surtout si la peur de la perdre est constante,* [cette obéissance] *amènera certains adeptes à obéir à des ordres absurdes »*. (170)

société a toujours tendance à accepter d'abord quelqu'un pour ce qu'il prétend être, si bien qu'un fou qui pose en génie a toujours quelque chance d'être cru. Le manque de discernement de la société moderne renforce cette tendance, si bien que quelqu'un qui présente ses opinions sur un ton de conviction inébranlable perdra difficilement son prestige, en dépit de la fréquence d'erreurs patentes ». (63)

Une fois enfermé dans la secte, l'adepte peut être confronté aux rivalités entre adeptes, chacun voulant être le meilleur, ou aux injonctions variables et contradictoires du gourou. Il n'est pas rare que l'adepte présente une anxiété réactionnelle.
Celle-ci peut être particulièrement virulente si l'adepte est soumis à des punitions, menacé d'exclusion, car il n'envisage pas sa vie autrement.
L'état de dépendance psychologique est si intense que l'adepte revient dans la secte après une exclusion temporaire, et en remercie le gourou, ou qu'il y reste et/ou revienne malgré des exactions cruelles commises à son encontre ou sur d'autres adeptes [47].

Si en parallèle, une vie sociale est autorisée par le gourou (à visée financière pour la secte) cela peut déclencher un état anxieux chronique chez l'adepte qui là-aussi se sent obligé de répondre à des impératifs contradictoires.

Depuis 1974, les chercheurs ont pu démontrer que la mémoire est « reconstructible » : *« les souvenirs d'un individu sain peuvent être modifiés, voire créés, suite à l'emploi d'un verbe particulier dans une question (...) la suggestion d'un expérimentateur, d'un autre participant ou d'un complice (...), les informations délivrées pas les médias (...) ou une simple rumeur ».* (362)
Le faux souvenir induit [48] est une méthode employée le plus souvent par un pseudo-thérapeute pour obtenir de son patient un état d'assujettissement

---

[47] Evoquons le cas de Mme Gabrielle LAVALLEE dans la secte de « Moïse » Roch THERIAULT *« elle reconnaît avoir peur de Moïse mais également ne pas pouvoir vivre sans lui ».* (211)

[48] Le premier procès en France concernant un faux souvenir induit débute le 12 Juin 2012 ; il concerne un « psychothérapeute-humanothérapeute », il sera condamné ainsi que son épouse, pour complicité, après un long parcours judiciaire pour abus de faiblesse le 13 Février 2015. Deux de ses victimes étaient plaignantes ; il avait réussi à convaincre la première (qui est resté douze ans sous son emprise) d'avoir été violée par son père à l'âge de 5 ans, et la deuxième (restée vingt deux ans) d'avoir vu une aiguille à tricoter s'acharner dans l'utérus de sa mère dans un but abortif. Sa méthode thérapeutique qui devait permettre à ses patients de mettre à jour des souvenirs refoulés et d'accéder ainsi à la guérison, lui permettait de soutirer d'énormes sommes d'argent et de satisfaire sa sexualité avec les partenaires féminines.
Ce « thérapeute » proposait des « sessions » de trois à cinq semaines, de six à huit heures par jour à 320 euros l'heure (car il se consacrait exclusivement au patient), soit presque 40.000 euros la semaine, où il devait resté allongé nu sur un divan ; il exigeait des compte-rendus que

complet lui permettant de le dépouiller financièrement et même d'en abuser sexuellement.
Ces pseudo-thérapeutes interprètent abusivement des symptômes (insomnies, déprime persistante, angoisse) ou des maladies psychologiques comme la manifestation de sévices sexuels subis dans l'enfance refoulés dans l'inconscient. Pour guérir, le patient doit « retrouver la mémoire » de cet abus enfoui. Bien entendu, l'adepte doit éviter de dialoguer avec des amis, des proches ou parents sceptiques quant à ce fait, car ils empêcheraient la guérison et surtout avec le « perpétrateur » puisque celui-ci est de toute façon en déni et incapable de dire la vérité. (63)
Le faux souvenir regroupe deux entités :

- l'illusion de mémoire ; c'est le souvenir de quelque chose qui n'a jamais eu lieu. C'est une création que peut générer la personne elle-même ou être le produit de suggestions externes et de la mise en œuvre de techniques propres à modifier la mémoire (hypnose par exemple). Il y aura « confusion des sources », la personne ne pourra plus déterminer la source correcte de l'information : suggestion extérieure, rêve, désir ; il l'attribue à son propre vécu.
- la distorsion de mémoire ; c'est le souvenir relativement éloigné de ce qui a été réellement vécu.

Et *« ces illusions de mémoire présentent parfois toutes les caractéristiques d'un vrai souvenir »*. (364)
Cela permet aussi à certains de transformer un fantasme en souvenir. (246)

Or *« les gens oublient la plupart des choses qui leur arrivent, y compris des évènements qui étaient significatifs pour eux lorsqu'ils se sont produits. Si un évènement est perdu pour la mémoire, il n'y a pas de moyen objectif de savoir s'il a été « refoulé » ou simplement oublié »*. (246)

Fondé sur le processus de refoulement, supposé par Sigmund FREUD en 1904 (135), d'un traumatisme ancien générateur de troubles psychologiques, des pseudo-thérapeutes proposent leur aide afin de permettre à une personne de le

---

devait rédiger le patient le soir, qu'il corrigeait contre rétribution, les fautes d'orthographe étant sanctionnées de 50 euros, l'ouverture du courrier de 150 euros et le besoin d'aller aux toilettes pendant la séances de 75 euros. Pendant les sessions la nourriture était frugale, les victimes devaient loger à proximité de son cabinet.
La première victime a pu quitter cette emprise suite à une relation amoureuse, soutenue par son futur conjoint qui lui avait ouvert les yeux. La deuxième victime, dont la famille était aussi sous l'emprise de ce gourou, a commencé à douter de la thérapeutique quand sa fille de 7 ans est revenue d'une séance et a affirmé avoir été abusée par sa nounou ; la plainte de la première victime lui permettra de s'éloigner du gourou, mais il perdra son épouse qui plaidera en faveur de celui-ci et obtiendra la garde de sa fille. (242.243.281.295.297.314)

remettre à jour. Actuellement son avatar se dénomme « amnésie dissociative traumatique ». (104)
Il faut en distinguer deux autres entités : l'amnésie infantile, consécutive au manque d'éléments de représentation linguistique, étape normale du processus de développement d'un enfant, et l'amnésie traumatique, de quelques heures à quelques jours consécutive à un traumatisme crânien ou un accident, quant à elle prouvée scientifiquement. (67)
Certains « « thérapeutes » de la mémoire entretiennent cette confusion.
Or de nombreuses études confirment qu'une victime d'un grand traumatisme ne parvient pas à l'oublier. (105)
En outre, en psychologie tout patient est influençable, d'autant plus qu'il est en détresse, prêt à adopter les croyances et partis pris du thérapeute.
Ces personnes en souffrance sont sensibles aux suggestions (87) et elles *« sont plus susceptibles de croire qu'elles ont été victimes d'expériences traumatiques (maltraitance physique ou sexuelle) qu'elles ont oubliées (...) ces attentes les rendraient particulièrement vulnérables aux suggestions ».* (87)
Là encore, l'effet inducteur néfaste de questions suggestives sur la mémoire des victimes en créant de faux souvenirs se trouve démontré par des études psychologiques. (95) Ces questions sont susceptibles d'être intégrées en souvenirs, dès lors sources d'erreurs[49]. (106)

Par ailleurs, couper le patient de son environnement est contraire aux principes éthiques qui doivent aider le patient responsable à prendre ses décisions importantes et améliorer ses relations avec les autres.

L'adepte devient convaincu de la véracité de ce souvenir, source dès lors d'une anxiété en raison du regard porté différemment sur ses souvenirs et de la représentation qu'il se faisait de son monde, et aussi, bien souvent, en raison de la séparation violente d'avec ses proches que provoque ce faux souvenir induit, allant parfois jusqu'à la procédure judiciaire.
Le témoignage d'une personne convaincue de la véracité de leur faux souvenir retrouvé est parfois si fort qu'il en fait un témoin très convaincant étouffant la parole de la personne injustement accusée.
Si le faux souvenir suggère un abus commis entre 1 et 3 ans, la manipulation est certaine, mais s'il serait commis entre 5 et 7 ans, le doute envers l'accusé sera malheureusement en sa défaveur. (246)

---

[49] Mme Brigitte AXELRAD rapporte que *« l'étude de Julia SHAW et Stephen PORTER est la première à démontrer de manière expérimentale la facilité avec laquelle des techniques suggestives d'interrogatoire peuvent provoquer chez une personne la formation de faux souvenirs d'actes criminels et induire leur aveu ».* (66)

Le gourou d'une secte peut convaincre un adepte d'un faux souvenir de ce genre, parfois il arrive à persuader d'autres faux souvenirs : avoir vécu des vies antérieures, généralement plaisantes et socialement élevées (héros mythique, noble…), il n'y a pas d'exemple de vécu antérieur en tant de plébéien ou esclave. Ce type de faux souvenirs permettant d'entretenir le mythe de la secte.

L'adepte compte tenu de la coupure de ses liens sociaux antérieurs (plus ou moins conflictuels) ou d'une double vie (sociale habituelle et sectaire), de directives et injonctions parfois contradictoires de la secte, de ses propres interrogations, peut développer des pathologies anxieuses, dépression, ou psychopathie ou accentuer de telles pathologies préexistantes.
Songeons aux désastres que produit la technique des faux souvenirs induits, comme il en était fait usage dans la secte « Saint-Erme » (184) ou celle du psychothérapeute Benoît YANG TING dont le procès a débuté le 12 juin 2012 (242) pour aboutir à une condamnation le 13 juin 2015. (243).

Progressivement l'adepte fait siennes les croyances du gourou, il rationalise sa vie selon ces nouvelles données, sa mémoire s'en trouve affectée.
Lors de sa sortie de secte régulièrement certains gestes, réflexes, automatismes de pensée ou comportement seront les stigmates de sa vie sectaire, pouvant être plus ou moins handicapants. La mémoire de l'adepte est à jamais polluée par ses croyances sectaires. (363)
« Au bout de quelques mois (...), j'ai retrouvé la joie de vivre, et je décide de classer mes années de légionnaires dans la case « mauvais souvenirs » *de mon cerveau, en espérant naïvement que je les oublierai un jour. Seulement voilà : j'ai beau tout faire pour ne pas y penser, je n'y parviens pas ».*
-Xavier LEGER- (107)

« Penser c'est juger, et juger, c'est distinguer, afin de trancher et de choisir » - Henri PENA-RUIZ- (118)
et le gourou n'aime pas les penseurs…

1.2. Hygie bousculée par le gourou

1.2.1. Les conséquences des préceptes hygiénistes du gourou

1.2.1.1. En imposant des directives alimentaires

En raison des difficultés à acquérir les produits en question, à les préparer ou à les consommer, les « conseils diététiques » [50] préconisés (avec ses

[50] Les pratiques de diététique particulière (sous-alimentation le plus souvent) sont hypocaloriques ou carencés en protéines, vitamines (excepté la «scientologie » qui impose des cures de vitamines à hautes doses) ; elles permettent d'affaiblir l'adepte. La carence glucidique pendant quelques jours entraînera une souffrance cérébrale et baisse de la vigilance. (60).

interdictions, obligations, rituels) peuvent couper la personne des liens sociaux habituels que sont les repas partagés en famille ou en société.

Souvent le gourou impose un mode d'alimentation [51] à ses adeptes dont il s'affranchit sans vergogne[52].

Un régime alimentaire sévère, poussé éventuellement au jeûne prolongé, voire strict [53], outre une déshydratation, conduit à une dénutrition protéino-énergétique, avec des carences en certains oligoéléments (zinc, cuivre, fer, chrome), en macroéléments (calcium, magnésium dont le déficit peut provoquer des tétanies, spasticité ou troubles psychiques), ou en certaines vitamines (dont B1 et B6, responsable du béri-béri). (192)

L'instinctothérapie [54] consiste à manger exclusivement des aliments crus, sélectionnés sur leurs odeurs. Ce mode d'alimentation (parfois associé à un manque d'hygiène par l'absence de lavage des aliments) est une porte d'entrée facile d'un grand nombre d'affections possibles :

Evoquons aussi la secte « Ecoovie » où, au nom du retour aux valeurs primitives indiennes, *« les adeptes expérimentaient les théories « écologistes » du gourou Norman William. Vivant dans des tipis sur un terrain vague de la banlieue parisienne, sans aucun confort sanitaire, ils étaient soumis à une alimentation carencée* [strictement végétaliste, sans aucune cuisson] *et à des relations sexuelles avec le chef ».* (191), et *« pour ne pas interrompre le circuit vibratoire « sol-plante-mangeur-déjection-sol », les toilettes sont prohibées, ainsi que l'hygiène corporelle ».* (90)

La doctrine de l'Alliance universelle se singularise aussi par des interdits alimentaires (conserves, sucre, sel, pomme de terre) et un végétarisme strict. (90)

Sans oublier la secte GIMEL, à la Couvertoirade, où le tabac régnait et l'eau interdite au profit de l'alcool.

[51] Comme en témoigne M. Hajime MASUTANI, ancien membre de la secte AUM : *« on suivait le* « régime Aum » *: très vieux riz et légumes bouillis. Vivez ainsi plusieurs mois, et des images des aliments que vous aimeriez déguster s'imposent dans votre tête, mais j'essayais de créer un Moi qui ne se laisserait pas tenter. (...) Je me sentais léger, et libre de tous attachements terrestres qui peuvent vous tromper ».* (116)

Les adeptes de Marshall APPLEWHITE, dans sa secte Heaven's gate, ne mangeait qu'une fois par jour. (282)

[52] « Moïse » Roch THERIAULT impose à ses adeptes un régime de grains et de légumes, alors que lui mange de tout, justifie ainsi sa copieuse alimentation de produits frais qui aurait des effets dévastateurs pour son corps : son régime alimentaire est un moyen de souffrir et non un péché de gourmandise ! (211)

[53] Citons l'association « Joie et Loisirs en Morvan » où la privation imposée ayant conduit au décès de trois enfants dont un bébé, sa fondatrice a été incarcérée ; de même deux parents « kinésiologues » condamnés suite au décès de leur enfant pour avoir appliqué les préceptes alimentaires aberrants ; ou encore ce mouvement australien « Jashmuheen » où la prêtresse impose un jeûne total « après un processus sacré de 21 jours » où le corps se libère du besoin de manger et de boire. (167)

[54]Adoptée par certaines sectes, le gourou en était Guy Claude BURGER ; condamné le 4 Juillet 2003 à quinze ans de réclusion criminelle pour viols sur mineurs de 15 ans. (167)

- bactériennes : la tuberculose osseuse (lait cru, si l'élevage des vaches n'est pas surveillé), des troubles digestifs secondaires à la salmonelle, listéria, yersinia, campylobacter, escherichia coli ;
- virales : hépatite A, rotavirus ;
- parasitaires : taenia, toxoplasmose (par exemple lors d'une grossesse, chez une adepte, avec un risque important d'infection congénitale du nourrisson), écchinococose, trichinella ;
- toxinique : par le staphylocoque aureus ou le botulisme. (192)

Si, comme dans la secte Gimel, l'usage de l'eau est proscrit au profit de l'alcool, peuvent se développer un déficit en vitamine B1 (par malabsorption digestive), responsable de troubles de la mémoire, déficience intellectuelle, pouvant aller jusqu'au syndrome de KORSAKOFF (difficulté à retenir les faits récents, ceux du passé avec une désorientation spatio-temporelle) bien souvent irréversible ou des hépato-toxicités, cirrhose hépatique. (220)

Soyons attentifs au régime « insecte » qui trouvera ses partisans et ses « gourous » ; si ce type d'alimentation est courant dans certains pays et assure un complément en protéines, cette alimentation n'est pas sans risque de transmission de produits chimiques (venins, produits phytosanitaires utilisés lors de l'élevage), infectieux ou pour les personnes prédisposées aux allergies, notamment en raison d'allergènes communs entre les insectes et de nombreux arthropodes (acariens, crustacés, mollusques). (149.224)

1.2.1.2. En administrant des substances

Si la doctrine d'interdiction de boire de l'eau remplacée par du vin, avec des encouragements à fumer de la secte « Gimel » à La Couvertoirade reste exceptionnelle, la prise de neuroleptiques (Laroxyl®) ou d'anxiolytiques est plus fréquente.
Nous trouvons dans le « Programme de Purification » de la scientologie de tels usages : *« la niacine (vitamine P) est utilisée à doses progressives, pour faire sortir des cellules du corps les substances toxiques. Cela entraîne des restimulations qui seront résolues simplement en continuant le programme. (...) L'adepte absorbe chaque jour six litres d'eau et d'huiles essentielles accompagnées de deux verres de CALMAG (préparation « pharmaceutique » mise au point par L.R. Hubbard). Il consomme de grandes doses de vitamines : 5000 mg de niacine, 2000 UI de vitamine A, 2400 de vitamine B1, 4 à 6 grosses gélules de vitamine B complexe, 4000 mg de vitamine C, 20000 UI de vitamine D, six gélules de minéraux. ».* (37)

Parfois ces produits sont ingurgités à l'insu de l'adepte dans des « breuvages sacrés » dont l'absorption est ritualisée.
Dans d'autres circonstances, l'adepte les prend en connaissance de cause dans l'idée de « communiquer avec les esprits », comme dans les rituels des

nouveaux mouvements chamaniques, dont l'ayahuasca ou l'iboga semblent avoir les faveurs du moment. L'amanite tue-mouches, l'ergot de seigle, la mandragore, la jusquiame, le datura, le tabac sont aussi utilisés à ces fins. Dans les principes actifs de ces plantes, nous pouvons retrouver : l'acide lysergique (base du L.S.D.), la scopolamine, l'ibogaïne, la muscarine, la mescaline, la nicotine ; substances dont certaines sont classées dans les stupéfiants et dont les effets sur le cerveau sont bien connus, rarement anodins[55] [56]. (37)

Si les cannabinoïdes ont un intérêt pharmacologique, clinique et thérapeutique (113.131) dont il reste à préciser beaucoup d'éléments, l'usage « récréatif », occasionnel ou ritualisé, n'est pas si anodin (effet sur les capacités de mémoire, augmentation du risque de développer une pathologie psychotique).
Les effets de cette absorption imposée (soumission chimique) ou volontaire par l'adepte (s'exposant à une vulnérabilité chimique) [57] (148) seront utilisés « à bonnes fins » par le gourou.
Le site de l'Agence nationale de sécurité du médicament et des produits de santé (ANSM) permet de consulter les listes des substances classées comme stupéfiants (10 décembre 2013) et celles classées comme psychotropes (23 août 2012). (146)

*« **JUSQUIAME**, s.f.,* hyoscyamus *: nom d'un genre de plantes qui appartient à la famille naturelle des solanées de Jussieu ; (...) Des malades, dit J. Bauhin (...) ayant éprouvé l'effet narcotique et calmant de la jusquiame, reconnaissants du soulagement qu'elle avait apporté à leurs douleurs, se plurent à changer de son nom d'*hyoscyamus *en celui de* dioscyamus *fève de Jupiter. C'est sans doute à cause des mêmes vertus que la jusquiame a été encore appelée par les anciens*

[55] *« Des décompensations psychiatriques réversibles et irréversibles, des comas, des décès et des suicides ont été enregistrés ».* (37) Sont classés comme stupéfiants en France : le peyotl (18 Août 2004), l'ayahuasca (3 Mai 2005) et l'iboga (12 Mars 2007). (37)

[56] L'ANSM précise ces effets chez l'homme : ayahuasca : *« la toxicité consiste essentiellement en des effets hallucinogènes et une altération profonde de l'état de conscience, associés à des troubles digestifs (nausées, vomissements, diarrhées), neurovégétatifs (sudation, vertiges, tremblements) et cardiaques (tachycardie, hypertension artérielle). »* ; iboga : *« stimulant à faibles doses (...) est responsable d'hallucinations visuelles et auditives, parfois très anxiogènes et pouvant conduire à l'acte suicidaire. Par ailleurs, sa neurotoxicité a été démontrée chez l'animal, par l'observation d'atteintes du cervelet ».* (146)

[57] Dans les enquêtes relatives à la soumission chimique, les benzodiazépines restent les substances les plus retrouvées. *« La consommation d'alcool est largement mise en cause dans les cas de vulnérabilité chimique (97%) et de soumission chimique et secondairement le cannabis (...) ; la consommation volontaire d'alcool et/ou de cannabis est un facteur important de vulnérabilité et accentue les effets sédatifs et désinhibiteurs des substances administrées par l'agresseur ».* (148)

l'herbe d'Apollon, apollinaris herba, *nom auquel paraissent assez analogues celui de* belen, *que lui donnent les Gaulois, et celui de* belenô *qu'elle porte encore en espagnol. Bélénus était en effet chez les Celtes le dieu de la médecine, et ces peuples lui donnaient à peu près les mêmes attributs que les Grecs et les Romains à leur Apollon. (...) Si la jusquiame noire a pu quelquefois être employée utilement par des médecins prudents, souvent aussi, c'est pour combattre ses funestes effets qu'ils ont été appelés ; elle est un des poisons narcotiques les plus redoutables. (...)*

Un couvent tout entier fut empoisonné par des racines de jusquiame confondues par mégarde avec des racines de chicorée sauvage préparées pour la collation des religieux. Une ardeur extrême de la bouche et du gosier, des vertiges, un délire bizarre, l'altération de la vue, furent les principaux phénomènes (...) ; un domestique qui, prenant de même des racines de jusquiame pour celles de panais, en mangea deux crues. Après les phénomènes ordinaires d'ardeur du gosier, de délire, d'hébétation de la vue, que parurent calmer des boissons vinaigrées, il se trouva le lendemain couvert de taches et de vésicules gangréneuses. Une diarrhée abondante signala sa guérison. (...) Un homme tomba dans le délire pour en avoir pris deux gros, au lieu de semence d'aneth, pour apaiser une colique (...) Un autre en ayant pris seulement vingt-cinq grains, dans l'intention de se procurer du sommeil, éprouva bientôt une extrême lassitude, des douleurs d'entrailles, des convulsions, de la stupeur. (...) Le célèbre Gassendi, rencontra un jour un berger, qui l'assura qu'à l'aide d'un onguent qu'il possédait, il pouvait quand il lui plaisait, assister au sabbat des sorciers. A l'heure du coucher, il s'introduisait dans le fondement une certaine quantité de cet onguent : bientôt il s'assoupissait, et tombait dans une rêverie profonde. C'est lorsqu'il en sortait (ce qui n'arrivait que longtemps après), qu'il racontait les choses merveilleuses qu'il croyait avoir vues au sabbat. Après avoir soigneusement questionné cet homme, Gassendi le fit épier, et découvrit que son onguent était composé de jusquiame noire, de graisse et d'huile.

Ce qu'on sait bien positivement de l'opium, dont les effets ne sont pas moins marqués quand on l'injecte dans le tube intestinal, que quand on l'introduit dans l'estomac, et les suites fâcheuses du lavement préparé avec la jusquiame dont nous venons de parler, rendent ce fait moins improbable. C'est sans doute par des visions lugubres, causées par ce moyen, ou d'autres analogues, et prises ensuite pour des réalités, qu'il faut expliquer cette foule de révélations singulières qu'on trouve dans les procès des malheureux condamnés comme sorciers, et qui souvent, non moins aveugles que leurs juges, croyaient eux-mêmes l'être. Heureux les siècles que le progrès des Lumières met à l'abri de si déplorables erreurs !

(...) Des différents usages que les médecins ont faits de la jusquiame, (...) la plupart des cas où elle a paru de quelque utilité sont du nombre de ceux où l'opium, dont les effets et le mode d'administration sont bien mieux connus, eût

probablement procuré le même soulagement. (...) ». LOISELEUR-DESLONGCHAMPS et MARQUIS, 1818. (89)

Les différentes personnes dont on vient de décrire les symptômes, et ce berger [58], ont-ils fait le même genre de « voyage » que celui proposé par les néo-chamanes ?
Nous pouvons rappeler les effets secondaires de l'absorption de l'ayahuasca ou de l'iboga, deux des principales plantes utilisées par le néo-chamanisme, ou marché du spirituel. Nous en avons déjà cité certains, signalons les vomissements et diarrhées fréquentes provoqués par l'augmentation de la sérotonine endogène par l'ayahuasca ainsi que troubles visuels. Les troubles digestifs sont interprétés comme un processus de purification, d'expulsion du mal, les visions comme des émotions positives ou négatives. L'association avec d'autres médicaments (dont des psychotropes), de drogue ou d'alcool est dangereuse, voire mortelle. (238)

Souvenons-nous encore des victimes de « l'Ordre du temple solaire » dans le Vercors en décembre 1995 à Saint-Pierre de Chérennes, ayant ingéré du Rohypnol® (sédatif) et de la digoxine (cardiotonique à fort pouvoir toxique) avant leur « voyage transmigrationel », ou des adeptes de la secte Heaven's

---

[58] Il est certain que le lavement en tant que méthode thérapeutique (rappelons-nous MOLIERE qui les critiquait, en faisant dire par ARGON, dans le Malade imaginaire : *« Clystorium donare, postea saignare, ensuita purgare »*) n'est plus pratiqué ; les théories médicales de la santé parlaient d'équilibre des bonnes et mauvaises « humeurs » et préconisaient d'éliminer les « humeurs morbides » par la purgation. Le clystère se généralise au XVII° désignant au départ le liquide injecté avant de définir la seringue, que l'on retrouvera progressivement dans de nombreux foyers. Ce traitement introduit dans le rectum par l'anus sera dénommé lavement puis remède. En effet, le mot « lavement » avait un caractère sacré comme le lavement des pieds de ses disciples par le Christ décrit dans l'évangile ; la polémique était importante, c'est Louis XIV qui impose alors le terme « remède » pour remplacer « lavement ». (96)
De même que la présentation de médicament sous forme de suppositoire est rare, et si l'acceptation de cette forme d'administration est souvent contrainte, la demande en est rarissime. Verrons-nous un retour de cette pratique sur préconisation des sectes ? Il existe bien une « hydrothérapie colique » ....
Cette pratique, confidentielle en France, plus répandue en Allemagne et en Suisse, proposée pour combattre l' « auto-intoxication » de l'individu, n'a aucun intérêt médical (sauf constipation sévère par neuropathie dégénérative). (221)
Un défaut d'hygiène des instruments lors de l'application de cette méthode peut même être responsable de transmission de maladie (amibiase transmise à 36 personnes, dont 6 sont décédées d'une perforation colique), ou de défaillance cardiologique (par l'apport excessif de liquide et trouble des électrolytes sanguins). (235)
En outre il n'y a pas de formation spécifique pour les « hydrocolo-thérapeutes ». (235)
« Moïse » Roch THERIAULT, investi de dons de chaman et de guérisseur, impose certains traitements à ses adeptes malades ; dont un lavement au vin chaud pour guérir les faiblesses d'un des membres. (211)
Alain SCOHY qui vante des guérisons miraculeuses à base de vitamine C à haute dose, le propose en traitement par voie orale ou en lavement. (239.302)

gate ayant pris du phénobarbital pour un « voyage » du même ordre en 1997 (294), de l'usage détourné de médicaments dans le but d'une soumission chimique à des fins détournées (dont la drogue du viol) et également de l'usage détourné des neuroleptiques, à but coercitif, dans les goulags soviétiques. (225.343)
D'anciens adeptes d' « Aum » rapportent une « initiation christique » qui leur était infligée, les collaborateurs du gourou leur faisaient prendre des drogues, dont du LSD et en surveillaient les effets[59].

1.2.2. Les conséquences corporelles

L'adepte dans la secte peut y « laisser sa peau » :

- parce que la secte est apocalyptique, que la « vraie vie » sera ailleurs la mort permettant de se débarrasser de son enveloppe charnelle, comme nous l'avons vu entre autres avec l'Ordre du temple solaire et ses suicides collectifs répétés, ou la secte Heaven's Gate [60] ;
- parce que les « intérêts supérieurs » de la secte peuvent amener l'adepte à se sacrifier lors d'une mission : la secte Aum et le gaz sarin dans le métro de Tokyo (l'adepte pouvait périr avec les victimes ou devait accepter le jugement pénal) ;
- lors d'un « suicide » en réalisant une épreuve initiatique ou pour exclusion par le gourou, l'adepte en plein désarroi n'envisage plus que cette solution, ne pouvant plus vivre en dehors de la secte ;
- parce que les médicaments sont interdits, la foi dans la parole mystique du gourou ou transmise par lui est thérapeutique. *« Priez et vous serez guéris »* comme l'évoque Mme Myriam DECLAIR *« j'ai vu des tas de gens très*

---

[59] M. Hajime MASUTANI relate qu'il a été enfermé dans une cellule d'isolement de la taille d'un tatami, en été, radiateur allumé, contraint de boire des litres d'une boisson qu'on lui apportait ; *« je transpirais. C'était comme s'ils tentaient d'extraire de moi quelque chose de mauvais. Bien sûr je ne pouvais pas me laver et la saleté coulait de moi. Pas de toilettes, juste un pot de chambre dans la cellule. Ma tête s'est embrouillée et je n'arrivai plus à réfléchir »*. Il comprend que les personnes en isolement servent de cobaye, que leur vie ne vaut rien. M. Hiroyuki KANO qui ne savait pas qu'on lui donnait du LSD, décrit ses épreuves *« c'est comme si vous n'étiez plus qu'un esprit. Vous n'éprouvez plus de sensations dans votre corps, vous êtes face à votre plus profond inconscient. Vous n'avez plus aucune force physique (...) je pensais que c'était un médicament qui m'aidait à entrer en moi pour ma formation à l'ascétisme »*. (116)

[60] Les 39 adeptes de cette secte dont Marshall APPLEWHITE était le gourou, étaient convaincus que dans le sillage de la comète Hale-Bopp, passant à proximité de la Terre, se trouvait un vaisseau spatial venu les récupérer. Le suicide collectif leur permettant de quitter leur enveloppe charnelle en Mars 1997 pour rejoindre les extraterrestres vers d'autres planètes. (197.211.214.232.274.293.294)
Un des adeptes parlant de son corps, laisse ce témoignage : *« je vais me débarrasser de cette dépouille qui ne vaut rien, ne sert à rien. C'est comme une chenille qui abandonne sa chrysalide. Elle est morte et on obtient une nouvelle créature (...) Ce que je fais, c'est çà : déposer ma chrysalide et m'épanouir dans le monde « supra-humain ». »* (293)
Pour fêter ce départ, ils avaient la veille, contrairement à leurs habitudes frugales fait un copieux repas dans un restaurant et laissé un très honorable pourboire. (282)

malades et notamment une jeune fille de 18 ans qui avait une grossesse extra-utérine et qui avait très mal au ventre. Les adeptes se sont mis à prier pour elle, lui ont imposé les mains pour qu'elle guérisse. Ça a duré des heures de prière et finalement quelqu'un est allé appeler les secours. Mais elle est morte dans l'ambulance ». (248)

- suite à un traitement imposé par le gourou qui s'autoproclame thérapeute [61] ;
- suite aux recommandations diététiques extrêmes [62].

Enfin nous ne pouvons pas exclure des séquelles cutanées consécutives à des brûlures, des tatouages [63] (les Yakuza au Japon), des scarifications, des piercings, des mutilations corporelles [64] ou sexuelles (circoncision, excision, castration [65] ou émasculation avec pénectomie) suite à des rites initiatiques ou épreuves sectaires ou punitions infligées par le gourou [66].

---

[61] Ainsi « Moïse » Roch THERIAULT opère une de ses épouses Solange BOILARD, dite « Rachel » qui souffre de l'estomac, devant des autres disciples ; après lui avoir imposé un lavement, « intubé » avec un appareil métallique dans la gorge, il lui sectionne une dizaine de centimètres d'intestin, et la fait se plonger dans de l'eau glacée en soins post opératoire. Le décès surviendra en raison d'une évidente péritonite. S'ensuivent alors des cérémonies macabres, élucubrations de psychopathe, dont la distribution d'un bout d'os à chaque disciple en souvenir de la défunte. (262.316)

[62] Evoquons ici le fils de Roger IKOR, fondateur du Centre contre les manipulations mentales (CCMM), décédé après avoir suivi un régime draconien macrobiotique imposé par le gourou d'Iso-Zen. (239)
Le respirianisme aurait conduit au décès au moins cinq personnes. (249)

[63] Il faut distinguer le tatouage occidental, aux motifs et inscriptions multiples et variés, qui évoque un secret aux origines équivoques, troubles et qui lie certains individus (on prête à l'acteur Michel SIMON ces propos concernant son tatouage: *« mes amis le sont comme moi. Jamais un tatoué ne trahit »*) avant qu'il ne devienne de nos jours plus banal et perde sa connotation de mauvaise vie, du tatouage polynésien, aux motifs symboliques et culturels, témoignage de l'histoire de l'individu ou du tatouage facial sacré des Maori. (64.68.133)

[64] Comme en témoigne Gabrielle LAVALLEE, dite « Thirtsa », une des épouses de « Moïse » Roch THERIAULT, sujette à un prolapsus pelvien, elle sera traitée à coup de poing afin de repousser l'utérus, sans succès ; une ficelle y sera attachée pour le tirer à l'extérieur ; elle sera finalement admise en milieu hospitalier pour subir une hystérectomie. (210.262.316)
Constatant qu'elle a un doigt paralysé, le gourou exige de l'examiner, il lui transperce alors la main d'un couteau de chasse, il l'oblige à subir l'amputation de sa main pour éviter l'installation d'une gangrène, et il lui coupera le bras ; parvenant à s'enfuir avant qu'il ne cautérise sauvagement la plaie, elle trouve refuge dans un hôpital et portera plainte. (210.211.262.277.316)

[65] Nous pouvons évoquer les prêtres de CYBELE au V° siècle avant Jésus-Christ, puis des chrétiens (prenant au pied de la lettre l'eunuchisme spirituel exalté dans l'Evangile de Mathieu, dont ORIGENE qui se mutile pour être à l'abri de la tentation, puis la secte des Valésiens (89.144.190); rappelons aussi la secte des « Skoptzy », en Russie, secte chrétienne secrète connue sous le nom de « Peuple de Dieu », dont l'action débute en 1757 dans l'Oural, fondée par Andrei IVANOV, dissident de la secte des « flagellants ». Ce gourou, qui s'était castré lui-même, a été condamné au knout et déporté en Sibérie où il mourut, pour avoir persuadé treize autres paysans à se châtrer. Son assistant, Kondrati SELIVANOV en fuite, a réussi à s'échapper après son arrestation ; il a poursuivi l'œuvre du gourou, se proclamait, « fils de Dieu », trouvant protection auprès d'une baronne, maitresse du Tsar. En 1870, il était recensé 5444 « skoptzy » (1465 femmes,

Nous pensons également :

- à l'évolution d'un cancer et à la cachexie terminale de cette affection.
- au risque mortel d'un refus de transfusion sanguine ;

3979 hommes, dont 588 étaient émasculés) ; à son apogée, elle aurait regroupé 144.000 membres. Les adeptes, issus de toutes classes sociales, offraient leur patrimoine à la communauté, mangeaient végétarien, ne buvaient pas d'alcool et devaient, afin de restituer l'état premier de l'être humain, avant le péché originel, accepter de se castrer. Cette castration ne pouvait s'effectuer qu'après le mariage et la naissance du deuxième enfant. Chez les hommes : en première étape : le « petit sceau » consistait en l'ablation des testicules ; la deuxième étape, le « grand sceau », ou « sceau impérial », ne pouvait se pratiquer que deux ans après la première, par une amputation du pénis. Le premier rite chez les femmes consistait à amputer les tétons, le deuxième à amputer totalement les seins, et les petites lèvres, parfois les grandes lèvres et le clitoris. Un troisième rite, ou purification consistait à couper un triangle de chair dans le muscle de la poitrine. Les autorités russes finiront par les exiler en Sibérie. L'auto-castration sera punie de la relégation à perpétuité en Sibérie et les castrateurs punis de six ans de travaux forcés. En Mai 1929, 150 membres seront condamnés à la déportation. (71.110.152)

Si les eunuques, esclaves ou gardiens de harem au Moyen-Orient ou en Chine, ont disparu, en Inde il existe plusieurs castes d'eunuques, dont les Hijras respectueux du culte de la déeesse BAHUCHARA MATA, bien que la castration soit officiellement interdite depuis 1880. (110.190.245) Des poursuites seraient engagées à l'encontre de Gurmeet RAM RAHIM, gourou d'une secte qui aurait depuis 2000 encouragé 400 adeptes à subir la castration pour mieux rencontrer Dieu. (204.205)

Citons également Marshall APPLEWHITE, gourou de la secte Heaven's Gate, qui s'est fait castrer à Mexico ; le désir sexuel et *« le comportement de mammifère »* (293) étant inutiles, l'énergie sexuelle devant être consacrée à la quête métaphysique. (274) Certains adeptes l'ont quitté en raison de cette exigence en regard de sa doctrine (285), d'autres l'ont accepté : *« cela m'a permis d'élever ma conscience, de me rapprocher de mes maîtres »* (293). L'autopsie des victimes lors du suicide collectif (39 victimes en Mars 1997) indiquera que six des dix huit adeptes hommes l'ont subie. (197.211.274.281.285.293.294)

[66] Toujours « Moïse » Roch THERIAULT, il émasculera un de ses disciples pour le sanctionner d'une maltraitance commise vis-à-vis d'un enfant, en exigeant de la communauté de regarder l'intervention. (262.316) Ce gourou psychopathe exigera de ses disciplines d'exécuter des sanctions sur d'autres disciples : ainsi il ordonne à un adepte, comme preuve de son obéissance, de couper un orteil de sa conjointe de celui-ci pour la punir de son indocilité, puis de couper un doigt à Gabrielle LAVALLEE. Il punira celle-ci de la diminution de la vente de pâtisserie en lui arrachant huit dents. (211)

Ainsi des anciens adeptes d' « AUM » : Mme Harumi IWAKURA (elle s'était refusée aux avances du gourou, alors que les autres adeptes s'en réjouissaient et lui en étaient reconnaissantes) souffre de troubles de mémoire suite à des chocs électriques dont elle porte des cicatrices ; elle évoque son enfermement dans une pièce d'un mètre sur deux sans fenêtre, dont elle n'était autorisée à sortir que pour aller aux toilettes ou prendre une douche. M. Hajime MASUTANI signale que tous les adeptes ont été soumis au détecteur de mensonge par crainte d'espionnage ; une épreuve d'entrainement consistait à les suspendre attachés par les pieds, tête en bas ; ceux qui trahissaient les commandements (briser le vœu de chasteté, être soupçonné d'espionnage, détenir des bandes dessinées) y étaient soumis en ayant les chevilles enchainées. Il entendait les torturés crier, supplier de douleur *« Tuez-moi ! Mettez fin à mes souffrances ! »* ou *« Maitre ! Maître ! Aide-moi ! Je ne le referai plus ! »*. Certains en mourraient. Il décrit même une séance d'étouffement. M. Akio NAMIMURA s'étonne que beaucoup d'adeptes meurent dans des accidents de voiture … (116)

- aux troubles dentaires, oculaires ou auditifs par absence de correction adéquate prise à temps [67] ;
- aux effets d'un régime alimentaire drastique pouvant conduire à une maigreur ou cachexie, chez les enfants ces régimes exclusifs [68] (végétarisme, végétalisme, jeûne...) peuvent provoquer des troubles de la croissance, rachitismes, troubles musculaires, anorexie ;
- aux conséquences de l'évolution naturelle d'une pathologie pour laquelle le patient n'a pas pu recevoir les soins indispensables : plaies torpides, cicatrices invalidantes de plaies, déformations articulaires arthrosiques, tuméfactions ou nodules bénins ou malins.

Les conséquences physiologiques induites par une vie recluse dans un bunker pendant une dizaine d'années, comme cette secte du Tatarstan en Russie découverte en 2012, sont facilement imaginables : la carence en vitamine D par défaut d'exposition au soleil et le rachitisme pour les enfants, les troubles visuels, atrophie musculaire, infection. (265.306)

Le manque d'hygiène dans la secte peut également être source de pathologie, comme le partage obligatoire de l'unique brosse à dents par toute la troupe du « Jogging rose » celle-ci n'étant changée que si le gourou le décidait.

Sans oublier l'absence de prise en charge correcte de la douleur.

2. La mise en cause de la thérapeutique

L'entreprise totalitaire qualifiée de secte n'enferme pas obligatoirement ses victimes dans un espace clos ; si elle oblige progressivement l'adepte à se couper de ses liens et références habituels, il peut souvent vivre comme tout un chacun dans la société (afin de pouvoir notamment apporter sa

---

[67] Voici le cas d'un enfant de cinq ans, victime de soins d'un médecin pratiquant une variante de la doctrine du Dr HAMER, la bio-psychologénéalogie : *« après avoir procédé au décodage biologique de la naissance de l'enfant, le médecin a recouru à une hypothèse issue de spéculations sur la nature gémellaire de toute naissance : «apprenant qu'un saignement s'était produit en début de grossesse (...) par pure spéculation le médecin en a dédit que la conception était gémellaire et qu'un des deux fœtus avait été expulsé provoquant la culpabilité de l'autre. Il en conclut que les problèmes de vue de l'enfant –astigmatisme et léger strabisme- sont dus à ce conflit psychologique, mais que les lunettes ne lui sont plus utiles, la cause psychologique ayant disparu ». ».* (1.56)

[68] L'association « Joies et loisirs » imposait aux enfants de la communauté un régime composé de fruits, fromages, produits laitiers et eau, induisant des carences en vitamines, en fer, du rachitisme. La présidente a été condamnée le 17 Mars 2006 à cinq ans d'emprisonnement dont quatre avec sursis pour privation de soins ou d'aliments par la Cour d'appel de Paris (20° chambre). (1)

contribution financière profitant essentiellement au gourou ou à « l'élite » de la secte) [69].

Habituellement, la santé (développer ses performances, se maintenir en forme, en bonne santé, trouver son équilibre - interne, psychique… -, se ressourcer…) est un « excellent » produit d'appel pour l'adepte. Parfois implicitement thérapeutique.

Bien souvent, la doctrine sectaire comporte son interprétation de la santé, avec un regard particulier sur la thérapeutique actuelle de la médecine, pouvant éventuellement exclure certaines thérapeutiques (vaccins, transfusion sanguine) ou les bannir totalement en obligeant les adeptes à avoir recours à des traitements ésotériques, charlatanesques.

Régulièrement le concept de maladie sera utilisé par le gourou comme l'expression d'une punition « divine » de l'adepte, preuve de son manque d'intérêt et implication dans la communauté qu'il dirige. Cette sanction « divine » de la maladie, venant « d'Etres supérieurs », avec lesquels le gourou est en communication, participe à une méthode d'enfermement de l'adepte, qui ne peut pas en vouloir directement à son gourou, puisqu'infligée par ces « entités supérieures » venues du « monde invisible ». Ce monde n'étant accessible qu'aux seuls initiés évolués, dont par excellence : le gourou.

Si le médecin garde son rôle pivot dans le domaine de la santé, il n'est plus considéré comme le référent absolu et incontesté par la société. Il est entouré maintenant de multiples intervenants dans une action concertée pour le bien du patient, qui doit être acteur de sa santé comme de sa vie. Il est donc normal, compte-tenu de la multiplicité des sources d'informations relatives à la maladie, des traitements possibles, des méthodes de se maintenir ou remettre en forme, des avis divers, variés et parfois contradictoires, que le patient s'interroge et vienne questionner le médecin.

Le médecin doit toujours avoir une curiosité envers son patient, non pas intrusive de voyeur, mais une curiosité bienveillante afin de comprendre le patient dans son environnement, en se gardant, bien entendu de s'immiscer dans les affaires privées ou familiales du patient.

---

[69] Par exemple dans la secte du « Parc d'accueil » de Lisieux : *« Pendant six ans, ils vont vivre comme des automates, allant travailler la journée - elle dans le secteur social, lui dans le bâtiment – retrouvant le groupe et son ambiance totalitaire le soir »* (271)

2.1. Lors d'une demande d'information

Lors d'un examen sollicité pour une demande d'adoption, il sera utile de rappeler que le Conseil d'Etat par une décision du 24 avril 1992, a jugé que les personnes candidates qui refuseraient les transfusions sanguines *« ne présenteraient pas les garanties suffisantes en ce qui concerne les conditions d'accueil qu'ils sont susceptibles d'offrir à des enfants »* et que cette attitude justifie le refus d'agrément par le président du Conseil départemental. (240)

Devant la multiplicité des traitements et méthodes possibles, l'inflation des « nouvelles méthodes thérapeutiques », le savoir du médecin est limité ; mais il lui incombe de donner aux interrogations du patient une information éprouvée ou suffisamment étayée scientifiquement, ou en avouant franchement son ignorance des éléments exposés, et, à défaut de donner une hypothèse scientifique valable, affirmer qu'il n'y a pas de réponse actuellement. Si l'empirisme n'a plus de raison d'être, l'irrationnel n'a pas de place.

Il convient de rappeler qu'un traitement est individuel, ce n'est pas parce qu'il a été efficace chez le voisin ou une « connaissance » du patient qu'il l'est pour le patient, et ce n'est pas parce que le médecin trouve un résultat (positif ou négatif) chez ses patients, qu'il peut y voir un résultat scientifique suffisamment éprouvé.

Ce n'est pas parce qu'un produit est naturel, qu'il est sans danger [70] ; il importe de savoir d'où les produits viennent et où ils sont achetés ; *a priori* ceux délivrés en pharmacie ou dans des herboristeries assurent une sécurité pour le patient.

Concernant un produit, il convient de se poser scientifiquement la question à propos de son efficacité, de savoir d'où le produit est obtenu et délivré, de rendre attentif le patient quant à son coût. A défaut d'être directement utile au patient, au moins doit il être « complémentairement utile » par la valeur positive que le patient lui donne, et surtout non ruineux.

---

[70] Nous rappelons ici que toutes les plantes ne sont pas sans danger : tous les champignons ne sont pas comestibles, certains sont toxiques ou mortels ; régulièrement en automne les médias font part de personnes intoxiquées après ingestions de champignons ramassés sans discernement (219). La confusion entre l'ail des ours, le muguet et la colchique, ou la myrtille, les airelles des marais, la belladone, le chèvrefeuille noir est fréquente (291) ; et la tarte à la belladone, confondue avec les myrtilles - ou les airelles des marais, qui sont toutefois moins goûteuses - (213), offre un séjour hospitalier au « gastronome ». Des produits de chimiothérapie ont été isolés à partir de l'if, de la pervenche de Madagascar. Enfin du chêne vert, importé de Chine, contaminé par une substance, utilisé par des personnes dans le cadre d'un régime, a provoqué des insuffisances rénales nécessitant la mise en route de dialyse. (147.177.178.338.341)

La prudence est de mise quand le patient vient consulter dans le but d'une intervention modifiant son aspect corporel, un suivi psychologique pour bien comprendre les motivations propres du patient est nécessaire, voire obligatoire[71].

Marianne a consacré l'inviolabilité et le respect du corps humain, refuse et condamne les mutilations sexuelles ; que devons-nous penser de la circoncision hors motif médical légitime ?

Non pas celle d'un adulte consentant pour une motivation religieuse ou esthétique, mais celle subie par un adepte comme citée par le Dr Jean-Marie ABGRALL *« ce patient que j'ai rencontré il y a peu de temps et dont la seule séquelle après son passage dans une secte a été une circoncision ratée »*. (60)

Que dire de Roch THERIAULT, dit « Moïse », gourou de l'Ontario, Canada, qui tue un enfant de trois ans en pratiquant une circoncision ? (262)

Que dire s'il s'agit d'un enfant dont la décision a été prise par les parents dans ou hors contexte sectaire ?

Où se trouve l'intérêt de l'enfant ? [72]

---

[71] Nous pouvons rappeler l'anecdote suivante relatée par le Professeur Gabriel ARVIS lors de son enseignement d'andrologie (1992-1993) : un jeune homme est venu pour une intervention de transsexualisme, il a sombré dans une dépression après l'intervention parfaitement réussie ; en effet son compagnon l'avait convaincu de se faire opérer, mais « déçu » du résultat, sa libido n'étant plus stimulée par le corps modifié de son ami, il l'avait rejeté. Les questions éthiques concernant le transsexualisme sont nombreuses (111) ; la collaboration chirurgie-psychiatre afin d'élaborer le diagnostic et d'en poser l'indication pouvant répondre aux attentes du patient, est maintenant obligatoire. Par ailleurs afin d'exclure une emprise affective ou mercantile on impose maintenant un suivi psychologique prolongé dans ce domaine.

[72] Force est de reconnaître une tolérance taboue dans la circoncision de l'enfant. Au regard des textes législatifs les faits sont passibles de poursuites pénales. Comme le souligne M. Michel HUYETTE *« il ne s'est jamais trouvé en France (sauf erreur...) ni un adulte pour déposer plainte, ni un magistrat du ministère public pour engager des poursuites, ni un tribunal pour condamner »* (187.190.323)

Les médecins pratiquent la circoncision en milieu chirurgical car ils estiment, à raison, que les conditions de réalisation de cet acte y sont meilleures et plus sûres que dans une arrière-cuisine ou toute autre pièce à vivre. Cette opération n'est nullement anodine, de graves risques complications existent dont : le décès du patient, la nécrose du gland, l'amputation partielle ou complète de la verge (129.157.172.229.346.367); certaines ont motivé un recours en justice: il est rapporté un décès d'un enfant par arrêt cardiaque - CE statuant au contentieux, n° 153686, 03 Novembre 1997- , une nécrose du gland - Cour cass., ch. civ. 1, n° 92-17767, 06 Décembre 1997- et une nécrose du tiers de la verge, imposant au chirurgien de procéder à l'ablation des deux tiers de la verge - Cour cass., ch.civ.1, n° 87-19600, 18 Mai 1989-). Mais la responsabilité du praticien est pleinement engagée.

Réalisée à l'âge adulte, hors pathologie avérée, la circoncision répond à une opération de chirurgie esthétique, puisqu'il s'agit d'un choix personnel librement consenti de l'individu majeur, ne nécessitant dès lors aucune prise en charge par les organismes sociaux en vue d'un remboursement. (23)

Par ailleurs d'après la base Cochrane, source fiable de la médecine par les preuves, aucun essai randomisé ne permet actuellement de confirmer un effet préventif de la circoncision

Il s'agit tout de même d'une mutilation irréversible. Si un gourou imposait, de nos jours une excision chez une femme et préconisait de le faire dans la tendre enfance, tout le monde crierait, à raison, au scandale, et les réactions d'indignation seraient considérables ; imaginons maintenant qu'il propose la circoncision chez le garçon, serait-elle tolérable ?
Certes, certaines populations, découvertes lors de l'exploration du monde au décours de l'évolution de l'humanité, subissaient culturellement certaines modifications corporelles : des tatouages (Iles Marquises, Maoris), un allongement du cou (qui correspond en fait à un écrasement de la cage thoracique ; les femmes girafes de la population Padaung au Myanmar), des plateaux dans les lèvres ou les lobes d'oreilles (Amériques du Sud, Afrique), une taille des dents en pointe (pygmées en Afrique, aux Philippines), des scarifications (Papouasie-Nouvelle Guinée, Ethiopie, Australie), le *gno-noong* ou perforation de la cloison nasale pour y introduire un os (en Papouasie), un ampallang chez l'homme (perforation habituellement transversale du gland pour y introduire un os ; aux Célèbes ou à Bornéo), une subincision du gland voire de la verge (Australie) ou la compression-bandage des pieds de la femme (en Chine) ; mais, sans mépris aucun envers ces civilisations, *Marianne* accepterait-elle de nos jours qu'un gourou impose de telles pratiques chez un homme ou une femme ou à des enfants par parents interposés ?
Si un médecin adepte de ce gourou en était la main opérante, serait-il poursuivi et condamné ?
D'ailleurs la spiritualité exige-t-elle une marque corporelle ?
Si la France semble tolérer la circoncision rituelle chez l'enfant mâle, il ne semble pas que les hautes juridictions se soient prononcées à ce sujet. [73]

---

dans la propagation des maladies sexuellement transmissibles, dont le VIH. (372) La circoncision systématique ne repose sur aucun motif médical. (373)

[73] Qu'il n'y ait pas de méprise sur nos propos concernant la circoncision ; même si *Marianne* a porté comme intangible l'intégrité du corps de l'individu (le Conseil d'Etat l'a bien rappelé dans son rapport de 2004 sur la laïcité), elle a bien accepté la chirurgie plastique. (12) Qu'un homme adulte souhaite une modification physique de sa verge par ablation du prépuce, par esthétisme ou religion, pourquoi pas, c'est son choix, il doit être respecté. Après tout, certaines femmes se font bien modifier leurs seins ou leurs lèvres (buccales ou petites lèvres vulvaires).
Il n'en est pas de même pour un enfant. (184.195)
Son intégrité physique doit être respectée, à lui de choisir à sa majorité, librement. Imaginons que l'enfant n'accepte pas les préceptes de son éducation, serait-il normal qu'il soit obligé d'en porter une marque corporelle toute sa vie ? Le Conseil de l'Europe a pris deux résolutions en faveur de droit à l'intégrité physique des enfants : *«(...) L'assemblée parlementaire est particulièrement préoccupée par une catégorie particulière de violations de l'intégrité physique des enfants, que les tenants de ces pratiques présentent souvent comme un bienfait pour les enfants, en dépit d'éléments présentant manifestement la preuve contraire. Ces pratiques comprennent notamment les mutilations génitales féminines, la circoncision de jeunes garçons pour des motifs religieux, les interventions médicales à un âge précoce sur les enfants intersexués, ainsi que les piercings, les tatouages ou les opérations de chirurgie plastique auxquels les enfants sont parfois soumis ou contraints. (...) »* (7) et *« (...) Dans le but de renforcer la protection des droits et du bien-être des*

Pour les piercings et tatouages, actes habituellement non médicaux, mais pour lesquels les patients posent parfois des questions, seule l'éthique du professionnel de ces pratiques peut l'aider à déconseiller ou à refuser d'accomplir l'acte demandé par le client.

La santé du patient nécessite parfois d'avoir recours à des avis spécialisés ou traitements complémentaires spécialisés ; habituellement le médecin dirige le patient vers des collègues ou professionnels qu'il connaît (en respectant bien sûr la liberté de choix du patient) qui a priori sont dignes de confiance (une déviance malheureusement est toujours possible), inscrits dans un Ordre professionnel ou officiellement reconnus (psychothérapeute, ostéopathe).
La situation est plus délicate quand le « thérapeute » est inconnu ou pratique une méthode non officielle. Reconnaissons que l'engouement médiatique de certaines de ces « thérapies » qui s'opposent tantôt frontalement, tantôt insidieusement à la médecine scientifique de notre époque et qui parfois se veulent être simplement complémentaires, met le praticien dans une position délicate.
Si cette « thérapie » est exercée par une personne non reconnue officiellement, le médecin ne peut en aucun cas, encourager la poursuite dans cette voie. Aidons le patient à ne pas être victime de charlatans. (236)
Si cette « thérapie » est pratiquée par un professionnel de la santé dans le cadre d'une évaluation scientifique, cela ne relève pas d'objection ; cette condition exclue, nous sommes malheureusement devant du charlatanisme, condamnable, et cela doit être dit clairement au patient.

---

enfants à l'échelon européen, l'Assemblée invite le Comité des Ministres : à prendre en compte la question du droit des enfants à l'intégrité physique lors de l'élaboration et l'adoption de sa nouvelle stratégie sur les droits de l' enfant (...) à examiner la possibilité d'intégrer expressément, dans les normes pertinentes du Conseil de l'Europe, le droit des enfants à l'intégrité physique (...) ». (8.9)

Le médecin est placé devant une situation paradoxale, voire schizophrène, par la Loi qui lui demande de signaler toutes mutilations sexuelles (dont l'excision chez la petite fille) (173.196) et *Marianne* qui ferme actuellement les yeux à propos d'une mutilation du petit garçon. (76.77.101.184.193.195)

« Dans les démocraties, l'argument « c'est la religion qui le prévoit » ne peut pas permettre toutes les pratiques, quand bien même celles-ci seraient la mise en application de la doctrine d'une religion reconnue et très respectable (...) Objectivement, la circoncision est une atteinte corporelle exercée sur un mineur, la plupart du temps très jeune, qui n'est en état ni de comprendre, ni d'accepter la démarche, qui ne le demande pas, qui se voit imposer l'ablation d'une partie de son corps de façon irréversible quand bien même , ultérieurement, il ne partagerait pas/plus les croyances de ses parents. ». (323)

M. Jean LEONETTI rappelle que *« l'article 371-1, alinéa 3 du Code civil impose désormais aux parents « d'associer l'enfant aux décisions qui le concernent, selon son âge et son degré de maturité ». Le plus souvent, le juge aux affaires familiales attendra que l'intéressé atteigne l'âge de la majorité afin qu'il puisse exercer lui-même son choix. Ainsi, pour être baptisée selon les Témoins de Jéhovah, malgré l'opposition de l'un de ses parents, une jeune mineure a dû attendre ses dix-huit ans. (Cass. Civ., 1ère, 11 Juin 1991, D.191, p.525) ».* (30)

A défaut d'empêcher le patient d'y avoir recours, au moins le médecin peut lui rappeler l'obligation d'une preuve scientifique du traitement évoqué, qu'il est « sociétalement » paradoxal d'exiger au quotidien, et dans la médecine particulièrement, le maximum de précautions, alors que dans ce cas ce principe n'a plus de valeur. Le médecin doit s'attacher à montrer l'inexistence de preuves, de fondement scientifique, à relever la part de subjectivité, d'irrationnel, faire part de son scepticisme vis-à-vis d'un traitement ou méthode non « officielle » ; cela permet, même si le patient n'admet pas les réflexions du médecin, qu'il ait en mémoire l'expression d'un doute qui pourra peut-être plus tardivement l'aider à se remettre en question.
Il importe aussi que le patient n'abandonne pas son traitement habituel au profit de cette « nouveauté » au risque de mettre en péril sa vie. La « méthode thérapeutique » inhabituelle ne doit jamais faire perdre au patient une chance de guérison.
Accessoirement, là aussi, le patient ne doit pas en être ruiné.
Enfin lors d'une demande de dispense d'activité sportive, il est impératif d'en comprendre les raisons. Il ne faut pas que ce prétexte puisse permettre d'exclure un enfant de certaines activités sociales pour répondre à convictions sectaires.

Lire le roman de Mme Sarah CHICHE (82) ou les livres-témoignages de diverses victimes telles que Mme Myriam DECLAIR (86) ou M. Xavier LEGER (107) ou transcrits par M. Haruki MURAKAMI (116) nous plonge d'emblée dans un univers dont nous subodorons la finalité et l'horreur ; mais qu'en est-il quand nous recevons ponctuellement le patient ?

La curiosité envers le patient doit guider le médecin ; bien des fois, nous sommes surpris d'apprendre par le patient qu'il va voir un psychologue. Loin de nous l'idée de jeter l'opprobre sur cette profession, car il peut y avoir confusion : le substantif « psychologue » employé par le patient n'est pas forcément juste, comme il lui arrive de donner du « docteur » pour le kinésithérapeute. Il importe au médecin d'appréhender la méthode employée, l'effet que cela procure au patient et son coût.
Notre curiosité aurait-elle permis de rendre attentifs au risque sectaire les patients, qui nous auraient tenu au cours d'une consultation les propos ci-dessous ?

« L'entretien dure trois heures d'affilée, en regardant toujours le « psychologue », cinq jours de suite, puis des exercices physiques dans la nature en étant totalement dénudé ». (141)

« Le thérapeute proposait une thérapie personnalisée bien meilleure que la psychanalyse, s'occupant de moi 6 à 8 heures par jour, 7 jours sur 7

pendant trois semaines, au prix de 1200 francs par heure, il faudra être nue, avec des exercices de respiration abdominale rapide, après la séance il faut faire une introspection et un compte rendu de la séance à remette à une heure précise, le repas du soir est frugal, la nuit courte (de 20h à 23h), puis jusqu'au matin rechercher son passé ». (142)

« Je passais tous les week-ends et vacances, pendant des années à aller creuser à la recherche d'un trésor (...) je remplissais tellement le coffre de la voiture d'alimentation que les caissières pensaient que j'avais un restaurant (...) convaincu d'avoir une lésion cancéreuse je l'ai traitée avec des huiles essentielles de lavande, au point d'en avoir une brûlure au 3° degré (...) j'achetai de l'or en prévision de l'apocalypse (...) il fallait lui offrir des objets de luxe (montre, chaussures, appareils photo), il rejetait les cadeaux qui ne lui paraissait pas convenables ». (143)

Ces personnes seraient-elles venues consulter pour cela, ou en auraient-elles fait part à l'occasion d'un entretien au cours d'une consultation ?
Nous rajouterons ici, en raison des informations délivrées par le suivi de cet enseignement, les témoignages des victimes ou leurs récits biographiques, que la curiosité du médecin doit être stimulée, dans la recherche d'un embrigadement sectaire, lors de la demande du patient concernant des troubles du sommeil, un manque d'énergie, des difficultés d'attention, une baisse de l'état général.
Une dérive sectaire peut facilement s'instaurer en fragilisant les participants à des mouvements de « retour sur soi », « recherche de son bien-être »… eux qui participent à des « stages » associant pratique sportive intense, jeûne et méditation. (167) Il importe que le médecin comprenne les motivations et le but que souhaite le patient, s'il s'exprime en ce sens.
De même, si le médecin est amené à voir régulièrement des personnes âgées perdant leur autonomie ou indépendance, nécessitant une aide par un ou des tiers, familiale ou extrafamiliale ; sans s'immiscer dans la vie privée, il devra être attentif à ce que cette aide ne devienne pas une spoliation.

2.2. Lors d'un refus de traitement

Nous avons vu que le patient, informé loyalement et clairement, est dans son droit de refuser un traitement. Le médecin doit alors lui faire part des conséquences de ce choix, lui laisser un délai de réflexion avant de noter la décision finale du patient et de respecter sa volonté.
Le refus d'un traitement n'est pas l'apanage de l'appartenance à une secte. Il peut être l'expression de la conviction intime du patient.
La secte peut conditionner la victime à refuser un quelconque traitement, car elle promet à ses élus une vie différente pour laquelle l'enveloppe charnelle ne sert à rien, donc ne nécessite plus d'en prendre soin dans ce monde

bassement matériel ; parfois les conditions économiques de la vie en secte ne permettent pas à l'adepte « de base » de bénéficier de soins.

Rappelons les propos déjà cités de M. Jean-Pierre JOUGLA, se remémorant des victimes connues personnellement, concernant la force de l'emprise des conceptions sectaires qui peut exister dans la conception de la santé et du « traitement médical » proposé : *« je n'ai jamais pu arriver à convaincre les gens qui s'étaient laissé entraîner dans de telles pratiques de prendre de la distance et de voir les choses en face ».* (44)

Pour le Conseil d'Etat, *« il n'y a pas de hiérarchie préétablie entre la volonté libre et réfléchie du malade et l'obligation de sauver la vie ».* (13)

Disons-le ici, le principal danger du refus de soins (à visée diagnostique et thérapeutique) consiste en la perte de chance de bénéficier d'un diagnostic et des soins les plus adaptés, permettant au patient de sauver sa vie ou d'avoir une survie dans les meilleures conditions possibles.

2.2.1. Un refus partiel

Nous entendons par cela que le patient refuse certains éléments de la thérapeutique scientifique actuelle. Les conséquences de ce refus peuvent être variables, mais potentiellement mortelles.

Par exemple le refus d'un vaccin obligatoire n'entraîne certes pas de risque immédiat, mais il peut tout de même être à l'origine de conséquences gravissimes à court ou moyen terme du point de vue individuel et collectif. (56.162)
Rappelons que si certaines vaccinations sont obligatoires dans l'enfance, d'autres le sont en raison d'une activité professionnelle particulière.
Il convient d'en faire prendre conscience aux parents qu'un refus de vaccin dans l'enfance peut l'empêcher d'entreprendre une formation professionnelle future ; le dialogue peut permettre de proposer un calendrier vaccinal pour les germes les plus dangereux dans un premier temps. (136)
Le patient peut ne jamais contracter la maladie, comme il peut la contracter avec une évolution vers la guérison (naturelle ou par un traitement adapté) ou vers le décès (pour le tétanos ou une hépatite).

Il est utile de rappeler qu'entre 2002 et 2004, il a été observé en France 67 cas de tétanos, 16 personnes dont un adolescent en sont décédées et 17 en ont gardé de graves séquelles (1), entre 2008 et 2011 : 11 cas sur 36 sont décédés de cette pathologie. (154)

En 2004, il y a eu 5512 déclarations de cas de tuberculose, dont 452 chez des enfants de moins de 15 ans. (1), et en 2010 : 5187 cas déclarés dont 235 enfants de moins de 15 ans. (153)
Pour la rougeole entre 2008 et 2014, 23300 cas ont été déclarés, 1500 se sont compliqués de pneumopathie grave, 34 ont développé des complications neurologiques (encéphalite, myélite, syndrome de GUILLAIN-BARRE), 10 sont décédés. (259) La première cause de cécité infantile dans le monde revient aux complications de la rougeole. (228)
L'hépatite B, considérée également comme une maladie sexuellement transmissible, est responsable de 1200 décès par an, (339), et la défiance vis-à-vis du vaccin contre cette maladie entraîne un regain de cette pathologie. (317)
Qui se rappelle encore des malformations secondaires à une poliomyélite contractée dans l'enfance (une paralysie irréversible de jambe en général, parfois le membre supérieur) ? En cas d'atteinte des muscles respiratoires, 5 à 10% des malades décèdent. En 1988, l'endémie touchait 125 pays, ils ne sont plus que 3 en 2014. (320)

Dans ce cas, si le patient est adulte, sous réserve des conditions déjà citées, le médecin ne peut qu'entériner le choix.
Si le patient est mineur, le médecin doit faire un signalement auprès du président du Conseil départemental. Le Conseil constitutionnel dans sa décision du 20 mars 2015 confirme la légitimité des vaccinations obligatoires imposées par le Code de santé publique et souligne la responsabilité personnelle des titulaires de l'autorité parentale ou des personnes ayant charge de tutelle de mineurs dans l'exécution de cette obligation vaccinale. (5)
Nous pourrions placer ici la situation de patients, atteints de maladies chroniques, plus ou moins dégénératives et invalidantes à long terme, pour lesquelles la médecine n'a pas encore de thérapeutique ; par sentiment d'abandon ou désespoir, des patients peuvent être tentés d'avoir recours à des médecines dites alternatives ou des traitements soi disant miraculeux, qui pourraient conduire à une emprise sectaire.

Il peut également s'agir de refus d'un suivi médical de grossesse et de la médicalisation de l'accouchement, comme cela est imposée par la communauté Tabitha's Place et décrit par une ancienne adepte lors de son audition pour la commission d'enquête de l'Assemblée nationale : *« [les femmes enceintes] ne font l'objet d'aucun suivi médical au cours de leur grossesse et sont incitées à accoucher à l'intérieur de la communauté avec l'aide de femmes qui ont suivi une « formation » interne à ce sujet. Ajoutant que lorsqu'elle était enceinte de son dernier enfant, elle s'était inquiétée des conditions d'un accouchement dans sa chambre et avait souhaité le faire dans un établissement hospitalier, elle a précisé qu'elle en avait été dissuadée, car il ne pouvait être question de « mettre un enfant au monde dans les ténèbres » du monde extérieur, lequel se définit comme « le mal incarné ». (...) Certaines femmes ont été « formées » au rôle de sages-femmes, d'autres ont appris comment remplacer les médicaments par les plantes : « pas de médicaments, pas d'antibiotiques (...) On se soigne au moyen d'argile ou de tisanes ». »* (1)

2.2.2. Un refus total

Le pronostic vital peut être mis en jeu ; le plus souvent les cas rencontrés se retrouvent pour des affections cancéreuses. Il y a une perte de chance d'un diagnostic précoce et d'un traitement spécifique adapté. Le diagnostic tardif limite alors les possibilités thérapeutiques ; en outre le refus de traitement peut ne pas permettre au patient de bénéficier de soins antalgiques adaptés.
Il ne s'agit pas ici de situations de fin de vie où le médecin n'a pas à imposer un acharnement thérapeutique, mais dont le soulagement du patient doit être la règle. Il s'agit d'un refus clair et conscient de traitement dont la non-application ou l'arrêt conduit le patient vers la mort, alors que le traitement aurait pu la retarder efficacement, celle-ci étant de toute façon inéluctable dans la condition humaine.
Le rôle du praticien est bien dans ce cas de rappeler tous les enjeux ; pour convaincre le patient, il lui faudra donner des preuves établies, un espoir également. Le patient pourra à juste titre lui rétorquer que le médecin avance des statistiques, que lui n'en est pas, qu'il comprend les arguments, mais choisit autre chose.
Le médecin devra surtout s'assurer du choix librement consenti et éclairé du patient, comprendre son environnement familial, social, afin d'être convaincu qu'aucune pression n'était exercée.
Si le patient est un mineur ou une personne vulnérable, le médecin doit s'efforcer de convaincre le patient autant que faire se peut, mais aussi le représentant légal. Si celui-ci persiste dans le choix d'un refus thérapeutique, le médecin est en droit de saisir le procureur de la République.

Actuellement, si le patient est mineur ou une personne vulnérable, que son état de santé nécessite une transfusion, le praticien peut légalement la faire sans l'avis des personnes ayant l'autorité parentale ; il ne manquera pas de contacter également le procureur de la République, lui seul est habilité à exercer une contrainte sur la famille et de permettre de passer outre leur refus, *« la difficulté reste toujours l'appréciation du risque vital absolu et du délai d'urgence ».* (4)
En effet ce refus de traitement qui met en péril la santé de l'enfant en raison du pronostic vital constitue un trouble à l'ordre public ; pour M. Jean-Olivier VIOUT (procureur général) : *« Quand la vie d'un enfant est en danger,*

l'Etat ne doit pas transiger. (...) Le danger est là, et on refuse la transfusion sanguine : c'est un trouble à l'ordre public ». (1)

Dans ce but l'article L.1111-4 du CSP dans son alinéa six dispose que dans le cas où le refus d'un traitement par personne titulaire de l'autorité parentale ou par le tuteur risque d'entraîner des conséquences graves pour la santé du mineur, le médecin est autorisé à délivrer les soins indispensables.
Si le patient est majeur, certes le choix du patient doit être respecté, mais la jurisprudence autorise le praticien à agir si les conditions médicalement requises sont là.
Cette attitude découle de l'ordonnance du 16 août 2002 du Conseil d'Etat, statuant comme juge des référés, précisant les limites de cette liberté de refus de traitement : *« Le droit pour le patient majeur de donner, lorsqu'il se trouve en état de l'exprimer, son consentement à un traitement médical revêt le caractère d'une liberté fondamentale ; toutefois les médecins ne portent pas à cette liberté fondamentale, telle qu'elle est protégée par les dispositions de l'article 16-3 du Code civil et par celles de l'article L.1111-4 du Code de la santé publique, une atteinte grave et manifestement illégale lorsqu'après avoir tout mis en œuvre pour convaincre un patient d'accepter les soins indispensables, ils accomplissent, dans le but de tenter de le sauver, un acte indispensable à sa survie et proportionné à son état. ».* (1)

Apprécions ici l'avis du Comité consultatif national d'éthique pour les sciences de la Vie et de la Santé (CCNESVS), en 2005, qui conscient de l'*« influence considérable sur son apparente autonomie de décision »* de la pression exercée par le groupe sur un patient Témoin de Jéhovah devant être transfusé en dehors d'un contexte urgent, fait preuve d'un relatif angélisme :
« En effet le dilemme ne se résout pas par la force. Ce n'est pas en forçant un témoin de Jéhovah à une transfusion que l'on résout la difficulté ; c'est en écoutant sa volonté, ses arguments, après qu'il ait été informé le plus clairement et le plus respectueusement possible des risques majeurs que comporte sa position, dans des conditions d'environnement satisfaisant (dialogue singulier, absence de chantage, secret de la décision finale). Certes ce refus est bien souvent le résultat d'une pression communautaire. Cette dépendance ne doit cependant pas faire perdre de vue l'intérêt de la personne qui, avant d'être le membre d'une communauté, est un être dont il faut préjuger l'autonomie et en tout cas la susciter ou la faire naître. Ne lui appartient-il pas de se soustraire ***in fine*** *au dogme de son groupe et d'accepter la transfusion en assumant le risque de sa propre excommunication ? Certes, ce choix s'inscrit dans une « alternative déséquilibrée » : il doit s'opérer non pas entre un bien et un mal, mais entre deux maux. Le sujet se voit contraint de sacrifier une des deux valeurs auxquelles il est le plus fortement attaché (sa vie ou son appartenance à sa*

communauté spirituelle). Mais pour être contraint, il n'en demeure pas moins un choix effectif comme l'atteste le cas d'adeptes qui décident d'accepter la transfusion, assumant du même coup leur exclusion du groupe. ». (4)

Angélisme des sages du CCNESVS qui oublient que convaincus de la justesse de leur doctrine, les membres de secte, idolâtrant le gourou, placeront toujours la loi de la secte au-dessus des lois de la société. C'est d'ailleurs cette intime conviction de la supériorité de la loi du gourou qui justifie les transgressions. (331)
« Selon l'échelle des valeurs défendues par les Témoins de Jéhovah, le refus de transfusions est un devoir essentiel qui « prévaut sur la vie sauvée en violation du respect du caractère sacré du sang » ; « un Témoin de Jéhovah vit une transfusion forcée sur lui-même ou sur une autre personne comme un viol ». » (39)

Dans toutes ces circonstances, le médecin devra maintenir éveillée sa curiosité envers le patient, éveillée, analyser en fonction de ses réponses la pertinence d'une possible emprise sectaire, en se fondant sur les critères reconnus comme déterminants dans ce domaine, placés dans l'annexe deux.

Section 2
Hippocrate et les sectes

§ 1 : La prise en charge du patient et de sa famille, victimes de secte

1. Le colloque singulier médecin-patient influencé par le tiers invisible : la secte

Si le Comité consultatif national d'Ethique pour les Sciences de la Vie et de la Santé rappelle que *« le respect du consentement se trouve renforcé si le refus se fonde sur les convictions religieuses de l'intéressé. Or **la liberté de religion** est garantie par notre constitution et par la Convention Européenne des Droits de l'Homme. La question s'est posée de savoir si le traitement imposé en cas d'urgence ne constituait pas une violation de la liberté de religion. Cette question fut tranchée négativement par la Cour d'Appel de Paris dans ses arrêts du 9 juin 1998 » (*4) signalons ici que secte n'est pas synonyme de religion.

*« La stratégie des organisations sectaires est de mettre en avant leur dimension religieuse supposée afin de bénéficier de l'abstention de l'Etat au titre de sa neutralité confessionnelle. Mais ce serait tomber dans un piège que de se soumettre à une telle présentation, qui n'a d'autre fin que de détourner l'attention des **actes** par lesquels elles se caractérisent en fait. Il n'y a pas plus, en l'occurrence à reconnaître des « nouveaux mouvements religieux » qu'à restaurer une reconnaissance publique des religions traditionnelles. Il n'est pas non plus nécessaire de proposer une définition de ce qu'est une « véritable » religion, qui sera de toute façon discutée, pour fonder, par différence, une action en justice contre les sectes ».*

- Henri PENA-RUIZ - (119)

1.1. La qualité et l'incapacité du patient

1.1.1. Le patient majeur

Nous avons vu que le patient est libre d'accepter ou refuser la proposition thérapeutique du médecin, après avoir eu toutes les informations indispensables.

En cas de refus, le médecin est tenu de respecter le choix du patient. Si ce refus est motivé par le désir d'avoir un deuxième avis, le praticien doit le

faciliter en lui remettant tous les documents indispensables et en lui indiquant les délais raisonnables pour se déterminer.
Le médecin doit alors bien expliquer toutes les conséquences d'un refus, et hors péril imminent, après un délai raisonnable de réflexion, le patient devra réitérer son choix, le médecin l'inscrire dans le dossier du patient.
Mais au préalable, le médecin doit alors s'attacher alors à comprendre les motivations du choix du patient, à savoir s'il envisage un autre traitement et à estimer s'il s'agit d'un choix vraiment libre et éclairé ou sous influence.
Il ne peut être reproché à personne de vouloir tout essayer pour obtenir la guérison d'une affection, mais si le patient exprime un choix pour une thérapeutique non usuelle pour l'affection dont il est atteint, il appartient au médecin d'en être curieux et d'expliquer au patient les risques et conséquences, d'en estimer une éventuelle dangerosité immédiate ou secondaire et de s'assurer du libre choix du patient.

Nous avons vu dans le préambule que *Marianne* ne peut pas interdire à une personne de se nuire si cela ne trouble pas l'ordre public.
Prenons la situation d'une personne sujette à des troubles psychiatriques (la schizophrénie par exemple), si elle cesse de prendre son traitement, il est probable qu'elle créée un trouble à l'ordre public, par un comportement inadapté ou qu'elle mette sa santé en péril imminent et que l'on soit obligé de la faire hospitaliser selon une procédure réglementée [74] (19), soumise à l'appréciation du juge des libertés, afin qu'elle puisse bénéficier d'un traitement, qui généralement lui permettra de reprendre une activité normale, consciente de la nécessité de poursuivre son traitement.
Or dans la situation qui nous préoccupe, le patient qui refuse un traitement, par altération inconsciente de son jugement en raison de l'emprise progressive dont il a fait l'objet, sauf cas rarissime de péril imminent (qui peut motiver l'admission dans une structure de soins psychiatriques selon les modalités décrites ci-dessus), ne peut pas bénéficier d'une procédure comparable à la précédente ; reconnaissons en outre qu'il n'y a pas de médicament « miracle » qui lui permette de comprendre la situation d'emprise dans laquelle il s'est fourvoyé. Nous ne pouvons, qu'après avoir longuement essayé de le faire changer d'avis, qu'accepter son choix. Nous pensons que dans ce cas, le médecin ne doit pas édulcorer les choses ; impérativement le médecin doit signifier au patient qu'il est sous emprise, que son raisonnement est faussé. Certes cela peut dans un premier temps conforter ses convictions, le convaincre que le monde extérieur est contre lui et contre la secte, mais au moins l'aura-t-il entendu, peut-être que dans sa

[74] Par une admission en soins psychiatriques à la demande d'un tiers ou en cas de péril imminent, codifiée par les articles L. 3212-1 à L. 3212-12 du CSP, ou une admission en soins psychiatriques sur décision du représentant de l'Etat, codifiée par les articles L. 3213-1 à L. 3213-11 du CSP. (19)

mémoire restera ce moment de parole vraie, qui pourra venir le soutenir dans une période de doute quant à son engagement dans la secte, et l'aider à devenir lucide.

Si le médecin perçoit que son patient est victime de sévices ou privations, il peut en accord avec lui, signaler les faits au procureur de la République ; toutefois dans le cas particulier de l'emprise sectaire, si le patient ne reconnaît pas celle-ci, il ne pourra pas donner son accord.

1.1.2. Le patient mineur ou vulnérable

Marianne a souhaité que tout citoyen puisse être maître de ses choix, même les mineurs ou personnes vulnérables. Aussi exige-t-elle, dans la mesure du niveau de compréhension des patients, qu'ils soient informés comme tout le monde afin de participer à leur traitement, au besoin, aidés ou secondés par leurs représentants légaux.
Dans ce cas également, tout refus doit être respecté après en avoir recherché les motivations et expliqué les conséquences.

Si le médecin perçoit que son patient, mineur ou vulnérable, est victime de sévices ou privations, il peut signaler les faits au procureur de la République. C'est le procureur de la République qui a la possibilité de faire ouvrir des enquêtes et prendre les mesures urgentes indispensables, de solliciter le juge des enfants, lui-même pouvant décider d'investigations particulières, afin de vérifier le bien-fondé des signalements et d'agir en respect des droits des citoyens. (166)

Mais dans ce cas de figure, la présence d'un tiers représentant légal du patient (famille, tuteur, personne de confiance telle que prévue par la Loi), il faudra s'assurer également de la bonne compréhension des choses par celui-ci et d'estimer l'influence réelle de ce tiers dans le choix du patient ou de ce choix « collégial », bien faire comprendre et faire préciser la différence entre « ce que vous pensez » et « ce que vous pensez que la personne pensait ». Dans ce cas, un refus doit être entendu avec beaucoup de précaution. (4)

Si le médecin estime que le refus thérapeutique, sans mettre le mineur en danger immédiat, le place dans une situation préoccupante pour sa santé, il ne manquera pas d'en faire le signalement auprès du président du Conseil départemental.
Cette situation peut se rencontrer également quand un parent vient avec son enfant, s'inquiète de sa santé ou développement, en raison de principes différents appliqués par son conjoint dont il est séparé. Au-delà d'une simple dissension du couple, le médecin doit imaginer un processus sectaire.

Devant tout signe pouvant faire suspecter un trouble de l'évolution normale psychique ou physique chez un enfant, bien souvent le médecin a le réflexe de penser « maltraitance ? », mais associe-t-il aussi « emprise sectaire ? » ; et paradoxalement même devant des enfants « hyper-calmes » (qui font tellement plaisir, car le médecin n'a pas à surveiller les tiroirs, à craindre une fermeture inopinée de l'ordinateur par un jeune explorateur extraverti) une éducation rigoureuse et stricte peut masquer une emprise sectaire par parents interposés.

Les psychologues décrivent les troubles psychiques fréquents chez les enfants dont les parents sont Témoins de Jéhovah, confrontés à l'idéologie et aux principes de ce mouvement qui impose un très grand nombre d'interdits et à la vie de la société. L'expression pathologique de ces troubles peut éventuellement amener les parents à demander une prise en charge médico-psychologique ; le seul fait que les parents adhèrent à cette secte n'autorise pas le médecin à faire un signalement auprès du président du Conseil général.

Les parents qui choisissent de substituer aux pratiques reconnues par la médecine des pratiques qui n'ont pas fait leurs preuves scientifiques et thérapeutiques peuvent causer des dommages irréparables en privant l'enfant d'une chance réelle d'être soigné. (37)
Rappelons aussi, que lorsque des *« parents membres d'une secte compromettent la santé ou la sécurité de leurs enfants par leurs pratiques, ils peuvent être pénalement condamnés (Cass. crim., 11 juillet 1994, D 1994, IR, p.23) »*. (28)
Des sanctions civiles et pénales sont prévues en cas de refus de vaccinations obligatoires inscrites au Code de santé publique. (3)

Nous pouvons imaginer aussi la situation suivante où le mineur est « embarqué » dans une secte ou contraint par les décisions d'un tiers, dont la maturité est suffisante pour ne pas accepter les choix thérapeutiques imposés. Le mineur peut légalement saisir le juge des enfants. (114) Dans ce cas, hypothèse exceptionnelle il est vrai, son action pourrait être conjointe à celle du médecin qui signale lui les faits au procureur de la République.

Marianne reconnaît à l'enfant le droit à l'information et au consentement de soins médicaux ; cela devrait donc lui accorder en miroir un droit au refus de traitement, à pondérer tout de même en fonction de la maturité psychologique de l'enfant. Toutefois, l'intérêt de l'enfant prime, il peut le contraindre à subir des soins contre sa volonté[75]. (342)

[75] Pour M. Bertrand MARRION, certains juristes estiment que *« ces soins forcés pourraient être qualifiés de torture et actes de barbarie par la CEDH et* « seraient contraires au principe

1.2. Le médecin

1.2.1. Son attitude

1.2.1.1. Accepter

Aucun acte médical ne peut être pratiqué sans le consentement du patient, consentement qui peut être retiré à tout moment.
En cas de refus, il convient dès lors d'en analyser les raisons :

- incompréhension des premières explications ?
- angoisse vis-à-vis de la maladie, des examens proposés, des traitements et de leurs effets secondaires ?
- épisode dépressif ou sidération psychique à l'annonce du diagnostic ?

Il importe que le médecin comprenne les motivations du patient, de sa compréhension de sa maladie et des conséquences du refus. Au besoin, le médecin doit reformuler les explications fournies, proposer une prise en charge psychologique au patient et/ou une consultation auprès d'un confrère pour un deuxième avis et éventuellement lui remettre un document écrit de la démarche thérapeutique proposée, lui permettant une réflexion secondaire. (92.162)
Le médecin doit tout mettre en oeuvre pour convaincre le patient d'un traitement pour lui éviter une perte de chance si ce n'est de vie, au moins de survie.
Le Professeur Jean-José BOUQUIER reconnaît que cette démarche n'est possible *« qu'en dehors des cas où un fanatisme sectaire rend aléatoire toute discussion »*.
Les arguments avancés par le patient pour motiver son attitude de refus, devront toujours être analysés selon les critères de l'emprise mentale, définis par le Professeur Philippe-Jean PARQUET (351) ; car il est impératif que le médecin soit convaincu du libre choix du patient.
Si le médecin est persuadé d'une décision prise en libre arbitre par le patient, il doit la respecter.
Si au contraire le médecin perçoit une décision prise sous emprise, sectaire ou non, il est du devoir du médecin d'affirmer et d'argumenter cette conviction, de dire au patient qu'il n'a pas pris sa décision librement, mais sous emprise. Mais les propos du médecin ne doivent pas être culpabilisateurs envers le patient, qui se sentirait compris comme un incapable ne pouvant se prendre en charge ; cela ne ferait que renforcer la conviction du patient-adepte que le monde extérieur à

---

de la dignité humaine et surtout d'inviolabilité du corps humain consacré par l'article 16-3 du Code civil et l'article de la Convention européenne des droits de l'homme ». », donc un professionnel de santé ne peut que difficilement passer outre un refus de soin effectif d'un mineur, même si les parents y sont favorables, d'autant plus que la relation de soin exige un dialogue informatif. (342)

la secte lui est hostile. Il faut que le patient comprenne que le médecin respecte son choix, mais que celui-ci est vicié. Il est probable que le médecin n'arrive pas à infléchir le patient, mais au moins celui-ci aura entendu une voix critique, qui lors d'une période de doute dans sa vie, éventuellement au sein de la secte, lui permettra une réflexion sur soi, sur sa liberté d'être humain et de sortir du carcan dans lequel il s'est glissé et laissé enfermé « à l'insu de son plein gré ».
Nous pouvons comprendre ici le désarroi du médecin qui ne peut pas imposer une prise en charge thérapeutique à une personne dont le raisonnement est vicié par un processus sectaire. En effet, il peut faire hospitaliser une personne dont le raisonnement est vicié par une pathologie psychiatrique aiguë, mais qui présente ici un risque de trouble à l'ordre public. Cependant, en cas de pathologie psychiatrique chronique, le médecin doit également persuader le patient de la nécessité de prendre un traitement.
Dans ces deux situations, embrigadement sectaire ou psychopathologie chronique, en cas de refus réitéré, le médecin ne peut pas passer outre.

L'acceptation du refus du patient ne signifie pas son abandon par le médecin ; le patient doit également en être informé. Le médecin doit alors réexpliquer l'évolution naturelle de la maladie et de ses conséquences, des limites thérapeutiques à ces différents stades. Le médecin se doit de garder son humanité envers le patient pour lui proposer les soins nécessaires (dont les traitements antalgiques, s'ils sont tout de même acceptés ou si le patient change d'avis, la raison étant redevenue plus forte que l'irrationnel) ; il lui sera toujours possible de revenir consulter, mais au risque d'avoir des soins alors peut-être mutilants, qui à défaut d'être curatifs ne sont plus que palliatifs.

1.2.1.2. Passer outre

En cas de péril imminent mettant en danger la vie d'autrui, l'assistance de personne en danger oblige le médecin à agir.

L'avis du mineur ou de la personne vulnérable, après lui avoir fourni les explications adaptées à sa compréhension, doit être impérativement pris en compte, mais il faut tenir compte également de l'avis du tiers, habituellement les personnes ayant l'autorité parentale (majoritairement les parents, même s'ils sont séparés) ou un représentant légal ou le tuteur.
Toutefois le mineur peut s'opposer à la consultation de ce tiers, sous condition d'être accompagné d'une personne majeure de son choix comme désigné par l'article L.1111-5 du CSP.
Il importe que le médecin appréhende le plus exactement possible l'influence de ce tiers, de savoir si ce tiers n'est pas lui-même sous emprise.
En cas de refus du tiers, si ce refus risque d'entraîner des conséquences pour la santé, le médecin pourra délivrer les soins indispensables, immédiatement en cas d'urgence vitale et en informant le procureur de la République ou

après autorisation de celui-ci ou du juge des tutelles si le patient est une personne majeure protégée.

Nous avons vu que certaines sectes imposent des jeûnes ; un adepte « consciencieux » de ces principes se retrouve dans une situation similaire à celle d'un gréviste de la faim qui *« est certes libre de mettre sa vie volontairement en danger et aucun soin ou acte médical ne peut lui être imposé contre sa volonté. Mais lorsque le malade n'est plus en état d'exprimer un refus lucide, le devoir du médecin est de prescrire une hospitalisation au cours de laquelle se décidera l'indication des soins indispensables et proportionnés à sa survie »* (162) ; les médecins hospitaliers ne manquant pas de quérir le procureur de la République.

1.2.2. La responsabilité du médecin

Il est impératif que le médecin note régulièrement dans le dossier du patient les rendez-vous, discussions, arguments avancés, propositions thérapeutiques et surtout les décisions du patient ; tous ces éléments seront des preuves médico-légales de son attitude et de sa sollicitude envers le patient.
De même le refus du patient doit être consigné, par tout moyen possible, la signature d'un formulaire (qui permettra aussi d'établir le choix éclairé du patient) est vivement recommandée. D'après une jurisprudence de la Cour d'appel de Toulouse du 20 Mars 2001, ce refus pour être valable doit être formalisé par écrit ou validé par des proches. (366)
Si le médecin doit assurer au patient son empathie et dévouement pour lui prodiguer les soins et l'assurer du respect de ses choix, il lui est recommandé de respecter ce minimum de prudence : ne rien promettre. La conscience du médecin doit rester libre ; nous pouvons établir un parallèle entre « la liberté d'une personne s'arrête à celle d'autrui » et les consciences respectives du médecin et du patient. Le médecin doit rester libre de donner des soins appropriés à la juste appréciation de l'état clinique du patient et en respect des convictions du patient, qui lui, est assuré que le médecin ne l'abandonne pas.
En situation d'urgence vitale, le médecin agit en prenant conjointement, si nécessaire, les dispositions légales indispensables (informer et solliciter le procureur de la République, le caractère d'urgence laissé à l'appréciation du médecin étant rarement mis en doute ou contestable).

Le refus de la transfusion sanguine par les témoins de Jéhovah est sujet à de très nombreux débats, de nombreux dilemmes, cheveux blancs et nuits blanches de praticiens, de jurisprudences parfois discordantes. Ces jurisprudences, dont un grand nombre concerne des faits se déroulant dans les suites d'un accouchement[76], permettent d'illustrer à bon escient la responsabilité de médecin face à un refus de soins. Nous ne manquerons donc pas de les citer.

Pour le Conseil d'Etat *« les convictions religieuses ne sont pas admises lorsqu'elles mettent en cause le corps humain, que dans la mesure où elles sont acceptables au regard du principe de sauvegarde de l'intégrité physique et du droit applicable »*. (13)

Nous pouvons utilement rappeler que la Chambre criminelle de la Cour de cassation considère *« qu'une victime, blessée lors d'un accident et souffrant d'hémorragie interne, ne peut invoquer la théorie de la perte de chance de survie ou d'amélioration, des soins nécessités par son état qu'elle a refusés en raison de ses convictions religieuses. (C. Cass., ch. crim. 30.10. 1974, Dalloz, 1975, J. p.178) »*. (198)

1.2.2.1. Selon Marianne

En cas d'abstention du médecin en connaissance d'un péril imminent mettant en danger une personne, le médecin peut être passible d'une condamnation de non-assistance à personne en danger, délit prévu par l'article 223-6 du CP. *« Ce délit est régulièrement retenu à l'encontre de praticiens, même dans des hypothèses ou l'action du médecin n'aurait pas permis de sauver un patient, mais où son abstention volontaire d'agir a fait perdre une chance au patient (Cass. Crim., 06/03/2012) »*. (156)

Toutefois *« le délit de non-assistance à personne en péril en saurait être retenu à l'encontre d'un médecin, dès lors qu'il est constaté que la thérapeutique adéquate ordonnée par lui n'a pas été appliquée en raison d'un refus obstiné et même agressif du malade de se soumettre aux soins prescrits, le malade ayant d'ailleurs signé un certificat constatant ce refus. (Cass. crim, 3 janvier 1973, BC n°2 p.4). »* (182)

Quelque soit le motif du refus (philosophique ou religieux), pour la Cour de cassation, le médecin doit s'incliner devant la volonté du malade. (Cour Cass., ch. crim. 30 Octobre 1974, Dalloz 1975, page 178, note Savatier).

---

[76] Entre 1990-2000, l'hémorragie du post-partum (HPP) définie comme une perte de sang de plus de 5OO ml dans les 24 heures après l'accouchement, concernant 5% des naissances, a constitué la première cause de décès maternel en France, ce taux étant au moins deux fois supérieurs à celui d'autres pays développés. (345). Entre 2001 et 2006, cette HPP a été responsable de 25% de la mortalité maternelle, situation d'autant plus regrettable que les experts jugeaient le décès évitable dans 86 % des cas. (194)
En 2005, les gynécologues-obstétriciens signalent que l'hémorragie lors de l'accouchement est la première cause de mortalité maternelle en France ; en outre une étude américaine de 2001 démontre que le taux de mortalité des femmes Témoins de Jéhovah est quarante fois plus élevé que pour les autres femmes. (4)

(357) *« Le médecin n'encourt aucune sanction s'il prescrit, dans ce cas, un traitement palliatif (Conseil d'Etat, 6 Mars1981, revue de Droit sanitaire et social, 1981, p. 407 note Dubouis et p. 413 conclusions Labetoulle) dès lors que ce traitement n'est pas illusoire (Conseil d'Etat au disciplinaire 29 juillet 1994 revue de Droit sanitaire et social, 1995, p.57 note Dubouis). »* (357)

La Cour de cassation a rappelé l'obligation pour le médecin de veiller à ce que le refus de soins soit éclairé. Le médecin doit informer le patient qui refuse les soins, des conséquences certaines ou possibles du refus. (C. Cass., civ. 1°, 15 novembre 2005, n° 04-18180). (2)

La position du médecin face à un patient refusant une transfusion sanguine indispensable à sa survie, compte tenu des obligations contradictoires, constitue une terrible épreuve, bien plus encore quand il s'agit d'un enfant. Dans ce cas, l'arrêt du Conseil d'Etat en 1996, les soutient et les réconforte : *« Les transfusions sanguines peuvent être administrées à des enfants dont les parents refusent la pratique pour des raisons religieuses. CE. 3 Juillet 1996, Paturel c/Premier ministre, rec. p.256 »*. (13)

Un arrêt du 4 mars 2003 de la Cour administrative d'appel de Bordeaux abonde dans ce sens. (2)
Dans la mesure où le traitement est juste et proportionné, réalisé en concertation avec le procureur de la République, les médecins savent dès lors, que si leur action peut les amener dans une procédure judiciaire, au moins ne seront-ils pas condamnés.

Deux arrêts de la Cour administrative d'appel de Paris du 9 Juin 1998 [77] [78] (donc avant la loi Kouchner) déboutant les requérants qui contestaient tous

---

[77] La première affaire concerne une femme qui avait été hospitalisée pour des soins de chirurgie réparatrice (mammectomie et prothèse mammaire), puis a été victime d'une grave hémorragie (consécutive au traitement anticoagulant mis en route en raison d'une phlébite apparue le lendemain de l'intervention, estimée en une heure à plus du tiers de la masse sanguine), nécessitant intervention d'urgence et transfusion (dont elle avait exprimé le refus, confirmé par écrit) ; estimant que les médecins étaient fautifs d'avoir trop tardé à réintervenir, s'abritant alors sous le prétexte de l'urgence pour la transfuser à l'encontre de ses convictions, elle demandait condamnation de l'Assistance publique-hôpitaux de Paris, dommages et intérêts en réparation du préjudice moral subi auprès du Tribunal administratif de Paris, qui a rejeté ses conclusions (jugement n°92-11047/3 du 23 Novembre 1994). La Cour administrative d'appel de Paris, rejette sa requête en annulation de la première décision, elle estimera que les médecins n'avaient pas commis de faute et que *« la transfusion sanguin dont elle a fait l'objet ne saurait constituer ni un traitement inhumain ou dégradant au sens des dispositions* [de la Convention des droits de l'homme] » le 9 Juin 1998 (n° 95PA03104). (199.310)

les deux des transfusions sanguines, semblent conforter les médecins dans leur action ; il y est précisé dans des considérants identiques :
*« L'obligation faite au médecin de toujours respecter la volonté du malade en l'état de l'exprimer (...) si elle puise son fondement dans les principes d'inviolabilité et d'intégrité du corps humain (...) n'en trouve pas moins sa limite dans l'**obligation** qu'a également le médecin, conformément à la finalité même de son activité, de protéger la santé, c'est-à-dire en dernier ressort, la vie elle-même de l'individu ;*
Considérant que, par suite, ne saurait être qualifié de fautif le comportement de médecins qui dans une situation d'urgence, lorsque le pronostic vital est en jeu et en l'absence d'alternative thérapeutique, pratiquent les actes indispensables à la survie du patient proportionnés à son état, fût-ce en pleine connaissance de la volonté préalablement exprimée par celui-ci de les refuser pour quelque motif que ce soit » (350)
(Cour adm. appel Paris, n° 95PA03104, 09 juin 1998 et Cour adm. appel Paris, 09 juin 1998)
C'est sûrement en évoquant ce premier dossier que M. Gilbert KLEIN peut dire que *« les intéressés avaient subi malgré l'expression de leur volonté une transfusion... qui leur avait sauvé la vie et permis de se promouvoir contre l'établissement qui avait enfreint leur liberté religieuse »* (337). En effet, dans ce dossier la patiente ayant eu la vie sauve, tandis que dans le deuxième dossier le patient étant décédé c'est son épouse qui avait engagé les poursuites.

La situation s'est obscurcie par la censure d'un de ses deux arrêts du 09 juin 1998 (la veuve du patient ayant formé un pourvoi) de la Cour administrative d'appel par le Conseil d'Etat, le 26 octobre 2001 où *« il a été jugé que l'obligation de sauver la vie ne prévaut pas sur celle de respecter la volonté du malade. »* (171) [79], et qui conformément à sa prérogative, juge au fond cette affaire en rejetant la requête en annulation de cet arrêt :

---

[78] Dans cette deuxième affaire, le patient était hospitalisé, en Janvier 1991, en raison d'une insuffisance rénale aiguë par un syndrome pneumo-rénal dit de Goodpasture; le traitement mis en route, devant l'aggravation de son état, comportait des transfusions, dont il avait fait part de son refus même si cela devait lui sauver la vie. L'anémie s'aggravant il devait bénéficier de plusieurs transfusions avant son décès. Son épouse également témoin de Jéhovah portera plainte pour réparation du *« préjudice qui serait résulté pour son mari de la méconnaissance de la volonté qu'il a exprimée »*. Le rejet par le Tribunal administratif de Paris le 5 Avril 1995 de sa demande, sera confirmé le 9 Juin 1998 par un arrêt de la Cour administrative de Paris. La responsabilité de l'établissement ne sera pas retenue. (198.310)

[79] La Cour administrative d'appel avait confirmé le rejet prononcé par le Tribunal administratif de Paris (jugement n°92-18084 du 05 Avril 1995) avec les mêmes arguments que ceux cités dans l'autre arrêt. Mais le requérant ayant introduit un pourvoi auprès du Conseil d'Etat, celui-ci estime que la Cour administrative d'appel a *« entendu faire prévaloir de façon générale l'obligation pour le médecin de sauver la vie sur celle de respecter la*

« Considérant que (...) les médecins qui le soignaient ***ont choisi****, dans le seul but de tenter de le sauver, d'accomplir un acte indispensable à sa survie et proportionné à son état ; que dans ces conditions, et qu'elle que fût par ailleurs leur obligation de respecter sa volonté fondée sur ses convictions religieuses, ils n'ont pas commis de faute de nature à engager la responsabilité de l'Assistance publique-Hôpitaux de Paris (...) que le recours aux transfusions sanguines s'est imposé comme le seul traitement susceptible de sauver la vie du malade (...) considérant que les transfusions sanguines administrées à M. X. ne sauraient constituer un traitement inhumain ou dégradant, ni une privation du droit à la liberté au sens des dispositions des articles 3 et 5 de la convention européenne (...) »* (CE, statuant au contentieux, sur le rapport de la 5ème sous-section, 26 octobre 2001 n°198546, Mme X.). (11.23.171.310.337.350)

Le Conseil d'Etat précise dans un communiqué de presse, à propos de cet arrêt *« (...) il n'existe pas, pour le médecin, de hiérarchie abstraite et intangible entre l'obligation de soigner et celle de respecter la volonté du patient (...) les motifs de la décision ne signifient pas pour autant que, s'ils s'étaient abstenus de pratiquer des transfusions sanguines sur leur patient, les médecins auraient commis une faute (...) »*. (10)

Le sens de cette jurisprudence sera confirmé dans une ordonnance du Conseil d'Etat statuant en référé, du 16 août 2002, qui exige toutefois que le médecin avant d'agir mette tout en œuvre pour convaincre le patient à la réalisation de l'acte thérapeutique et que le traitement soit « proportionné et indispensable à la survie »[80] *«* [dès lors] *qu'après avoir mis tout en œuvre*

---

volonté du malade ; que ce faisant, elle a commis une erreur de droit (...) » qui justifie donc l'annulation de son arrêt.

[80] Il s'agit ici d'une patiente hospitalisée en Juillet 2002 opérée en chirurgie orthopédique suite à un traumatisme, elle avait fait part oralement et par écrit de ses convictions comme témoin de Jéhovah, elle a bénéficié d'injection de fer et d'érythropoïétine. Le 5 Août 2002, un état clinique de pré-collapsus associé à un taux d'hémoglobine à 3.8 g /l (vérifié à 3.7 g /l sur l'autre bras) impose aux médecins de pratiquer la transfusion de 2 culots sanguins à la patiente consciente, permettant de ramener l'hémoglobine à 6.2 g/l et d'apporter une amélioration clinique. La patiente et sa sœur saisissent le juge des référés du Tribunal administratif de Lyon en demandant d'enjoindre l'hôpital de ne procéder en aucun cas à l'administration forcée d'une transfusion. Par ordonnance du 9 Août 2002, le juge des référés a enjoint le centre hospitalier de ne procéder à aucune transfusion sanguine en précisant que *« cette injonction cesserait de s'appliquer si la patiente « venait à se trouver dans une situation extrême mettant en jeu un pronostic vital ». »* Il est fait appel de cette ordonnance, le juge de référés du Conseil d'Etat réforme la décision en une *« obligation faite aux médecins de procéder à une transfusion dans le cas où une situation extrême mettrait en jeu un pronostic vital »* mais ordonne *« qu'avant de recourir, le cas échéant, à une transfusion, il incombait aux médecins (...) d'une part d'avoir mis tout en œuvre pour convaincre la patiente d'accepter les soins indispensables, d'autre part de s'assurer qu'un tel acte soit proportionné*

pour convaincre un patient d'accepter les soins indispensables, ils accomplissent, dans le but de tenter de le sauver, un acte indispensable à sa survie et proportionné à son état (...) ». (199.350)

Il est donc affirmé *« que si le droit pour un patient majeur de donner son consentement à un traitement médical constituait une liberté fondamentale, la pratique, dans certaines conditions, d'une transfusion sanguine contre la volonté du patient, ne constituait pas une atteinte grave et manifestement illégale à cette liberté. »* (240.337)

Un médecin peut donc passer outre le droit au refus de soins en cas de danger immédiat pour sa vie par une thérapeutique juste et proportionnée. C'est cette notion de danger immédiat pour la vie qui explique l'injonction du tribunal administratif de Lille (n° : TA 02-3138 -(15)-) rendue en septembre 2002 [81] aux médecins de Valenciennes « de ne pas procéder à l'administration forcée de transfusion sanguine contre son gré et à son insu » à une patiente. Cette décision a beaucoup ému les médecins, car une situation d'urgence vitale, surtout en cas d'hémorragie, stressante et anxiogène pour le médecin, nécessite des réactions rapides.

Le syndicat des anesthésistes-réanimateurs rappelle que toutes ces jurisprudences sont administratives, aucune affaire similaire n'ayant été traitée au civil ou au pénal jusqu'à la Cour de cassation. Un médecin pourrait toujours être poursuivi sur l'article 223-6 du Code pénal, concernant l'obligation de porter secours, qui ne prévoit pas d'exception. (365)
A priori la décision déjà citée plus haut, Cass. crim, 3 janvier 1973, BC n°2 p.4, semble dire le contraire.

D'après M. Michel HUYETTE, les juridictions administratives ont jugé :
« que même lorsqu'un malade fait expressément connaître au médecin son refus absolu de toute transfusion sanguine, son conjoint ne peut pas demander de réparation en justice du préjudice « que lui a causé la décision de pratiquer des transfusions sanguines » si le médecin a effectué en connaissance de cause une telle transfusion parce qu'il y avait urgence, que le pronostic vital était en jeu, et qu'il n'y avait plus aucune autre alternative pour tenter de sauver le patient. (CAA Paris, 9 juin 1998, arrêts N° 95PA03653 et 95PA03104). » (28)

---

et indispensable à la survie de l'intéressée », tout en rejetant le surplus des conclusions des requérants. (198.310)

[81] La jeune femme était admise à l'hôpital, par transfert d'une clinique privée, suite à une hémorragie consécutive à un accouchement ; elle avait refusé la transfusion et même signé une décharge à l'hôpital. La transfusion a été faite *a priori* au décours d'une intervention sous anesthésie. (310)

Une autre requête en réparation de dommages, dont « le préjudice moral causé par l'administration de produits sanguins », sera rejetée en 2006. [82] (310)

Marianne accepte que le médecin respecte la volonté du patient, comme en témoigne la décision du Tribunal de grande instance d'Aix-en-Provence (13 mai 2004) confirmé par la Cour d'appel d'Aix en Provence (21 décembre 2006) où un médecin était poursuivi par les ayants droit d'une patiente témoin de Jéhovah, ayant refusé une transfusion, entraînant son décès, au reproche d'avoir respecté les volontés de la patiente jusqu'au bout. [83] Les magistrats n'ont pas relevé de faute dans la pratique de l'accouchement, ni dans la prévention du risque hémorragique, ni de défaut d'information et estiment *« (...) qu'il ne saurait être reproché au médecin, qui doit respecter la volonté du malade, d'avoir éventuellement tardé à pratiquer une intervention vitale, alors qu'il ne pouvait la réaliser sans procéder, contre la volonté du patient à une transfusion sanguine. (...) »* (350)

De toutes ces jurisprudences, il est donc possible d'établir que (163.357)

- il y a exigence d'un pronostic vital en jeu (danger imminent pour la vie du patient) ;
- il n'y a pas d'alternatives thérapeutiques (pouvant être mises en œuvre concrètement à la place de celle imposée par l'urgence) ;

---

[82] La patiente accouche à Honfleur de jumeaux en 1985, présente une hémorragie de la délivrance avec risque vital ; après transfusions, elle doit subir une hystérectomie d'hémostase, et reçoit encore des transfusions, alors qu'elle avait déclaré les refuser. Elle saisit le tribunal administratif de Caen le 5 Mai 2004 pour faire condamner le centre hospitalier et avoir réparation de son dommage de l'hystérectomie et de son préjudice moral consécutif aux transfusions. Sa requête est rejetée le 05 Mai 2004, décision confirmée par la Cour administrative de Caen le 20 Avril 2006. (310) - Cour appel Aix en Provence, 21 Décembre 2006, n°04/10962 - (182)

[83] Courant Octobre 1995, une femme est décédée suite à une délivrance hémorragique survenue lors de son troisième accouchement sur placenta praevia ; elle avait refusé la transfusion, refus consigné par écrit, réitéré par l'époux de la patiente et la mère de celle-ci. En raison de l'altération de l'état général, le médecin saisit le procureur de la République en urgence, qui donnera son accord pour la transfusion, mais elle sera réalisée trop tardivement. Le médecin tente alors une hystérectomie qui se révèlera vaine. Les ayants-droits ont poursuivi le gynécologue obstétricien pour d'une part une faute médicale, faute ayant joué un rôle essentiel dans le décès et d'autre part pour avoir failli à son obligation d'information et enfin pour obtenir réparation de leur préjudice en se constituant partie civile. La procédure pénale aboutira rapidement à un non-lieu ; aucune faute de la part du médecin n'ayant pu être retenue, sa responsabilité n'est pas engagée ; la famille sera déboutée et des dommages-intérêts seront alloués au médecin pour avoir enduré une procédure considérée comme abusive. (310.350)

- le médecin doit avoir informé le patient des soins proposés et des conséquences de son refus, ainsi que des risques encourus en cas de refus de soins ; (2)
- le médecin ne viole pas la liberté du malade si, après avoir tout mis en œuvre pour le convaincre, il accomplit un acte indispensable et proportionné à son état ;
- seuls les soins correspondant à ce qui doit être fait pour sauver la vie peuvent être pratiqués ;
- qu'un médecin ne peut pas se voir reprocher un délit de non-assistance à personne en danger s'il se plie au refus du patient après l'avoir informé des conséquences de son choix et avoir tenté de le convaincre.

La situation d'un patient inconscient mériterait un développement particulier avec deux paramètres à considérer :

- les directives anticipées (valables 3 ans), s'il y en a, du patient ; en sachant qu'elles ne s'imposent pas au médecin (182)
- l'avis du tiers (personne de confiance, parents, tuteur...), dont le médecin devra analyser l'influence s'il subodore une emprise sectaire.

En cas de non-respect du refus de traitement opposé par le patient, conjointement au non-respect des conditions ci-dessus exposées, le médecin s'expose à des poursuites pénales et civiles qui ont pour fondement l'atteinte à l'intégrité physique du patient.

1.2.2.2. Selon Hippocrate

Le respect du patient et de ses choix s'impose au médecin.
Mais si le médecin respecte volontiers l'adage *primum non nocere* dans sa pratique, ne pas traiter - au risque de provoquer la mort -, n'est-ce pas nuire au patient ?
Le médecin est soumis à deux contraintes qui deviennent contradictoires :

- celle de guérir le malade ou de le sauver d'une situation en le traitant, situation totalement différente de l'acharnement thérapeutique où il est question de poursuivre un traitement d'une personne en fin de vie ;
- celle de respecter la volonté du patient en s'abstenant de le traiter efficacement, mais en donnant des soins adaptés, voire palliatifs.

Ce conflit entre soigner et respecter les volontés du patient refusant un traitement salutaire, une transfusion sanguine en l'occurrence pour conviction personnelle, a toujours été la hantise du médecin, comme en témoignent ces questions portées au Conseil de l'Ordre en 1965 :
« (...) Quelle attitude adopter en cas d'hémorragie ou toute autre urgence nécessitant une transfusion si l'intéressé est Témoin de Jéhovah ?

Actuellement, ces disciples portent très fréquemment une carte demandant instamment de ne pas utiliser de sang ou de ses dérivés directs.

1) En admettant que l'admission se fasse en coma, et que médicalement une transfusion s'impose, faut-il respecter les souhaits stipulés sur cette carte ?

2) Autre possibilité : admission dans les mêmes conditions, porteur de carte, mais document non trouvé, quelle est la responsabilité du médecin ? Un tel malade, transfusé, mais l'apprenant secondairement peut-il avoir recours au point de vue judiciaire ?

3) Enfin, en cas de pleine conscience de l'intéressé, faut-il tenir compte de son refus ou passer outre en cas d'indication absolue ?

4) Ce problème est encore plus grave, à mon sens, quand il s'agit d'enfants. On peut facilement admettre qu'un individu adulte choisisse la mort pour des raisons philosophiques ou religieuses, mais avons-nous le droit de suivre ce raisonnement quand il s'agit d'enfants Témoins de Jéhovah ?

5) [En raison de ce refus, le médecin ne risque-t-il pas d'être poursuivi pour homicide involontaire ?] (...)». (139)

Les réponses alors sont bien élusives et laissent le médecin seul :

« (...) Il est difficile d'imposer à un malade conscient et non consentant une médication ou un traitement. C'est comme un acte opératoire que le malade refuse. On peut essayer par tous les moyens de le convaincre, mais on ne peut aller au-delà.

Si le malade est dans le coma, il ne peut donner son consentement. Il est apparu à la Section [groupe en session au Conseil national de l'Ordre des médecins] que dans ce cas le médecin pouvait peut-être aller un peu plus loin, paraître ignorer qu'il y a une opposition préalable et agir comme devant toute personne en péril, c'est-à-dire lui porter secours.

Reste la question de l'enfant mineur. Elle est très difficile parce qu'effectivement ce sont les parents qui ont la tutelle ; mais, d'un autre côté, l'enfant est parfaitement inconscient du danger qu'on lui fait courir et on ne peut pas dire qu'il soit parfaitement consentant.

La Section a estimé qu'on ne pouvait pas édicter de règles fixes et que, sans esquiver pour autant la question, il appartenait au médecin, dans ce cas, d'agir au mieux. Ce sont des cas d'espèce ; il est difficile de légiférer.

MM. CHOFFE et AUTIN indiquent que récemment des parents témoins de Jéhovah qui avaient refusé de soigner leur enfant ont été condamnés pour non-assistance à personne en danger. Il y a là un début de jurisprudence. » (140)

Depuis, en raison de la jurisprudence et l'adaptation du Code de déontologie, certaines situations s'éclaircissent, mais combien de moments de solitude ont connus les médecins ?

Si le patient est un mineur, sous les auspices d'Hippocrate, le médecin le traitera en signalant la situation au procureur de la République, si les personnes ayant autorité sur l'enfant s'opposent au traitement.
La situation est plus délicate si le mineur s'oppose au traitement alors que les parents sont d'accord, car le médecin est tenu d'entendre le patient et d'en tenir compte tout en respectant le choix des parents qui ont l'autorité parentale. Pour illustrer ce cas, nous pourrions prendre l'exemple d'un enfant ayant une affection maligne d'un membre dont le traitement impose une amputation à laquelle l'enfant s'oppose.

Si le patient est majeur, le médecin doit tout mettre en œuvre pour convaincre le patient à accepter le protocole thérapeutique conforme aux données de la science.
Si le patient suffisamment informé réitère son refus libre et sans contrainte, régulièrement, le médecin doit accepter ce choix.
Habituellement le médecin accepte, contraint, la décision du patient même si elle va à l'encontre de sa philosophie de vie. Pour le praticien, cette situation est d'autant plus surréaliste, irrationnelle et peut le mettre au désespoir quand la personne est une parturiente qui refuse un traitement (en l'occurrence une transfusion sanguine). Au nom de quelle idéologie peut-on imposer à un enfant d'être orphelin dès sa naissance puisque sa mère refuse un traitement.
Le respect d'une conviction vaut-il ce sacrifice ?
Ne prête-t-on pas à notre bon roi Henri IV, de confession protestante, cette sagesse *« Paris vaut bien une messe » ?*

Nous retenons la synthèse de la jurisprudence proposée par le CCNESVS, en 2005 *« la jurisprudence a considéré dès avant la loi du 4 mars 2002 qu'un médecin ne commet pas de faute en s'inclinant devant la volonté du malade et n'encourt donc pas de sanction civile, pénale ou disciplinaire. De même, le médecin ne commet pas l'infraction de non-assistance à personne en danger et n'encourt aucune sanction disciplinaire dès lors que la thérapeutique préconisée n'avait pu être appliquée en raison d'un refus obstiné et même agressif du malade. Le Conseil d'Etat s'est clairement prononcé en ce sens en sanctionnant pour erreur de droit une décision du Conseil de l'Ordre de tenir pour fautive la prescription seulement d'un traitement palliatif à une malade atteinte d'un cancer de l'utérus qui refusait de se soumettre au seul traitement susceptible d'avoir une action efficace sur son mal. Un arrêt postérieur parut remettre en cause ce principe. Une patiente atteinte d'un cancer avait refusé tout traitement chirurgical ou radiothérapique. Le praticien lui a prescrit des produits homéopathiques et de l'acupuncture et n'avait adressé la malade à un spécialiste qu'en phase terminale. Le Conseil d'Etat a considéré que le médecin avait commis une faute en acceptant de traiter la maladie par des traitements illusoires qui l'avaient privée d'une chance de survie. Il est vrai qu'en l'espèce, on a ainsi jugé alors que le médecin n'avait pas tenté de convaincre la patiente de la nécessité d'un traitement plus approprié. A cette exception près, est posé ainsi le principe de l'exclusion de la faute du médecin qui s'incline devant la volonté du malade.* » (4)

Pour illustrer ce fait, voici cette jurisprudence :
SD : n° 8804, 7 Avril 2004 : le Dr X. *« a reçu à de nombreuses reprises, pendant cinq ans, une patiente atteinte d'un carcinome intra utérin formellement diagnostiqué. N'a procédé à aucun examen médical approprié, n'a pas fait usage de son influence pour la convaincre d'accepter une intervention chirurgicale, au contraire, a pu l'entretenir dans la réserve qu'elle manifestait pour une telle intervention par diverses prescriptions, y compris homéopathiques. Manquement grave aux devoirs de médecin ».*
CDPI Aquitaine : 11 novembre 2003 : radiation
CDN : 07 avril 2004 : radiation, décision exécutoire. (15)

Le non-respect du refus de soins exprimé par le patient peut, en droit, amener le médecin devant l'instance disciplinaire. A ce jour nous n'avons pas trouvé de jurisprudence à ce propos.

Actuellement, si la jurisprudence permet au médecin d'adopter une ligne de conduite et de savoir quelle attitude adopter, il n'en demeure pas moins que le médecin reste face à sa conscience et des obligations contradictoires dans certaines circonstances, craignant aussi des sanctions à son égard alors qu'il pense bien faire.

Enfin, le médecin peut à bon escient prévenir : (156)

- l'ARS : de l'existence et de pratiques potentiellement dangereuses pour la santé physique et mentale des patients ;
- la DIRECCTE (direction des entreprises, de la concurrence, de la consommation, du travail et de l'emploi) : s'il a été sollicité lui-même pour la diffusion de produits potentiellement dangereux pour la santé.

2. La prise en charge de la victime, ex-adepte

Rappelons que quelles que soient les raisons qui ont amené quelqu'un dans la secte, cette personne n'était pas obligatoirement ni malade ni psychiquement atteint.

Les sectes n'enrôlent pas de personnes sujettes à des troubles psychiatriques graves susceptibles de gêner le « bon fonctionnement » de la secte et d'être ou de devenir incontrôlables.

2.1. Le médecin et la victime

2.1.1. La consultation, l'écoute

Lors de la mise en place de la souricière sectaire, la victime a rompu bien souvent toute attache avec sa vie antérieure, familiale, professionnelle, progressivement ou brutalement, parfois déstructurant la famille. Cette vie antérieure lui a été présentée comme hostile, néfaste pour lui.

Si le démantèlement de la secte est dirigé par les forces judiciaires et policières, l'adepte (ou les adeptes) peut être examiné par les volontaires des cellules d'urgences médicales psychiatriques (CUMP) [84]; dans ce cas, l'adepte se vit victime, agressé, et n'est pas dans un processus de remise en question. Ce mode de sortie expose l'adepte à un violent conflit psychologique, car il avait rejeté le monde et ses valeurs, pour une société idéalisée, et on le force à rejoindre un monde rejeté.
Dans ce cas, la prise en charge d'enfants qui ont toujours vécu dans une secte passe également par les services de la Protection judiciaire de la jeunesse, sur réquisition des magistrats ; une sensibilisation ou formation de ces équipes est indispensable. (155.179)
Il peut exister des syndromes psychiatriques particuliers nécessitant une prise en charge particulière, à différencier des psychoses habituelles. Il a besoin également d'un intense soutien psychologique, qui sans l'accabler doit essayer de le faire douter de ses convictions et se remettre en question.
Socialement, dans ce genre de situation, l'adepte n'a plus de repères ni point d'ancrage ; des actions sociales pour le réinsérer doivent être menées rapidement et efficacement ; une coordination des acteurs est impérative.

Tout aussi violente est la situation où la victime a été exclue de la secte par le gourou, rejetée d'un monde où elle s'était investie tant psychiquement et

[84] Les cellules d'urgence médico-psychologique (CUMP) forment, depuis l'attentat du 25 Juillet 1995 de la station R.E.R. St Michel à Paris, un dispositif de prise en charge des victimes confrontées à un évènement psycho traumatisant. (25) Les modalités d'intervention de ces CUMP et des conditions de participations des personnels et professionnels sont fixées par un arrêté du 24 Février 2014 (317) et l'organisation de la prise en charge par l'ARS (agence régional de santé) par une instruction du 24 Février 2014. (25)
La CUMP a été activée lors des catastrophes des inondations du Gard en Septembre 2002 afin de prendre en charge les victimes et aussi de les protéger des infiltrations humanitaires sectaires.
En cas de démantèlement d'une secte par les forces de l'ordre, la logique voudrait que les adeptes soient vus obligatoirement par la CUMP, cela requiert une rigoureuse organisation en amont.

physiquement, parfois mise en valeur, exclusion associée à un anathème ou consécutive à une sanction, pour avoir rejeté sa vie antérieure ; ainsi coupée de tout, la voici confrontée à de cruels dilemmes psychologiques pouvant engendrer des troubles psychiatriques.
Découvrir chez ce patient au travers d'un discours parfois anarchique, irrationnel, une problématique sectaire ne sera pas chose facile.
Si la victime est sortie par elle-même de la secte, ses valeurs personnelles [85] ne lui permettant plus de poursuivre son engagement, et/ou poussée par des personnes extérieures, elle devra faire face à de multiples questionnements (ressentiment d'avoir abandonné sa famille, ses proches, d'avoir perdu de précieux moments de sa vie (surtout si la vie dans la secte a été longue), d'avoir gâché les choses, de « s'être fait avoir » par la secte, d'avoir trahi la secte).
Le constat d'avoir cru en de fausses croyances (idéalisation d'un monde meilleur qu'il a construit avec les autres adeptes, dont ils étaient les initiés, les élus) en abandonnant une vie jugée alors sans intérêt, et de retourner dans cette vie première, malgré la reconnaissance de la fausseté de ce jugement, engendre un conflit psychologique intense.
Ainsi ayant réussi à douter de son gourou et de son enseignement, parce qu'une cause externe avait ravivé son éthique personnelle, ayant réussi à sortir de la secte, voilà la victime bien souvent isolée dans un monde qu'elle avait rejeté, qui peut lui rendre alors la pareille, doutant encore du bien-fondé de sa sortie de secte. Fragilisée, elle peut être soumise encore à des pressions diverses de la secte (tentative de le faire revenir, menace) auxquelles elle doit faire face. Elle est également confrontée aux faits que toute communication ou lien avec d'anciens adeptes lui soit défendu, qu'elle est jugée apostat pour la secte.
« [La rupture du groupe] est en partie responsable de la grande souffrance des ex-adeptes qui ne perdent pas seulement leur croyance en une doctrine ou en l'efficacité de pratiques, mais également un peu plus de leur capacité à accorder leur confiance à quiconque. Leur sortie du groupe s'accompagne du double sentiment de trahir et d'avoir été trahi. La reconstruction de l'individu en est d'autant plus compliquée. » (109)

Il en est de même si la victime a quitté une secte apocalyptique, qu'il reste en vie alors que certains adeptes sont allés jusqu'au bout de la triste logique de la secte en se donnant la mort.
Là encore, une écoute prolongée, attentive, non culpabilisante lui sera indispensable et secourable.

---

[85] *« Il a été suggéré que* « la morale d'une personne dicte sa théologie ». *Je pense que la conscience d'un enfant l'habite dès son plus jeune âge et lui révèle la différence entre le bien et le mal ; c'est cette voix que j'ai eu de la peine à ignorer tout au long de mes années dans la secte. Mes parents m'avaient aussi inculqué les bases d'une bonne éducation. Cette perception innée refusait de se taire et a réussi en fin de compte à me faire fuir tout ce qui était pervers et contraire à une saine moralité »* Myriam DECLAIR. (86)

2.1.2. Le traitement

2.1.2.1 Du corps

Par négligence ou abstention sectaire de soins, la victime peut présenter des troubles somatiques qui nécessitent en eux-mêmes une prise en charge spécifique. [86]

Nous songeons en premier à l'évolution naturelle d'une pathologie cancéreuse, qui nécessite des soins plus « agressifs » ou mutilants compte tenu du stade de la maladie, des antalgiques voire des soins palliatifs.

Peuvent exister également, entre autres, des pathologies chroniques ou lentement évolutives, telles que des rhumatismes, rachialgies-sciatalgies (avec une prise en charge antalgique était aléatoire ou inexistante), des hernies de paroi abdominale, des affections dermatologiques, des pathologies dentaires, des troubles visuels ou auditifs.

Certaines sectes codifient ou imposent des relations sexuelles [87] (entre les adeptes [88] ou avec des personnes extérieures à la secte [89]) mais le plus souvent la

---

[86] Ce n'est pas sans émotion que nous pouvons évoquer le cas de cette jeune femme, cité par Maître PICOTIN, sous emprise, pendant dix ans, de son compagnon, se prétendant venir de la planète Sirius, n'ayant reçu aucun soin, battue pour « corriger son karma » qui s'en est sortie avec une incapacité partielle de 17 % et de graves problèmes de santé, dont la reconstruction psychologique a nécessité plus de cent vingt séances de psychothérapie. (52)

[87] Bien rarement le gourou proscrit les relations sexuelles : c'est le cas de Marshall APPLEWHITE dans la secte Heaven's gate. (197.214.294)

[88]Ainsi dans la secte « Néophare » où le gourou impose des relations entre les adeptes et leurs âmes-sœurs (59) ou chez « les Enfants de Dieu » : *« Au fil du temps, la notion de mariage disparait complètement au profit de l'accouplement de « partenaires » en vue d'une relation permanente ou temporaire. Les duos et plus tard les trios, se forment en fonction de missions précises exigeant que certains membres du groupe soient dans un certain endroit pour une durée et un travail spécifiques. (...) Une des premières doctrines étranges qui atteint le rang des disciples se situe au niveau du* « partage » *avec les frères célibataires. Moïse David* [le gourou] *commence à nous envoyer des missives de plus en plus précises concernant le devoir des femmes mariées à s'engager dans des relations sexuelles avec les* « frères en manque ». *D'après lui, il n'est pas équitable que les couples mariés jouissent de rapports sexuels exclusifs, voire quotidiens, et que les frères célibataires ne puissent y avoir droit. Afin de prévenir la recherche de plaisir sexuel en dehors de la secte, Mo suggère de nous occuper de leurs besoins pour qu'ils trouvent l'assouvissement de leurs appétences au sein de notre communauté, qui se doit de représenter la vraie Eglise, et non dans le monde. (...) Les doctrines de Mo s'étendent rapidement à cette nouvelle notion : il y a aussi des frères mariés qui vivent des temps difficiles ou des tensions avec leur épouse, il faut les « aider » pendant ces moments d'épreuve. Là encore, les femmes de la communauté, mariées ou non, doivent se donner par amour. La contrainte est telle que le frère qui répugne à partager sa femme ou qui refuse carrément est mal vu : il est accusé d'être égoïste, de garder ses bénédictions pour lui au lieu de les dispenser à autrui. Il est admis, au sein du mouvement, que Mo reçoit des révélations directement de Dieu. Aussi, le péché le plus grave est de désobéir aux instructions du prophète ; quiconque les défie, lance un affront à Dieu lui-même. »* (86)

Ou lors des « Navigations ou mêlées célestes» imaginée par la gourelle Françoise DERCLE dans sa secte du « Parc d'accueil » de Lisieux *« pour contraindre des adeptes à lui offrir le*

secte permet au gourou d'assouvir ses pulsions sexuelles et d'avoir à sa disposition permanente des partenaires sexuels « librement consentants » [90] .
La prévention des infections sexuellement transmissibles n'étant pas leur préoccupation première (surtout si la secte est apocalyptique en attente d'une réincarnation), il sera utile de proposer un dépistage de ces affections (hépatites, sida, syphilis, chlamydiose, gonorhée) [91].
La même prévention serait utilement proposée si la secte impose des rites de types scarifications, tatouages.

Les troubles psychologiques peuvent engendrer également des baisses de l'état général, de fatigue intense ou des troubles du sommeil.

---

spectacle de méga-partouzes ... en prétendant qu'il ne s'agissait pas de relations sexuelles mais d' « effusions du Saint-Esprit ». *Elle-même affirmait qu'elle prêchait en tant qu'épouse de Jésus et que Dieu parlait à travers elle »* (280), *« les démons étant cachés dans nos parties intimes, elle nous impose des relations sexuelles avec différents partenaires pour chasser ces démons »* (290). La gourelle lors du procès déclarera *« oui, j'ai demandé à des mères d'avoir des rapports sexuels avec leurs fils, mais on était dans une vibration, on était dans une autre dimension, la cinquième ... »* et elle répondra au président du Tribunal *« votre réalité n'est pas la mienne ».* (240)

[89] Encore chez « les Enfants de Dieu » : *« (...) une des doctrines que notre gourou s'efforce de nous inculquer est la méthode du* Flirty Fishing. *Il s'agit d'aller à la rencontre d'hommes intéressés par notre message, mais avec qui l'on doit aller jusqu'à l'acte sexuel pour montrer l'amour de Dieu, dans l'espoir de les amener à la conversion. Là encore, des versets sont tirés de la Bible hors de leur contexte, dans le but de justifier cet enseignement expérimental (...) »* (86)

[90] Citons encore une fois « Moïse » Roch THERIAULT, entouré de ses épouses, il a eu une trentaine d'enfants. (262.277) Si les hommes n'avaient pas le droit d'avoir de rapports sexuels hors liens de mariage qu'il célébrait lui-même, et ensuite seulement après son approbation pour une activité de procréation, lui pouvait avoir des relations avec la plupart des femmes *« parce qu'il répand ainsi la semence de Dieu sur terre»* et aussi pour répondre aux ordres du Maitre supérieur qui lui enjoint d'instruire ses femmes et *« leur enseigner le véritable amour ».* (211)
La troupe du « Jogging rose », cabaret et music hall de la région de Marseille, vivant selon les règles imposées par IGOR le directeur, dormait nue sur des matelas disposés sur la scène après le spectacle, renonçant à la vie de couple, de l'intimité et des tabous ; l'amour étant un échange d'énergie, et les relations sexuelles des exercices, IGOR pouvait assouvir ses pulsions sexuelles. (266.269)

[91] Dans le mouvement raëlien la liberté sexuelle entre adultes consentants est affichée. (174.301) Il existe toutefois un Ordre des Anges de Raël, choisies par le Guide, hiérarchisé selon vœu d'exclusivité sexuelle envers les Elohim et des prophètes, elles se distinguent alors par une plume de couleurs différentes. (174) Toutefois si elles ont commencé leur vie sexuelle, elles doivent se soumettre à tous les tests médicaux de maladies sexuellement transmissibles. (210)

2.1.2.2. De l'esprit

La victime peut avoir développé [92] ou décompensé une pathologie psychiatrique lors de son passage dans la secte ; nous rencontrons ici diverses psychoses, des troubles mnésiques ou du sommeil, mais essentiellement des états d'anxiété importants ; cette pathologie peut nécessiter une thérapeutique elle aussi spécifique.

Il faut infiniment de délicatesse et d'empathie au praticien pour prendre en charge une victime soumise à un « traitement psychologique » déviant, comme celui du traitement des troubles du comportement de l'adolescent par les « lieux d'arrêt d'agir » recommandé par l'« Invitation à la vie (IVI) » :

« [Les lieux d'arrêt d'agir] *permettent d'enfermer des adolescents en souffrance dans une pièce face à leur « rien » ou au mieux un poste de télévision diffusant un film. L'hypothèse est que le fait de les enfermer, si nécessaire sous contention, pendant 24 ou 48 heures, renouvelables au besoin, susciterait chez eux une activité imaginaire leur permettant de dépasser le passage à l'acte agressif.* » (1)

Le patient qui avait pu déjà traverser des périodes d'angoisses ou stress lors de son entrée progressive dans la secte (son monde habituel étant présenté comme hostile à son encontre), présente souvent une anxiété importante par les doutes qui se sont installés en lui (lui permettant toutefois de quitter la secte), par l'épreuve d'affronter le gourou et la secte quand il se réaffirme en tant qu'individu et non plus d'élément « agentique » de la secte, par la crainte de menaces ou représailles, par son exclusion et l'isolement dans lequel il se retrouve (tout contact avec les autres membres de la secte ou avec le gourou étant alors bien souvent interdits, lui-même ayant été jugé comme apostat).

Lors de cette période fortement anxiogène et stressante, d'après les psychiatres et psychologues qui les prennent en charge, la victime sera souvent anxieuse, voire « paralysée » dans ses projets par la perte de repères sociaux antérieurs, sectaires et l'inadaptation à la société actuelle (si l'emprise a été longue).

Reprendre les contacts familiaux et sociaux antérieurs provoquera également des conflits anxiogènes importants, d'autant plus si ces personnes avaient été rejetées avec une certaine violence.

---

[92] Nous pourrions évoquer ici différents syndromes dont ceux : de Hikikomori (conceptualisé en 1990 par le psychiatre japonais SAITO, il concerne la « réclusion » volontaire de jeunes personnes pendant au moins plus de six mois, sans troubles psychiatriques particuliers), des otakus (personne vivant repliée sur elle-même, ne vivant que pour une passion), de Noé (mission mystique), de St Antoine (hallucination), d'intifada (incapacité de gérer l'échec), de Stockholm (identifié en 1973 par le psychiatre Nils BEJEROT, un otage développant une empathie pour son ravisseur ; l'inverse est le syndrome de Lima (où le ravisseur développe de l'empathie pour l'otage). (335)

Si le patient a été victime de faux souvenirs induits, l'ayant conduit à se couper de sa famille, voire à accuser certains membres de faits délictueux ou même criminels commis à son encontre, il nécessite une prise en charge psychologique. [93] (296)
Le patient qui a subi des relations sexuelles contraintes (de surcroît s'il était mineur et/ou si l'acte était incestueux) doit pouvoir être amené à en parler afin de bénéficier d'un soutien psychologique.

Un tatouage ou un piercing accepté et/ou souhaité lors de l'admission dans une secte, devenu stigmate pour l'ex-adepte, peut être source de troubles anxieux[94]. (226.253)

Le médecin aura peut-être à convaincre la victime de l'utilité de la prise de ces traitements (tant pour le traitement d'une affection organique que des troubles psychiques) surtout si la médecine allopathique était présentée comme néfaste par la doctrine sectaire.
Le soutien psychologique prolongé est impératif, mené par le médecin et/ou conjointement par le psychiatre ou le psychothérapeute.

Rapportons ici la situation particulière du témoin de Jéhovah (mineur ou adulte) à qui l'on a fait une transfusion sanguine. Des mesures d'assistance éducative ou de soutien psychologique seront indispensables au décours de cet acte médical pour l'aider dans un conflit inévitable lors de son retour chez lui comme il a été décrit ainsi :
« [Il] a raconté que ses parents étaient Témoins de Jéhovah, mais que lui ne l'était plus depuis l'âge de six ans. Il avait été transfusé pour une grave maladie après intervention du procureur (...) « J'aurais préféré mourir », a-t-il ajouté. « Mais pourquoi ? » (...) « Vous ne comprenez pas ? Moi, je n'irai pas dans ce monde nouveau que sera Armageddon. Je suis mort aux yeux de mes parents, et tous les jours ils me répètent en faisant leurs prières : toi, tu ne viendras pas avec nous ». » (1)

---

[93] Nous pouvons citer ce témoignage : *« [ma sœur] devait avoir quarante ans au moment de son adhésion à IVI [invitation à la vie]. Elle avait auparavant fait un détour par la Scientologie. Elle y a acquis la conviction que notre mère avait essayé d'avorter quand elle l'attendait. Elle assurait qu'elle avait vu l'aiguille à tricoter qui devait interrompre cette grossesse. (...) ma sœur était persuadée que ça s'était vraiment produit »* ; cette patiente s'est malheureusement suicidée. (58) ou les propos de M. Guy ROUQUET : *« un jeune père nous a appelés parce que son épouse avait « découvert » à l'occasion d'une pseudo thérapie, qu'ils avaient été frère et sœur dans une vie antérieure et que leur enfant était donc le fruit d'un inceste. Vous imaginez l'horreur dans la famille »* (48); malheureusement ces faux souvenirs induits révèlent la plupart du temps des viols ou incestes inexistants, comme le cite le Docteur BLISKO à propos d'une femme convaincue d'avoir été violée par son père. (40)

[94] 40% des tatoués le regretteraient, un sixième en viendrait à le détester. (226) La demande de chirurgie de réparation des lobes d'oreille abimés par les piercings écarteurs connaît un large succès en Angleterre, pondérée toutefois par le coût de l'opération. (253)

Citons enfin le cas de l'enfant qui a toujours vécu dans une secte ou y est entré très jeune, sans avoir le temps d'avoir quelques souvenirs, bien souvent il a été privé de vivre sa vie d'enfant, soumis à son insu aux « principes » du gourou, l'empêchant *in fine* de devenir un adulte responsable et citoyen. A sa sortie de secte, tous ses « repères » s'effondrent ; il lui faut réapprendre les codes sociaux, réapprendre une vie familiale avec des personnes qu'il n'a pas forcément connues. Cette situation déstabilisante et anxiogène impose un soutien psycho-social renforcé. (333)

2.2. L'orientation

Selon les dires de la victime et les constats du médecin, il pourra lui être proposé diverses mesures complémentaires

2.2.1. Les mesures médico-sociales

2.2.1.1. Le soutien psychologique

Très ébranlée psychologiquement lors de sa sortie de secte, et selon les conditions de cette sortie, l'action conjointe médicale et psychothérapique indispensable sera bénéfique pour la victime afin de quitter définitivement, tant physiquement que psychologiquement la secte. Ecouter, l'aider à verbaliser ses conflits, reprendre confiance en elle et dans les autres, reprendre goût à la vie et revivre tout simplement impliquent un processus long (voire très long), mais indispensable[95]. Nous avons déjà évoqué quelques thèmes qui sont sources de difficultés psychologiques.

[95] Nous livrons ici quelques extraits des conflits psychiques ressentis par deux victimes. Xavier LEGER (« Légion du Christ ») : *« J'ai quitté physiquement la Légion, mais elle coule encore dans mes veines. Après six ans et demi de contrôle de mon cerveau, après avoir perdu l'usage de toute réflexion critique, de tout discernement, je reviens au monde comme on revient d'un univers parallèle. (...) Sortir d'une secte est toujours une opération douloureuse ; les mouvements sectaires fonctionnent comme des régimes totalitaires qui vous nient et vous modèlent jour après jour, vous transformant en parfaits robots obéissants ; vous avez accumulé tant de frustrations et de névroses, que vous vous sentez parfaitement inapte à la vie dans le monde réel. Cette renaissance, car c'est de cela qu'il s'agit, nécessite une rééducation complète. Vous devez réapprendre ce qu'est la liberté sous toutes ces formes. C'est un combat quotidien. Et puis il y a ce que les psychologues appellent l'emprise, une synthèse de séduction, de culpabilité, d'idéologie, de paranoïa, de manipulation affective. Ce phénomène d'emprise est tellement fort quand vous vivez enfermé dans la secte que vous finissez par considérer que ce qui vous arrive est normal ; on vous rabâche que vous êtes libre et vous finissez par le croire. (...) je sors de la voiture le ventre noué,* « Ca y est, me dis-je, tu es libre mais dans quel état pitoyable tu te trouves … Tu es perdu, détruit et tu vas porter le lourd fardeau de ton échec pour le reste de tes jours. » *Rien ni personne ne pourra y changer quelque chose ; j'ai échoué. Alors que ma mère s'apprête à ouvrir le coffre de la voiture, je m'approche d'elle et me précipite dans ses bras, en sanglots :* « Maman, j'ai mal … J'ai mal … J'ai tellement mal … » *Pour la première fois depuis tant d'années, toute pudeur rentrée, je reste blotti dans les bras de ma mère. Je ne bouge plus et elle, désolée, retient comme elle le peut son gros gaillard de vingt-neuf ans, tendrement, sans dire un mot, de peur qu'il ne s'effondre. La différence fondamentale entre l'amour d'une secte et celui des parents, c'est que la secte vous aime* « sous certaines conditions » *que vous ne remplissez jamais vraiment, c'est donc un amour feint,*

Selon les dispositions de la victime, sa démarche peut la conduire jusqu'à un processus judiciaire à l'encontre du gourou pour une réparation des ces préjudices. Là encore, un soutien voire une préparation psychologique est nécessaire, afin qu'elle puisse affronter le gourou et les étapes de la procédure, car les arguments déployés lors des débats peuvent devenir violents et difficiles à soutenir [96].

Cet accompagnement lui sera aussi utile, si par son action dans la secte, elle y a amené d'autres personnes ; cette culpabilité est renforcée si ces personnes y sont toujours[97]. De même, si la victime a été poussée à

---

alors que des parents vous aiment tout simplement. (...) Quitter physiquement une secte, ne plus y retourner, n'implique pas que l'on retrouve sa liberté ; on peut y rester encore très longtemps prisonnier. Pour réussir sa guérison définitive, il est nécessaire de faire un intense travail de relecture et d'accomplir l'acte le plus douloureux pour un ancien adepte : accepter humblement l'idée insupportable d'avoir fait fausse route. (...) L'opération est difficile, car c'est tout un système totalisant, qu'on a jadis idolâtré et défendu, qu'il faut maintenant remettre en question ». (107)

Et Myriam DECLAIR (« Enfants de Dieu ») : *« Une poignée de disciples désenchantés ont déjà quitté le groupe. Inutile de dire qu'ils sont très mal vus. Considérés comme des renégats et des traitres, ils deviennent la cible des membres fidèles qui les maudissent et prient avec ferveur pour leur anéantissement. Si quelque chose de grave leur arrive, ce n'est que* « le jugement légitime de Dieu contre ceux qui abandonnent le droit chemin ». *Par la suite, cette pensée deviendra pour moi source de désarroi : pendant des années, lorsqu'un évènement douloureux venait affecter ma famille, je remettais en question mon départ de la secte. (...) Sortir d'une secte est une chose, sortir la secte de nous en est une autre ! Ce réaménagement demande du temps, parfois des années. Se soustraire de l'influence sectaire ne constitue pas une garantie d'être libéré des habitudes et tendances qui ont été, au fil du temps, imprégnées en nous comme de l'encre indélébile. (...) A certains moments, je me retrouve en train de défendre la secte, à d'autres, de la condamner. Ce va-et-vient finit par s'estomper, mais seulement après de longues années de rétablissement intérieur. (...) il m'est difficile d'accueillir ma nouvelle indépendance et de savoir comment la gérer. Les sortants de sectes éprouvent souvent ce dilemme : comme chaque acte a été dicté puis contrôlé pendant des années par des supérieurs, pour ne pas dire des bourreaux, comment acquérir à nouveau son libre arbitre, sa liberté de choix, sa capacité de mener à bien ses propres projets ? »* (86)

[96] Outre les craintes de se retrouver devant le gourou, ou des adeptes, dont la simple présence peut le déstabiliser, ou représenter une menace (voire sous entendre des représailles, se faire traiter d'apostat vis-à-vis de la secte, le moindre doute, hésitation, imprécision ou contradiction seront utilisés pour affirmer devant la juridiction que l'ex-adepte plaignant fabule. Par ailleurs l'accusé qui ne prête pas serment de dire la vérité, à la différence des témoins, peut mentir, il peut sans risque traiter de menteur le plaignant. Les débats judiciaires peuvent être particulièrement douloureux pour l'ex-adepte, comparable à une humiliation ou agression. (327.328)

[97] Comme le relate Xavier LEGER qui, bien qu'oppressé par des sentiments contradictoires, n'arrivait pas encore à quitter la « Légion du Christ » et se faisait la réflexion suivante : *« J'ai l'impression horrible d'être devenu le bourreau qui fait monter des condamnés innocents sur l'échafaud. Dans quelques semaines, voire quelques mois, une fois la soutane reçue, eux aussi auront abdiqué ; ce n'est qu'une question de temps. »* (107)

Ou Myriam DECLAIR, « Enfants de Dieu » : *« (...) beaucoup d'ex-adeptes se sentent aussi responsables d'avoir amené d'autres personnes dans un groupe aux doctrines et idées délétères. »* (86)

commettre des méfaits [98] (à l'encontre de biens ou surtout de personnes), songeons ici aux adeptes du gourou « Moïse » Roch THERIAULT [99] ainsi qu'aux actes barbares perpétrés par des embrigadés dans les sectes « jihadistes » ; sa responsabilité, son sentiment de culpabilité peuvent être difficiles à supporter.

Enfin, la victime doit accepter que son passage dans la secte fait partie de sa vie, avec ses mauvais aspects, mais aussi des moments qui lui ont été agréables, voire bénéfiques, qu'elle vit maintenant un autre moment de sa vie qui lui apportera difficultés et aussi bonheur. Le Professeur Philippe-Jean PARQUET signale à raison qu'il serait totalement irrespectueux de la part de médecin de « faire oublier » cette période de vie à l'adepte : cela reviendrait à la renier ; le médecin doit veiller à ce que ce moment ne demeure plus « actif ». (47)

Une autre étape importante de la reconstruction de la victime : le soutien lors des procédures judiciaires. Même si *Marianne* fait de son mieux pour protéger les victimes, le mystère de la problématique sectaire, son incompréhension, la confusion de certaines situations irrationnelles de cette problématique, « autorisent » pour certains, cette remarque : *« la Loi protège les faibles, pas les imbéciles ».* La prise en charge des victimes de sectes, reconnaissons-le humblement, dans les procédures judiciaires n'est pas encore idéale.
Parfois le temps agresse la victime, qui se trouve confrontée à la prescription des faits, un soutien lui est indispensable.
La victime souvent risque d'être mal comprise ou insuffisamment, hélas parfois même ignorée. Elle doit donc en être avertie et soutenue psychologiquement.

Une procédure judiciaire engagée par un ex-adepte pour obtenir réparation ou engagée aussi à l'encontre de l'ex-adepte en raison d'actes délictueux commis pendant son passage sectaire peut exiger une expertise psychiatrique de sa personne ; bien souvent cette épreuve est angoissante et culpabilisante. Il importe là encore que le médecin puisse en expliquer les raisons médicales et apporter son soutien psychologique.

---

[98] Comme le témoignent des victimes de la secte « Parc d'accueil » de Lisieux évoquant une « navigation céleste » : *« Avec Julie, je me retrouve à tenir Marie Bordes, une jeune femme arrivée dans le groupe récemment. Cela s'apparente à un viol. Pourtant, à ce moment précis, nous n'en avons aucune conscience. Comme si nous n'étions plus nous-mêmes ».* (280)

[99] Pour mémoire : un adepte avait sectionné un orteil à son épouse sur ordre du gourou pour la punir et en signe d'obéissance, il avait également blessé une autre adepte, Gabrielle LAVALLEE qui sera amputée d'un bras par le gourou plus tard. (264) Elle-même sera par la suite condamnée, en effet elle avait aidé le gourou quand celui-ci a castré un adepte pour le punir et lui permettre de se purifier, car étant infirmière elle ne pouvait pas en ignorer les conséquences. (211)

Le Dr Jean-Marie ABGRALL précise : *« l'obstacle technique majeur rencontré par le thérapeute consiste en la tendance naturelle de l'adepte à attendre des réponses toutes faites à ses interrogations. La secte a procédé en donnant des réponses idéologiques ne souffrant aucune analyse ni contestation, elle a tracé un modèle de vie et de pensée extrêmement rigide. A l'opposé, tout travail du psychothérapeute vise à redonner au sujet une capacité d'analyse et de jugement et un libre arbitre qui doivent présider à ses choix, avec le risque que représentent ceux-ci et le doute qu'ils génèrent. »* (60)

2.2.1.2. L'aide sociale

Nous avons vu que, selon la durée de vie dans la secte, selon l'importance de la rupture imposée avec la vie en société, la victime pouvait ne plus être intégrée socialement.
Le temps passé dans la secte a pu l'amener à la ruine, comme l'illustre l'affaire sordide des « reclus de Montflanquin ». [100]
Le médecin sera alors de bon conseil de l'orienter vers les différents organismes sociaux qui pourraient lui venir en aide, et de remplir à bon escient les documents médico-administratifs indispensables.
Le médecin pourra orienter également la victime vers des associations de soutien aux victimes de sectes telles que le CCMM ou l'UNADFI.

2.2.2. Le recours juridictionnel

2.2.2.1. L'avocat

Compte tenu des données biographiques données par la victime, exposant ses souffrances et ses pertes, qui pourraient ouvrir droit à réparation et indemnisation, le médecin est en droit de lui rappeler que la Loi existe, des recours juridiques également. La situation financière de la victime n'étant pas forcément des meilleures, les coordonnées du Bâtonnier ou du Tribunal de grande instance pour se renseigner sur ses droits et l'aide juridictionnelle lui seront utiles.

---

[100] Les personnes sous sujétion psychologique se font *« dépouiller de tout leur patrimoine, en vendant leurs biens rapidement, jusqu'au dernier centime. Lorsque le manipulateur ou le gourou constate que leur victime est arrivée au bout de ses possibilités financières, il n'hésite pas, de surcroît, à les faire travailler ou à prendre la totalité de leur salaire (préjudice « Reclus de Montflanquin » 5 000 000 euros de patrimoine et salaires taxés à hauteur de 90% pour les membres de la famille qui avaient été conduits à travailler ».* (120)
Les artistes du « Jogging rose » n'ont pas eu de salaire pendant une dizaine d'années. (266.269)
Ecoutons aussi les victimes de la secte « Parc d'accueil » de Lisieux : *« On n'avait nulle part où aller, nous avions rompu avec nos familles et nos amis, déménagé ... et versé la quasi-totalité de nos économies ».* (271)

L'avocat exposera à la victime ses possibilités d'action selon les infractions subies dont la prescription de l'action publique varie selon leur nature et de possibles causes aggravantes. [101]

« (...) il convient de considérer qu'en matière d'abus de faiblesse commis sur des victimes en état de sujétion psychologique, le délai de prescription commence à courir à compter de la commission de l'infraction, soit dès la réalisation du dernier acte préjudiciable à la victime, étant précisé qu'il résulte de la jurisprudence de la Chambre criminelle de la Cour de cassation que lorsque les faits procèdent d'un mode opératoire unique, le délai de prescription court à compter de la dernière infraction constituée. (Crim.27 mai 2004 et Crim. 5 Octobre 2005). » (166.296)

Pour M. Michel HUYETTE la victime doit affronter une autre difficulté : apporter des preuves convaincantes[102], faire reconnaître et pouvoir qualifier juridiquement de viols les relations sexuelles contraintes lors de son passage dans la secte. (322)

Souvent un sentiment de honte et la peur du « qu'en-dira-t-on » créent un sentiment de culpabilité inhibant la victime à porter plainte.

Si l'aide d'un avocat est précieuse pour défendre l'ex-adepte-victime, ayant pris des décisions compromettantes à son égard en raison de son état de faiblesse, de sujétion envers le gourou qui justifient une réparation, il le sera également s'il a commis des délits voire des crimes, engageant ainsi sa responsabilité personnelle (pénale et/ou civile).

---

[101] La prescription d'une contravention : 1 an ; d'un délit : 3 ans ; d'un crime : 10 ans ; certaines causes aggravantes (sur mineur de moins de 15 ans, commise par un ascendant ou personne ayant autorité) rallongent le délai de prescription à 10 ans pour un délit, à 20 ans pour un crime. Si des infractions sont commises sur un mineur, en raison de son incapacité juridique, la prescription ne débute qu'à partir de sa majorité. (254) Il convient encore d'opérer une distinction du moment de départ du délai de prescription si le délit est instantané (dès l'infraction commise) ou si le délit est continu (à partir du jour où il a pris fin). (166)

En matière civile, la loi du 4 Mars 2004 a réduit le délai de prescription en matière civile de 30 ans à 10 ans ; un arrêt du Conseil d'Etat du 19 Mars 2003 a confirmé le délai de prescription de 10 ans en matière administrative. (69)

Pour exemple : cette affaire où une femme s'est souvenu à l'âge de 41 ans, au cours d'une séance d'hypnose en 2009, d'un viol commis dans le cadre familial, à son encontre quand elle était âgée de 5 ans ; l'avocat général devant la Cour d'assises demande le rejet du pourvoi les faits étant irrémédiablement prescrit. (283) Etait-ce un faux souvenir induit ?

[102] M. Michel HUYETTE rappelle que la victime et le ministère public doivent rapporter la preuve de la réalité de faits dont les traces s'effacent avec le temps, la présomption d'innocence étant la règle. . Même si le temps qui passe ne doit pas être un passeport pour l'impunité, le problème de la matérialité de la preuve ne peut pas se résoudre par une adaptation de la durée de la prescription ; car en droit *« ce qui est humainement compréhensible n'est pas forcément juridiquement acceptable »*. (324.327)

Sa responsabilité civile personnelle est engagée si un dommage provoqué par son fait, certain et direct avec un lien de causalité, a créé un préjudice matériel, corporel ou moral.
En outre en cas d'accident survenu au sein de la secte, la responsabilité *in solidum* de tous les membres d'un groupe pourrait être également engagée. (279)
La responsabilité pénale est quant à elle personnelle. (279) Se pose alors la notion de « victime-auteur » (108.312), dont la responsabilité est en cause, pour laquelle les magistrats demanderont vraisemblablement une expertise psychiatrique (mais qui ne sera pas obligatoirement informative et à laquelle le magistrat n'est pas tenu).
Les infractions commises doivent présenter trois éléments : légal (l'infraction est prévue par la Loi), matériel (il doit être l'auteur de l'acte réprimé) et moral (une intention coupable ou fautive, intentionnelle ou non). (31.279) *Marianne* impose le principe d'individualisation d'une peine, il appartient au juge de se prononcer en fonction des circonstances de l'infraction et de la personnalité de l'auteur de l'acte fautif, en apportant la preuve de la culpabilité de l'auteur des faits. (31)
Un trouble mental, au moment des faits, abolissant le discernement ou le contrôle des actes, est soumis à un régime particulier (157) qui exige une expertise psychiatrique.
Si le discernement est altéré, la personne demeure punissable, mais la juridiction tient compte de cette circonstance et la peine maximale encourue est réduite du tiers ou limitée à trente ans en cas de réclusion criminelle à perpétuité. [103]
La responsabilité des mineurs, de plus de 16 ans (5) est quant à elle atténuée selon leur âge en raison d'un régime particulier. (31)
Dans les circonstances sectaires, la situation d'action sous commandement ou autorisation de la Loi (acte autorisé par la Loi ou ordre d'une autorité légitime) ne peut pas être invoquée pour bénéficier d'une irresponsabilité pénale. En effet même si l'ex-adepte ou adepte se réfère à la « Loi de la secte » qu'il respecte et considère supérieure à la Loi, la Loi de *Marianne* ne peut pas lui être substituée.
L'état de nécessité ne pourrait se justifier que face à un danger imminent menaçant l'auteur de l'acte. (157)

[103] Art. 122-1 du Code pénal modifié par l'article 17 de la Loi n°2014-896 du 15 Août 2014 relative à l'individualisation des peines et renforçant l'efficacité des sanctions pénales. *« N'est pas pénalement responsable la personne qui était atteinte, au moment des faits, d'un trouble psychique ou neuropsychique ayant aboli son discernement ou le contrôle de ses actes.*
La personne qui était atteinte, au moment des faits, d'un trouble psychique ou neuropsychique ayant altéré son discernement ou entravé le contrôle de ses actes demeure punissable. Toutefois la juridiction tient compte de cette circonstance lorsqu'elle détermine la peine et en fixe le régime. (...) Lorsque, après avis médical, la juridiction considère que la nature du trouble le justifie, elle s'assure que la peine prononcée permette que le condamné fasse l'objet de soins adaptés à son état. » (23)

La contrainte (physique ou morale), situation dans laquelle se trouvent les adeptes de secte, doit répondre à des critères d'irrésistibilité et d'imprévisibilité. (176)
Le quantum d'une peine principale ou d'une peine complémentaire fixé par le juge en condamnation de faits délictueux commis peut-être augmenté s'il existe des circonstances aggravantes (157), notamment en cas d'infractions sexuelles dont nous constatons malheureusement une fréquence élevée (dont l'ascendance ou personne ayant autorité ou personne abusant de l'autorité que lui confère sa fonction). (5)
A contrario, le pouvoir judiciaire apprécie les éventuelles circonstances atténuantes de façon discrétionnaire, permettant d'atténuer la peine selon la personnalité de l'auteur, les circonstances ou son comportement postérieur à l'infraction.

Les juristes ne manqueront pas d'argumenter les débats, l'avocat sera d'une aide précieuse pour l'ex-adepte.

2.2.2.2. Les voies judiciaires

« Les sectes se distinguent comme telles par leurs actes, non par leur croyance dont elles se réclament. (...) Piège manifeste : accepter de caractériser les croyances, c'est faire le jeu des sectes. Il faut au contraire juger celles-ci sur leurs actes, et sur eux seuls. »- Henri PENA-RUIZ – (117)

Selon les souhaits de la victime, obtenir réparation et/ou condamnation du gourou, les procédures sont différentes, même si le médecin n'est pas en mesure d'expliquer intégralement ces données, au moins peut-il lui signaler cette différence et ce que l'on peut en attendre.

Au préalable à ces démarches judiciaires, il faut que la victime ait été dans la capacité de porter plainte. Ses propos qui pourront paraître irrationnels à toute personne non sensibilisée au phénomène sectaire pourront être en sa défaveur, la déstabiliser et lui faire renoncer à ses intentions ; cette négation de sa souffrance la « sur-victimise ». Si les forces de police qui agissent de concert avec les C.U.M.P. sont préparées à la problématique sectaire, toutes ne le sont pas ; espérons que les formations en cours se poursuivent. (108.261)
Enfin, si une procédure judiciaire lui a accordé indemnisation et réparation, que les procédures d'appel font tarder le règlement, il sera utile de lui rappeler l'existence de la CIVI.

Le médecin soutiendra efficacement le patient dans ses démarches judiciaires par une écoute attentive, mais aussi en rédigeant un certificat médical relatif au préjudice physique et psychologique occasionné pendant son séjour dans la secte, document que la victime produira pour soutenir sa plainte. (27)

Mais n'oublions pas qu'un ex-adepte, victime d'une secte, tellement désorienté par ce qu'il a vécu, cru et accepté, angoissé à l'imagination des réactions de ses proches qu'il a quittés pour la secte et par son retour dans la société, ne sait pas spontanément où chercher de l'aide ; bien souvent un sentiment de culpabilité ou de honte peut le paralyser et l'enfermer dans une solitude mortifère. (170)

§ 2 : Le médecin et la famille de la victime

Une famille dont l'un des membres est devenu adepte d'une secte souffre aussi de cette situation. En effet, la rupture de la victime avec sa famille, même si elle a été progressive, demeure incompréhensible ; si elle a été brutale, explosive, la famille peut se retrouver déstructurée.

Il ne manquera pas de partisans ou opposants au départ / fuite de la victime qui alimenteront les débats familiaux, accentuant les dissensions.
Le désarroi sera plus grand encore si la victime est un enfant ou adolescent, dans la cadre d'une séparation du couple[104].

Cette rupture est particulièrement dramatique, quand un membre de la famille est accusé de viol, inceste par une victime de faux souvenir induit.
La parole de cette personne injustement accusée reste difficilement audible, souvent noyée, broyée dans un déluge médiatique comparable à une agression psychologique majeure. (246)

Ce désespoir sera accentué par le classement sans suite des requêtes que font les parents auprès des instances judiciaires, la plainte étant jugée irrecevable en raison de l'absence d'intérêts directs ou l'absence de qualité à agir. Cette fin de non-recevoir sera encore plus violente si l'autorité judiciaire rajoute à l'argument que la prétendue victime est majeure, donc libre de ses choix : *« s'ils sont masochistes, c'est leur problème »* (52) ou *« la justice n'est pas là pour protéger les imbéciles ».*
Il se peut que la famille ne s'inquiète vraiment qu'en cas de prodigalité ruineuse de la victime, mais depuis 2007, la prodigalité n'est plus un motif de placement sous tutelle ou curatelle. (52)

---

[104] « L'intérêt supérieur de l'enfant » lui permettant de s'épanouir sera un argument brandi par toutes les parties (parents directs et famille) lors de cette déchirante lutte familiale, soutenant l'intérêt en fait de chacune des parties. Plus cette lutte sera vive, plus les membres familiaux sont hostiles. Il appartient alors au juge de déterminer où l'enfant sera le mieux. (326)

Cette situation provoquera bien souvent des troubles psychologiques pour lesquels les membres de la famille pourraient venir consulter un médecin.
Le praticien, sans aider directement la victime, pourra les soutenir par une écoute et des conseils appropriés.
Force est de constater que *« le parent non-adepte est impuissant et seul face au pouvoir de la secte. Trop souvent, le parent non-adepte n'est pas entendu dans l'importance de la maltraitance qu'il dénonce et n'est pas suffisamment soutenu par les intervenants institutionnels »* (334)

1. Le secret médical

1.1. Les règles du secret médical (15.16.74)

1.1.1. Le silence absolu

Le secret médical a une double fonction :
1° une fonction d'ordre public ayant pour objectif de permettre à tout patient de faire confiance à tout médecin
2° une fonction de protection de l'intérêt des particuliers : protégeant ainsi le patient de toute indiscrétion de la part du médecin qu'il a choisi. (137).

Celui-ci est absolu. Nul ne peut délier le médecin, même pas le patient. (15.16)

1.1.2. Le partage nécessaire

La violation du secret est un délit puni par l'article 226-13 du CP. Toutefois, *Marianne*, dans l'idée de protéger les enfants mineurs et les personnes vulnérables, stipule par l'article 226-14 du Code pénal les situations particulières où le médecin peut divulguer sous certaines conditions des informations. Il s'agit d'une permission donnée au médecin. (2)
Les informations couvertes par le secret médical concernant un mineur ou une personne vulnérable peuvent être légalement partagées avec les personnes ayant l'autorité parentale ou le représentant légal.
Des informations nécessaires pour le consentement aux examens complémentaires et soins peuvent être partagées avec la personne de confiance désignée par le patient conformément à l'article L.1111-6 du Code de santé publique (mais cela ne veut pas dire que tout doit être dévoilé).

1.2. Vis-à-vis de la famille

1.2.1. La victime est majeure

Le secret est absolu. Le médecin ne peut pas faire part d'éléments qui ont été entendus pendant les consultations avec la personne qui serait partie dans une secte.

Certaines familles ont encore le même médecin traitant qui suit tous les membres de la famille ou une grande partie ; il est parfois difficile de faire admettre que le secret médical s'applique pour tout le monde, même les conjoints.
Si la personne avait exprimé lors de consultations précédentes, des conditions familiales difficiles, voire un « climat toxique » familial, il sera impératif et délicat pour le médecin de se taire ; peut-être pourra-t-il subtilement lors d'entretiens avec la famille évoquer de façon générale, surtout sans citer la personne partie, des situations délicates où il existe des conflits intra-familiaux.

1.2.2. La victime est vulnérable

Légalement certaines personnes peuvent être informées de données couvertes par le secret médical : les personnes exerçant l'autorité parentale sur un mineur, le représentant légal d'une personne vulnérable. A priori, lors des consultations avec cette personne, un représentant légal était présent, le médecin n'aurait aucune information supplémentaire à donner.
Le parent, dont le conjoint est parti avec un ou des enfants dans une secte, ayant toujours l'autorité parentale peut avoir toutes les informations concernant les enfants mineurs.
Toutefois la situation est complexe s'il s'agit d'une famille avec enfant qui a rejoint une secte, inquiétant de ce fait le reste du clan familial dont les grands-parents.
Il faut garder à l'esprit que tout document concernant une personne vulnérable, un enfant particulièrement, doit pouvoir être transmis aux personnes ayant la responsabilité parentale ; ainsi un certificat remis à un grand-parent concernant un petit-enfant doit pouvoir être remis également aux parents, même si l'un des deux est dans une secte. Le médecin n'a pas le droit de ne pas remettre ce document à qui de droit.
La plus grande prudence s'impose lors de la rédaction de certificat concernant un enfant, devenu un enjeu familial [105] dans un contexte de séparation des parents, compliqué par l'adhésion d'un ou des deux à une secte.

2. L'assistance médico-sociale

2.1. L'assistance thérapeutique

Si l'entrée d'une personne dans une secte provoque un état réactionnel psychologique ou psychiatrique, le médecin proposera ou orientera la famille vers un soutien et traitement spécifique.

---

[105] *Marianne* reconnaît à l'enfant, séparé d'un ou de ses deux parents, le droit d'entretenir des relations personnelles et directes avec eux deux, et d'entretenir des relations personnelles avec ses ascendants, sauf si cela est contraire à ses intérêts supérieurs. (37)

Si le médecin connaît des conflits intra familiaux particuliers qui auraient pu en partie motiver le départ de la victime, il pourra les évoquer de façon générale, afin de leur faire prendre conscience, par eux-mêmes, d'une situation conflictuelle initiale, et les amener à une remise en question ; mais cela sera une tâche bien délicate.
Il sera nécessaire de leur expliquer les principes de l'embrigadement sectaire, de l'absolue nécessité de garder un contact avec elle, aussi minime soit-il, afin qu'elle conserve ce lien familial qui lui sera utile quand la personne réussira par ses moyens à sortir de la secte.
Il faut que la famille comprenne qu'une « action commando » pour rechercher la victime, ne fera que renforcer sa conviction de l'hostilité du monde à l'égard de la secte. Cette attitude revient à un processus totalitaire. Ce genre d'action doit être réservé aux forces de police en cas de danger vital et, si possible, associée à une prise en charge spécialisée psychologique de l'adepte.

Nous apprécions et adoptons la judicieuse réponse du Professeur Philippe-Jean PARQUET à la question de l'aide que peut apporter un tiers à une personne qui semble ou qui est en train de basculer dans une secte :
« Vous pouvez l'aider, d'abord en la respectant, c'est-à-dire en ne lui disant pas « ce que tu es en train de faire est une connerie transcendantale ». Notre réaction c'est-à-dire « mais ce que l'on te propose, c'est une connerie épouvantable, je ne comprends pas pourquoi tu n'es pas capable de. » Vous lui dites quoi ? Vous lui dites « tu es incapable », « je ne comprends pas que tu ne sois pas capable », ça veut dire que je te déclare incapable. Auquel cas le problème, puisque un des premiers problèmes c'est d'arriver à couper les personnes de ses valeurs, de ses convictions, de ses comportements, des personnes affectives, c'est d'abord de rester là et maintenir les choses, c'est-à-dire garder la relation affective, la relation intellectuelle, la relation sociale qui existe entre cette personne et vous. Que ceci soit perçu comme indéfectible, car un moment donné, quand il y aura dans l'organisation à caractère sectaire une difficulté conjoncturelle, c'est cette petite trace là qui va demeurer et qui va être active, et qui va servir de point d'ancrage ». (244)

Toutefois la difficulté, d'affirmer ou d'infirmer les faits, demeure si la victime, en raison de faux souvenirs induits, reproche des violences sexuelles commises dans la petite enfance. (296)

2.2. L'aide sociale

La famille pourra utilement être dirigée vers les associations d'aide aux victimes de sectes.

Si la victime est mineure ou vulnérable, il sera de bon conseil de les orienter vers le procureur de la République et vers un avocat par l'entremise du greffe du Tribunal de grande instance pour une aide juridictionnelle ou avoir les informations relatives aux voies de recours possibles, ou le Bâtonnier de l'Ordre des avocats. Cette situation peut exister quand un enfant mineur a été emmené dans une secte par un des conjoints (séparés ou non), un adolescent fugueur, des grands-parents qui ne peuvent plus voir leurs petits-enfants partis avec un ou les deux parents dans une secte, car *Marianne* reconnaît à l'enfant le droit d'entretenir des relations avec ses grands-parents, sa fratrie ou des tiers. (259)

Le juge des enfants, selon l'article 375 du Code civil, peut également être saisi par : l'un des parents ou les deux conjointement, la personne ou le service à qui l'enfant est confié, le tuteur légal. (114)

Un signalement de situation préoccupante pour un mineur auprès du président du Conseil régional peut être fait par le médecin si un parent signale des informations alarmantes concernant le développement d'un de ses enfants dont le conjoint aurait rejoint une secte.

Chapitre 2
Marianne et Hippocrate defiés par les sectes : le médecin-gourou

*« CHARLATAN, **charlatanisme** : s.m. Si l'on en croit Furetière et Calepin, ces mots viennent de l'italien ceretano, formé de Coeretum, bourg proche de Spolete, d'où sont sortis les premiers imposteurs qui, sous la bannière d'Hippocrate, courent de ville en ville pour vendre des drogues et faires des dupes. (...) Il y a toujours eu des charlatans de religion, de vertu, de savoir, d'esprit et de fortune. (...) Le charlatanisme procure si facilement des succès, que quelques médecins recommandables par leur savoir, n'ont pas craint de l'employer. (...)*
*Un écrivain spirituel avait classé les moines à la manière linnéenne : on pourrait classer de même les charlatans, en faisant des ordres, des genres, des variétés, tant ils sont multipliés et différents. L'un veut parvenir en faisant de la médecine un roman orné de toutes les fleurs de rhétorique, de toutes les fictions mythologiques ; c'est aux femmes surtout qu'il s'adresse, et il leur parle de leur santé, comme le docteur petit-maître, dans le Cercle de Poinsinet ; son style érotico-scientifique les charme ; elles ne le comprennent pas, mais elles en raffolent, et son livre est sur toutes les toilettes. L'autre annonce un cours de botanique et d'anatomie pour les gens du monde ; il y parle du mouvement de station, de la solidité des humeurs, et démontre par expérience, la théorie des grimaces (...) celui-là s'annonce pour ne point croire à la médecine, et dénigre tous les médecins (...) cet autre, enfin, donne dans un excès contraire. Sa médecine est toute perturbatrice. La nature, selon lui, ne peut retrouver l'équilibre que par une secousse : tous les remèdes qu'il prescrit sont extraordinaires, violents, rares et chers. C'est surtout aux étrangers qu'il les emprunte ; car il sait que tout ce qui vient de loin paraît meilleur aux Français. Comment ne pas croire à l'efficacité d'un traitement qu'on est obligé de chercher dans une autre partie du monde ? [*et de citer : le *miel vert de l'Inde* ou *l'hockiac des Chinois* pour un catarrhe pulmonaire, les élixirs anglais, suédois ou italiens pour les affections de l'estomac, les *anolys (petits lézards d'Amérique)* pour guérir le cancer ou *le jade vert du fleuve des Amazones* pour les douleurs néphrétiques] *Les malades imaginaires ne sauraient se passer d'un médecin qui connaît si bien la thérapie de tous les pays, et qui dédaigne les*

moyens ordinaires. La fortune du docteur est certaine, car les malades imaginaires abondent et sont rarement avares.
Il est un caractère auquel on reconnaît toujours le charlatan, c'est qu'il ne doute de rien et promet sans cesse ce qu'il ne peut pas tenir, quoiqu'il ait la conscience de son ignorance et de son incapacité (...)
Le vrai médecin n'est jamais aussi confiant, il ne promet rien, il doute, examine et souvent réussit ; il n'est pour lui qu'un charlatanisme innocent, c'est celui qu'un praticien instruit et spirituel emploie pour donner de l'espoir et de la sécurité à un malade destiné à languir longtemps sans jamais guérir. Comment blâmer les bienfaisantes impostures d'un médecin consolateur qui, désespérant de sauver un ami, compose un roman, un système ingénieux pour séduire l'imagination du malade que la médecine condamne, et le sauver des horreurs d'une lente agonie. Quelque mensonge qu'il fasse alors, quelques bizarres que soient les remèdes qu'il prescrit, il n'est pas vraiment charlatan ; mais il exerce la médecine morale.
Il ne faut pas non plus accuser de charlatanisme le médecin qui, par une formule déguisée, trompe utilement un malade imaginaire. C'est alors le cas de dire, qui vult decipi, decipiatur. (...)
Il est de l'honneur des médecins de signaler, de poursuivre et de faire bannir tout individu qui professant l'art de guérir fait un secret de sa méthode, ou de la composition des remèdes qu'il prépare. S'il a vraiment découvert un spécifique qui ne peut être remplacé par aucun autre, il doit être récompensé par l'Etat et publier sa recette, lorsque son efficacité aura été constatée par des expériences bien faites. Cette récompense sera proportionnée au service qu'il aura rendu. Telle est en France la volonté du gouvernement qui, par les honneurs accordés à Guyton de Morveau, et l'accueil qu'il a fait à la découverte de Jenner, a prouvé qu'on devait toujours compter sur son estime et sur sa munificence, quand on était vraiment utile à l'humanité. »
CADET DE GASSICOURT. 1813. (89)

*« **REBOUTEUR,** s.m. : On dit aussi renoueur, rabilleur, bailleuil, etc. ; on donne ce nom à celui qui fait uniquement profession de remettre les membres fracturés et disloqués avec les connaissances chirurgicales pratiques nécessaires. (...) [L'auteur fait part d'un rencontre avec un rebouteur dans les Vosges qui le] mit au fait avec un admirable simplicité de toute l'histoire de sa famille, et qui me montra les livres, les ossements et tous les matériaux de l'art qu'il cultive ; il m'apprit que cet état de renoueur était dans la famille des Fleurot depuis deux siècles (...) que l'apprentissage de cet état consistait à faire jouer de très bonne heure les enfants mâles avec des os humains séparés pour les accoutumer à les réunir, et que lorsqu'ils en avaient bien pris l'habitude, on les exerçait avec le squelette entier et le mannequin (...) Il n'en est pas de même de ces faux rebouteurs, qui, sans aucune notion d'ostéologie, sans même savoir ni lire ni écrire, s'ingèrent de traiter des maladies des os sous prétexte que c'est*

un talent de la famille, un don de Dieu, vertu qui a d'autant plus d'accès au peuple, qu'elle est plus merveilleuse, plus incroyable, qui trouvent une côte brisée ou enfoncée, et qui, d'une simple entorse ou d'une contusion, font avec leurs mains grossières une vraie luxation, une fracture ou une ankylose (...) D'autres ne causent pas de douleurs, mais se contentent de faire des signes sur la fracture ou la luxation, de marmotter des paroles, et de cracher dessus, renvoyant ensuite le malade chez lui pour être guéri dans tant de jours. Il en résulte que lorsque le chirurgien est appelé, il ne peut plus tenter aucune réduction, et que le malade reste estropié. (...)
Autant les premiers rebouteurs doivent être encouragés, autant les seconds doivent inspirer de l'horreur et être signalés aux magistrats comme des pestes qu'il faut éloigner des sociétés humaines ».
FODERE. 1820. [106] (89)

Afin d'offrir aux citoyens des soins de qualités, par des professionnels compétents et reconnus, *Marianne* a organisé des Ordres de professionnels de la santé. Nous retrouvons ainsi les médecins, les chirurgiens-dentistes, les sages-femmes, les pharmaciens, les masseurs-kinésithérapeutes, les pédicures-podologues et les infirmières [107].
Les missions d'un Ordre professionnel sont définies par le législateur ; dans le respect du secret professionnel, de l'indépendance du professionnel, en veillant à l'absence du conflit d'intérêt l'Ordre doit :

- agir *a priori* : en proposant la déontologie, émettre des recommandations, donner des avis, contrôler l'accès de la profession, diffuser l'information ;
- agir *a posteriori* : en veillant à la compétence professionnelle, au respect des devoirs professionnels, à préserver le public d'un exercice illégal de la profession par un tiers ne détenant pas les garanties exigées par les textes. (151)

Parce que la distinction entre psychiatre, psychanalyste, psychologue clinicien et psychothérapeute n'est pas toujours bien comprise, devant la

---

[106] François-Emmanuel FODERE (1764-1835), professeur à la Faculté de médecine de Strasbourg de 1814 à sa mort, est considéré comme le *« père de la médecine légale française »*. (98)
[107] François BILLIOUX, ministre communiste, signe l'ordonnance n°45-2184 du 24 Septembre 1945 relative à l'exercice et à l'organisation des professions de médecin, de chirurgien-dentiste et de sage-femme, créant et organisant les Ordres des médecins, chirurgiens-dentistes, sages-femmes et pharmaciens, ainsi que leurs instances disciplinaires. La Cour européenne des droits de l'Homme par un arrêt de 1988 confirme l'autorité légitime de l'Ordre des médecins. (124.138)
Les Ordres des pédicures-podologues, des masseurs-kinésithérapeutes par la loi n° 2004-806 du 9 Août 2004, et celui des infirmières par la loi n° 2006-1668 du 21 Décembre 2006. L'Ordre national des vétérinaires est regroupé avec ceux des architectes, experts-comptables, géomètres experts, dans les professions dites « techniques » ou du cadre de la vie.

profusion de personnes psychanalystes « autoproclamés », pour mieux protéger les citoyens, *Marianne* a également réglementé l'utilisation du titre de psychothérapeute en 2004 [108] après de nombreuses années de combat comme l'indique le Docteur Bernard ACCOYER. (38.40.46)
En 2004, à côté de 13000 psychiatres, on comptait *« plus de 15000 « psychothérapeutes » dont la majorité sans diplômes ni garanties de probité et d'éthique. On estime à 3 à 5 millions les personnes consultantes par année. »*. (171)
Marianne a fait de même pour les ostéopathes en 2007 [109] (289) et pour les chiropracteurs[110]. (237)
Certains sexologues, médecins ou non, peuvent malheureusement avoir des pratiques très douteuses, ouvrant la voie à des abus et dérives auprès de personnes en quête d'une amélioration de leur bien-être, d'autant plus que l'Organisation mondiale de la santé a reconnu en 1974 le concept de « santé sexuelle ». [111] Pour contrer ces abus, s'est créée l'Association nationale contre les abus sexuels commis par les professionnels de santé (ANCAS/CPPS) en 1999. (62)

Les professionnels de la santé emploient habituellement des méthodes reconnues et validées.
Ils utilisent parfois des pratiques dites non conventionnelles à visée thérapeutique (PNCAVT) [112]; il en existerait plus de 400, la MIVILUDES

[108] Loi n° 2004-806 du 9 Août 2004 relative à la politique de santé publique, notamment concernant l'exercice de la psychothérapie. (43), ce dispositif a été renforcé par le décret n°2010-534 du 20 Mai 2010. (115)

[109] Nous relevons quatre principaux décrets : le décret n° 2007-435 du 25 Mars 2007 relatif aux actes et conditions d'exercice de l'ostéopathie, associé au décret n° 2007-437 du 25 Mars 2007 relatif à la formation des ostéopathes et à l'agrément des établissements de formation ; puis le décret n° 2008-1441 du 22 Décembre 2008 relatif à l'usage du titre d'ostéopathe et à l'exercice de cette activité ; enfin le décret n° 2012-584 du 26 Avril 2012 modifiant le décret n° 2007-435 du 25 Mars 2007 dans le but de clarifier la transposition de la directive 2005/36/CE du Parlement européen et du Conseil du 7 Septembre 2005 pour l'usage du titre d'ostéopathe. (289)

[110] La loi du 4 Mars 2002 relative aux droits des malades et à la qualité du système de soins donne une reconnaissance officielle du diplôme de chiropracteur. Les actes et conditions d'exercice sont réglementés par le décret n°2011-32 du 7 Janvier 2011 ; les chiropracteurs doivent être enregistrés auprès de l'Agence régionale de santé depuis 2013. (237)

[111] En 2002, il était estimé qu'environ 500.000 personnes consultent un sexologue, soit cinq fois plus que de sollicitations auprès de chirurgiens esthétiques. Conscients des dérives possibles, les sexologues se sont regroupés et ont œuvré pour mettre en place une formation qualifiante universitaire de trois ans en général sanctionnée par un examen, pour les médecins et les non médecins. (275)

[112] Certains points communs caractérisent ces PNCAVT : absence de preuves scientifiques, explications simples, simplistes données à des processus complexes, moyens de diagnostic « uniques » supposés suffisants en eux-mêmes ; méthodes dites « naturelles » sans effets secondaires relativement simples à mettre en œuvre, mais parfois coûteuses, praticien unique

dénombre plus de 1800 structures d'enseignement ou de formation à risques dans le domaine de la santé. La police nationale estimait à 80 le nombre de ces méthodes en 2001, à plus de 200 en 2005. (167)
Une estimation porte à 100 000 le nombre de praticiens de PNCAVT. (336)

La direction générale de la santé signale sur son site que l'efficacité de ces pratiques n'a pas toujours été démontrée scientifiquement ; elles ne peuvent donc pas prétendre à être dénommées médecine ; en outre la mise en place d'un traitement nécessite un diagnostic qui relève de la compétence du médecin. (25)
Un groupe d'appui technique (GAT) sur les PNCAVT a été mis en place auprès du directeur général de la santé afin de lutter contre les pratiques dangereuses et repérer des pratiques prometteuses. Il est composé entre autres de représentants des organismes publics impliqués dans la protection de la sécurité sanitaire et la qualité des soins[113].

Ces PNCAVT peuvent être sciemment utilisés par des professionnels reconnus en connaissance de cause et surtout des limites de celles-ci, en complément d'un traitement habituel et sans en détourner le patient. Reconnaissons aussi que certaines techniques non encore reconnues officiellement font l'objet d'étude de validation et peuvent avoir leur place dans l'arsenal thérapeutique actuel. (49) Nous trouvons ainsi certaines de ces pratiques en complément du traitement reconnu (plutôt dans les affections cancéreuses), mais jamais en alternative du traitement validé. (36.134)
Mais elles peuvent servir à détourner le patient d'un traitement adéquat, lui réduire ou faire perdre ses chances de guérison, voire lui faire courir un risque vital ; cela relève d'une pratique de charlatan (professionnel reconnu ou non) [114].
Parfois hélas, ces PNCAVT peuvent amener un patient dans un mouvement à caractère sectaire, par un professionnel reconnu ou non.

---

sans collégialité ou pluridisciplinarité, promesses de guérison même là où la médecine conventionnelle échoue. (36)

[113] La composition et les missions du GAT sont définies par l'arrêté du 3 Février 2009 portant création d'un groupe d'appui technique sur les pratiques non conventionnelles à visée thérapeutique qui fixe sa composition et ses missions :
« - *exercer (...) une fonction consultative d'aide à la conception, à la mise en œuvre et au suivi de la politique de lutte contre les pratiques non conventionnelles à visée thérapeutique dangereuses, et de repérage des pratiques prometteuses ; - de participer à l'élaboration des critères permettant d'apprécie et de hiérarchiser la dangerosité éventuelle d'une pratique non conventionnelle, ou son caractère prometteur ; - de participer à la conception et au suivi d'actions d'information et de prévention en direction du public* ». (23)

[114] Evoquons ici Steve JOBS fondateur d'Apple qui suivait des régimes végétariens depuis longtemps ; souffrant d'un cancer du pancréas, dont il devait décéder, refusant toute intervention chirurgicale, il s'est imposé un régime diététique encore plus strict, voire des jeûnes. (233)

Nous évoquerons le médecin charlatan, mais nous limiterons notre travail au médecin responsable d'une dérive sectaire ; l'exercice illégal de la médecine par un non-médecin ou les pseudo-thérapeutes « auto-formés et auto-proclamés » ne seront pas traités ici.

Section 1
Les inquiétudes d'Hippocrate : la pratique médicale menacée

§ 1 : Les conditions d'exercice

A l'issue de sa formation médicale, le futur médecin prête à la fin de sa soutenance de thèse le serment d'Hippocrate, par lequel il jure de respecter ses engagements vis-à-vis des malades, de la société et de ses confrères.
Nul ne peut exercer la profession de médecin s'il ne respecte pas les dispositions de l'article L.4111.1 du Code de santé publique :

- Etre titulaire d'un diplôme qui doit être délivré par une Université française, ou reconnu réglementairement, en application de l'art. L.4131-1 du Code de santé publique ;
- Etre de nationalité française ou andorran, ressortissant d'un pays de l'Union européenne ou précisé dans le texte ;
- Etre inscrit à l'Ordre des médecins conditionne la possibilité d'exercer la profession de médecin. Les obligations déontologiques s'imposent à tous les médecins, dont l'article 1 du Code de déontologie (art. R.4127-1 du CSP) : qui porte sur le respect des dispositions dudit Code.
- Toutefois les médecins militaires ne sont pas tenus de se faire inscrire auprès de l'Ordre des médecins, ni les médecins ayant qualité de fonctionnaire de l'Etat ou d'agent titulaire d'une collectivité locale. (art. L.4112-6 du CSP).
- Cette exemption d'inscription existe également pour le médecin ressortissant d'un Etat membre de l'Union européenne ou partie à l'accord sur l'Espace économique européen, dans le cadre de prestations de services, sous réserve d'une déclaration préalable au ministre chargé de la Santé. (art. L.4112-7 du CSP).

En France, le titre de médecin [115] est protégé par l'article L. 4162-1 du CSP , conforté par les articles L. 4111-1 et L. 4111-2 du même Code : *« nul ne peut exercer la profession de médecin s'il n'est inscrit à un tableau de*

[115] Si le titre de médecin est protégé ; le terme médecine ne l'est pas (arrêt Cour de cassation, Chambre civile 1, 16 Octobre 2008, 07-17789. (22)

l'Ordre des médecins » ; l'usage prévaut que le titre de « docteur » donné à quelqu'un implique la compétence en l'exercice de la médecine, tandis qu'une personne ayant obtenu un doctorat dans une Faculté autre que médicale, est « docteur en... ».

Le médecin est autorisé à pratiquer tous les actes autorisés par la Loi, nécessaires à sa mission, sous réserve d'une compétence nécessaire et reconnue pour certains actes. [116]
Si le médecin est libre de ses prescriptions thérapeutiques, et responsables ; il ne peut le faire qu'en respectant le cadre réglementaire, dont celui particulièrement strict en ce qui concerne les stupéfiants et les produits de substitution aux opiacés.
Le médecin se doit de maintenir ses connaissances médicales actualisées, même si le cadre réglementaire de la formation médicale continue n'est pas encore formalisé.

Marianne a reconnu aux médecins le principe de la clause de conscience, définie comme *« le droit de refuser la réalisation d'un acte médical pourtant autorisé par la loi, mais qu'il estimerait contraire à ses propres convictions personnelles, professionnelles ou éthiques »* ; mais ce principe ne doit pas conduire à des abus, dont celui de refuser une vaccination obligatoire. (183)

§ 2 : L'emprise du médecin

1. Le médecin

1.1. Le médecin et la secte

1.1.1. Pourquoi certains médecins entrent-ils dans une secte ?

La profession de médecin, malgré une éducation scientifique, ne protège pas contre l'irrationnel, et le médecin reste un homme avec les mêmes attentes que tout citoyen.
Si une fragilisation psychologique par stress, anxiété, dépression (secondaire à des situations familiales ou professionnelles) peut affaiblir ou altérer le raisonnement d'une personne, dont le médecin, ces conditions ne sont pas obligatoires.

---

[116] Si le médecin ne peut pas impunément porter atteinte à l'intégrité physique : l'acte doit être autorisé et nécessaire ; *Marianne* a donc progressivement modifié la législation afin d'autoriser entre autres: l'avortement, la stérilisation, la chirurgie pour transsexualisme, la chirurgie esthétique, la chirurgie de transplantation par donneur vivant.

Il peut comme tout un chacun trouver dans les théories proposées des réponses métaphysiques, ésotériques à ses questionnements ou accepter de nouveaux principes et idéaux de vie.
Un sentiment d'impuissance ou d'échec face à la maladie ou la mort de patient peut parfois amener le médecin vers une secte, de même que la conviction en des « théories nouvelles », utilisant souvent les PNCAVT, dont il a été persuadé du bien-fondé et des possibilités d'une meilleure prise en charge de ses patients.
D'après M. Vincent BOGGIO, la secte « Saint-Erme » dénombrait 72 médecins parmi ses adeptes. (160)

1.1.2. Pourquoi certains médecins deviennent-ils gourous ?

Aucune hypothèse ne peut être privilégiée, mais nous retiendrons entre autres :

- une pathologie psychiatrique (ancienne ou non) ;
- un sentiment de puissance sur les autres ;
- devenir le « thérapeute divin », le découvreur de la panacée, voire de « l'élixir d'immortalité » ;
- ou simplement l'appât du gain ;
- et malheureusement un moyen d'assouvir des fantasmes sexuels.

Pour le Docteur Jean-Marie ABGRALL, il n'y a pas de gourou sans paranoïa ; car *« (...) c'est cette psychose qui lui donne le sentiment d'être différent du reste de l'humanité, c'est elle aussi qui va lui donner la conviction qu'il a un rôle de leader et de guide à jouer ».* (60) Cette pathologie permet la construction irrationnelle de la secte.
L'analyse des écrits de L. Ron HUBBARD, fondateur de la « scientologie » par M. Thierry LAMOTE, docteur en psychanalyse et psychopathologie, illustre ce fait. [117]

---

[117] D'après lui, l'étude de la « scientologie », permet d'observer *« l'un des rares grands systèmes paranoïaques de la seconde moitié du XXème siècle ».* Pour lui, la psychose de L. Ron HUBBARD démarre en 1938 après une anesthésie, par une bouffée délirante, il écrira alors ses premiers romans de science-fiction. Alors qu'il est lieutenant de marine en guerre, il présente une importante crise en 1943, il systématise son délire quiescent : acte de naissance de la dianétique, dont le but est d'atteindre un « éveil spirituel » qu'il nomme état de « Clair », il serait alors possible de soigner les troubles psychosomatiques.
Vient alors la scientologie seconde phase d'un délire religieux, avec Xenu, la figure emblématique. L'individu doit subir l'audition dianétique pour atteindre le niveau « Clair », puis l'audition scientologique lui permet d'être initié religieusement en atteignant le niveau OT III (Thétan Opérant de niveau III). Ne peuvent poursuivre que ceux qui adhèrent à l'histoire de Xenu, une douzaine de stades jusqu'au niveau OT XV, mais actuellement seuls les 8 premiers niveaux sont ouverts (obligeant l'adepte à payer des livres et formations).
« L'originalité du système scientologue, c'est qu'il est basé sur les principes de la démonstration scientifique : il dit une vérité quasi mathématique, comme deux et deux font 4, qui ne se discute pas. Ce n'est pas vraiment un système de croyance qui, en ouvrant un espace au doute, en autorisant un

Peut-il y avoir des gourous-médecins animés d'une « béatitude mystique » sans ressentiment d'hostilité vis-à-vis de la société, simplement convaincus de « leurs vérités » ?
Les experts psychiatres qui ont examiné nos confrères pourraient nous le dire, nous n'avons pas la réponse.
Enfin, déçu ou non par son travail dans une société matérialiste, un médecin peut vraisemblablement considérer que l'emprise sectaire est un moyen comme un autre d'augmenter ses revenus (« les affaires étant les affaires ») et, sans être lui-même convaincu par les théories employées, il les utilise dans un but purement mercantile, bien peu soucieux d'exiger parfois des sommes exorbitantes pour sa méthode de « dérapeute ». (42)

1.2. Le médecin sectaire

1.2.1. Le médecin gourou

Le médecin est l'acteur principal de la secte, le « chef spirituel » de celle-ci, pouvant y exercer éventuellement sa profession à des fins détournées.

Les évènements de l'Ordre de Temple Solaire (OTS), sont encore présents à l'esprit de beaucoup ; cette secte qui promettait à ses adeptes un transfert sur Sirius, a été fondée par Luc JOURET, diplômé de l'Université libre de Bruxelles, s'étant ensuite spécialisé en homéopathie, en collaboration avec Joseph Di MAMBRO et Michel TABACHNIK.
« A travers ses conférences sur les problèmes de santé, de bien-être, d'écologie avant l'heure, Luc JOURET attirait des adeptes auxquels il ne parlait pas de la mission du Temple solaire (sauver l'humanité) afin de ne pas les faire fuir, mais à qui il racontait comment prendre en charge leurs propres problèmes de santé grâce à des méthodes naturelles et comment assurer leur survie face à l'Apocalypse qui allait arriver, de façon à permettre au petit nombre d'élus qu'ils constituaient de reconstruire la planète ». (44)

---

point sans garantie –comme le mystère du tombeau du Christ pour les chrétiens- permettrait une certaine liberté. Tout y est quadrillé : l'adepte n'a aucun espace vide où respirer ».
M. Thierry LAMOTE compare la scientologie à une entreprise néolibérale dont le fonctionnement se base sur une logique de directives et règles de procédures anonymes à respecter, prises anonymement, plus personne n'endossant une quelconque responsabilité, sans hiérarchie ou point fixe, dans un état instable et mouvant. *« Hubbard n'a jamais vraiment réussi à prendre sa place dans la hiérarchie, l'église d'ailleurs ne s'est développée qu'après sa disparition en mer, en 1967. Le chef s'en est lui-même retranché en tant que sujet. (...) ».* (231)
La chlorpromazine, phénothiazine sans propriété histaminique, n'est synthétisée qu'en 1950, commercialisée par la suite sous le nom de Largactil®. Henri LABORIT (1914-1995), chirurgien des armées et neurobiologiste, constate que cette molécule, utilisée seule ou en association, provoque des effets de désintéressement psychique et en conçoit des applications psychiatriques. En 1954 l'efficacité et les effets secondaires de ce traitement, classé alors sous le générique de neuroleptique, seront connus, permettant un usage thérapeutique dans les psychoses chroniques. (188.210.305)

Nous pouvons évoquer le Docteur Ryke Geed HAMER, médecin allemand, théoricien de la « nouvelle médecine germanique » ; il écarte tout facteur génétique ou environnemental des pathologies, il prône une médecine fondée sur les capacités libérées d'auto-guérison du malade, tout autre traitement étant à proscrire, car il réduirait à néant le traitement ainsi proposé.
Très marqué par le décès de son fils, il plonge dans la déraison et édicte sa « loi d'airain du cancer » [118] : *« le cancer débute toujours par un choc extrêmement brutal, un conflit aigu et dramatique, vécu dans l'isolement et perçu par le malade comme le plus grave qu'il ait jamais connu »* [119] qu'il désignera sous le nom de « Dirk HAMER syndrom » en hommage à son fils ; en application de ce principe, il établira que de nombreuses affections ont une cause similaire.
Il est frappé d'interdiction d'exercice dans son pays en 1986, une première plainte est déposée à son encontre en France en 1996, il est condamné en appel le 1° juillet 2004 pour escroqueries et complicité d'exercice illégal de la médecine [120] à trois ans d'emprisonnement, avec mandat d'arrêt ainsi qu'à verser des dommages et intérêts à la partie civile. Entouré d'un réseau, il existe toujours une « tête de pont » infirmière de surcroît ; ses anciens élèves sont devenus formateurs de cette méthode, dispendieuse et non validée scientifiquement (40.61.167)

---

[118] En croisière près de l'île de Cavalo en Italie pendant les vacances en 1978, lors d'un mouillage, le 17 Août à 3heures du matin, son fils, Dirk, âgé de 19 ans, est atteint par une balle tirée par le prince héritier d'Italie, à bord d'un yacht voisin. Son fils décède le 7 Décembre 1978 des suites de ses blessures dans une clinique de Heidelberg. Le prince héritier ne sera condamné que treize années plus tard d'une peine modérée pour détention d'armes. Le docteur HAMER présente en Février 1999 un cancer du testicule, traité classiquement, il en guérit, et le père du prince héritier d'Italie développe un ostéosarcome. Il conçoit dès 1980 sa théorie « la loi d'airain du cancer ». (61.192)
Interdit d'exercice en Allemagne en 1986 et en Autriche, il est condamné en 1997 à *« à 18 mois de prison fermes à Köln pour exercice illégal de la médecine en Allemagne suite à la plainte de la famille PIHAR, dont la fille Olivia, 8 ans, atteinte d'un cancer, est hospitalisée d'urgence après arrêt des traitements traditionnels en respect de ses méthodes »*
En France, il est poursuivi suite à une *« plainte pour complicité d'exercice illégal de la médecine et non-assistance à personne en danger suite au décès par cancer du sein de l'épouse de Monsieur TRIGON avec refus d'hospitalisation »*. En fuite, il est toutefois condamné par défaut en Mars 2001 par le tribunal de Chambéry, puis il est condamné le 1° juillet 2004 par arrêt réputé contradictoire de la Cour d'appel de Chambéry à 3 ans d'emprisonnement. Un mandat d'arrêt européen est lancé, les services d'Interpol saisis. Il sera finalement arrêté le 9 septembre 2004 à Malaga en Espagne, puis incarcéré le 20 octobre 2004 à Fleury Mérogis pour purger sa peine de 3 ans de prison ferme pour complicité d'exercice illégal de la médecine et non-assistance à personne en danger. (192) Son pourvoi en cassation est rejeté par la chambre criminelle de la Cour de cassation. Par arrêt de la Cour d'appel de Paris du 9 Février 2006, il bénéficie d'une libération conditionnelle à compter du 15 Février 2006. (35)
[119] Selon un principe similaire, il est rapporté qu'une dépression favorise le cancer, or il n'y a aucune corrélation entre les deux. (340)
[120] Son pourvoi auprès de la Cour de Cassation sera rejeté le 31 Mai 2005 (Cour de Cassation, Ch. crim. N° 04-85341, 31 Mai 2005).

Les disciples de l'« école HAMER » sont le Dr Alain SCOHY, le Dr Claude SABBAH, créateur de la « biologie totale des êtres vivants » ou bio-psycho-généalogie, gardant comme postulat la loi d'airain de HAMER il rajoute *« la notion de filiation du conflit qui se situerait dans les générations ascendantes. C'est ce qu'il nomme le transgénérationnel »* (192), lui-même « maître à penser » du Dr Gérard ATHIAS, s'étant retiré de l'Ordre des médecins, il a créé le « collège international Gérard ATHIAS- Guérir autrement ». (192)

Rappelons aussi le mouvement GRAAL, où des médecins ont fait interrompre des traitements de patients, dont feue Madame Evelyne MARSALEIX, âgée de trente-sept ans, atteinte d'un cancer du sein : *« ces médecins l'ont conduite à interrompre sa chimiothérapie et à subir un traitement différent, consistant essentiellement en un jeûne et en l'absorption de jus de citron ou de choses de ce genre »* (41) *« elle est allée jusqu'à accepter, durant son jeûne de trois semaines, d'être traitée avec des produits que des vétérinaires utilisent pour soigner le cancer de la mamelle de la chienne (...) de recevoir sur un sein énorme, violacé, des soins de cataplasmes d'argile ».* (51) Tout cela après avoir été orientée vers ces médecins sur les conseils d'une connaissance, rendez-vous donné dans les deux jours, alors que d'autres praticiens ne proposaient rien avant un mois, et qu'elle voulait un deuxième avis pour son affection dont on venait de lui annoncer le diagnostic.

Evoquons aussi le centre TAKIWASI (connu sous le nom « La Maison qui chante »), fondé par le Docteur Jacques MABIT en 1992 à Tarapoto au Pérou, initialement ouvert pour traiter les toxicomanes de cette région et faire des recherches sur les médecines traditionnelles, qui s'est élargi au « tourisme chamanique » ; où les participants, « purifiés » par un régime alimentaire sévère selon un rituel précis, associé à un rituel de purge et des contraintes physiques, peuvent enfin goûter un breuvage visionnaire à base d'ayahuasca (aux effets similaires au LSD). De même, l'Institut français d'expérimentation sur les thérapies traditionnelles (IFRET), association fondée en 1991, qui dirigeait ses adhérents vers le centre TAKIWASI, avec qui travaillait le Docteur Michel MOURET, psychiatre, sanctionné en 2003 par le Conseil de l'Ordre des médecins. (298.299.311)

Citons ce médecin acupuncteur, qui s'est fait radier à sa demande de l'Ordre des médecins en 2007, qui propose un décodage énergétique (par courrier pour 80 euros), des séances de « canalisation analytique », des « conseils pour les affaires » ainsi que la vente de cristaux sensés être des outils d'évolution de conscience et thérapie vers une cinquième dimension, sans oublier des stages payants, mis en examen pour « abus de faiblesse par personne dirigeant un groupement poursuivant des activités créant, maintenant ou exploitant la sujétion psychologique » en décembre 2012. (280.300)

1.2.2. Le médecin « collaborateur » du gourou

Dans ce cas, le médecin sans être le gourou de la secte, souvent bien placé au sein de sa hiérarchie, y fait « bonne figure ». Il peut y jouer un rôle :

- par son action propre en tant que thérapeute (prescription inappropriée ou détournée d'un médicament, dont les stupéfiants, rédaction de faux certificats médicaux) ou scientifique médical ;
- par l'autorité et les valeurs que la société confère au médecin, apportant ainsi une caution morale et scientifique ;
- en tant que promoteur et/ou utilisateur des techniques ésotériques ou prescripteur de la thérapeutique sectaire ;
- en tant que recruteur au profit de la secte auprès de ses patients en les invitant à la découvrir « pour leur plus grand bien ». (55.56.160)

Pour illustrer ce cas, évoquons la secte « Aum » [121], dont le gourou est Shoko ASAHARA, bien connue depuis son action du 20 mars 1995 : l'attentat au gaz sarin dans le métro de Tokyo. Ikuo HAYASHI, chirurgien vasculaire très réputé, converti par les enseignements charismatiques du gourou, abandonne sa carrière en 1990. Il percera une des deux poches contenant le liquide toxique qui se reprendra dans la rame A725K de la ligne Chiyoda : deux personnes y sont mortes, deux cent trente et une gravement blessées. C'est lui qui a préparé les seringues hypodermiques d'antidote de sulfate d'atropine que détiendra chacun des membres de l'équipe lors de l'attentat. (116)

Rappelons ici l'existence de la « Communauté des Béatitudes » (nommée ainsi depuis 1991, initialement créée en 1973 sous le nom de la « Communauté du Lion de Juda et de l'Agneau immolé » par M. Gérard CROISSANT et son épouse) ; dont le gourou, ordonné diacre en 1978 sous le nom de Frère Ephraïm, proposait des « visites de l'Esprit-Saint » par des relations sexuelles avec ses victimes. Avec M. Philippe MADRE, gynécologue, qui lui succédera, et M. Bernard DUBOIS, il avait conceptualisé, la théorie de l'Agapé-thérapie, doctrine de guérison psycho-spirituelle, utilisant aussi les faux souvenirs. M. Philippe MADRE sera accusé en 2005 d'abus sexuel par personne ayant

---

[121] La secte « Aum » s'est « spécialisée » dans le bioterrorisme, par des tentatives d'action avec les agents du botulisme, l'anthrax, elle a tenté d'obtenir le virus Ebola, au Zaïre. Elle avait réussi à monter une unité de production de gaz sarin. Avant son action de 1995, elle avait déjà commis un attentat au gaz sarin en Mai 1994. Ce gaz sarin est vingt six fois plus mortel que le cyanure, une goutte de la taille d'une tête d'épingle suffit à tuer un homme. (116)

autorité ; *« il donnait en sa qualité de médecin la pilule contraceptive à des sœurs et proposait lui aussi des « unions spirituelles ». »* (185)

La doctrine de la « Nouvelle médecine » fondée sur « une épuration et une purification » créée par Mme Yvonne TRUBERT, au sein de la structure I.V.I., se caractérise par une pratique *« d'harmonisations [122] et vibrations (...), la médecine dite mariale [mer=mère=Marie ; alliance de religion, écologie et médecine quantique, fondée sur l'étude des commandes et réactions des champs quantiques émis et reçus par l'organisme vivant, métallique et aquatique »* (192), pouvant se résumer en « prier, aimer, guérir ». Cette doctrine a pour « co-concepteurs-fondateurs » [123] deux médecins.

La secte « Saint-Erme » agissait sous couvert de deux sociétés scientifiques : la SIRIC (Société internationale de recherche interdisciplinaire sur la communication) et la SIRIM (Société internationale de recherche interdisciplinaire sur la maladie) ; elle comprenait 380 adultes trentenaires pour la plupart, parmi lesquels 72 médecins, une vingtaine de professeurs d'université, des psychiatres, psychologues, psychothérapeutes et infirmières ; les faux souvenirs induits (et nécessairement incestueux) y étaient légion. (368)

Nous pouvons évoquer le rôle d'un médecin soulevé lors du jugement rendu par le Tribunal de grande instance de Nantes lors du procès de la secte apocalyptique « Néophare » *« (...) [des] membres de Néophare ont multiplié les arrêts de travail justifiés au besoin par des certificats médicaux de complaisance (cf D144) (...) »* (59) lui-même membre de la secte, favorisant ainsi les agissements de celle-ci.
De même, relevons les propos du Docteur Serge BLISKO, président de la MIVILUDES, devant la commission d'enquête du Sénat en 2012 : *« sur*

---

[122] M. Daniel CHAUVIN décrit l'harmonisation d'une personne, qui ne peut être faite qu'avec son consentement : *« elle est allongée sur un lit, habillée, recouverte d'un drap, les yeux fermés. Nous nous agenouillons au bord du lit et procédons à une gestuelle sur le corps, pas un massage, plutôt une caresse, sans équivoque, tout en priant intérieurement, en silence, durant tout le protocole qui dure une vingtaine de minutes. Conformément à l'héritage de Mme TRUBERT, la prière est centrale dans cette action. Nous récitons des prières chrétiennes et faisons des rosaires. Nous prions pour l'humanité, pour la résolution des conflits, pour nos dirigeants, nos chômeurs, pour ceux qui souffrent ... »* Mme Catherine CORDIER DE BARTHA précise : *« Notre prière intérieure et notre amour pendant ce gestuel permettent de lui remettre de l'harmonie dans ses centres d'énergie. La personne n'a pas besoin de savoir ni de participer. Si elle le souhaite, nous lui expliquons la démarche »* ; où se trouve le consentement libre et éclairé exigé pour le médecin ? (53)

[123] D'après le Dr Armelle GUVIER ces « co-concepteurs-fondateurs » sont les Drs Maud André VILGRAIN, médecin homéopathe *(TRUBERT Y., VILGRAIN M.-A. : Homme nouveau-médecine nouvelle, Boulogne –Billancourt, IVI, 1983)* et Nadine SCHUSTER *(SCHUSTER N. : Médecine quantique, comprendre l'origine de la maladie pour enfin la traiter. Paris, Guy TREDANIEL Ed., 2002).* (192)

internet, les sites les mieux référencés en matière de vaccination sont ceux des groupes anti-vaccinaux donnant l'adresse de médecins délivrant des certificats de complaisance ». (33)

Nous pouvons évoquer la réponse d'une mère (dont l'enfant n'était pas vacciné par refus du père - membre d'une secte-) à la question de M. Jacques MEZARD, lors de l'enquête du Sénat, de savoir si un médecin avait reçu l'enfant, expliquant ainsi la délivrance d'un faux certificat de vaccination : *« Non. Ils se passaient entre eux l'adresse d'un médecin qui travaillait à l'acte, sans connaître du tout les patients ».* (57)

Ou les propos de M. Philippe VUILQUE dans son rapport pour l'Assemblée nationale : *« environ soixante-dix mouvements déconseillent toute vaccination (...) S'adressant aux parents désireux de se soustraire à leurs obligations légales, ils les encouragent vivement à s'adresser aux médecins adeptes de ces mêmes mouvements « qui n'hésitent pas parfois à délivrer de faux certificats de contre-indication à la vaccination ».* » (1)

2. La méthode

2.1. L'ascendant du médecin

Pour les juristes, la relation médecin-patient se compare à un « contrat médical », depuis l'arrêt MERCIER, à double sens : compétence et soins d'un côté, acceptation de la démarche thérapeutique et rémunération de l'autre. (69)
Lors de la consultation, le patient se révèle, se livre, dévoile sa fragilité, ses inquiétudes, sa vulnérabilité. Ses connaissances, tant celles concernant sa santé que celles plus générales, peuvent être limitées ou réduites malgré une explosion de sources informatives. Le patient est dépendant du médecin.
La « substantifique moelle » des propos du Professeur Louis PORTES est encore d'actualité : *« le consentement éclairé du malade n'est, en fait, qu'une notion mythique. Le patient, à aucun moment, ne connaissant au sens exact du terme, vraiment sa misère, ne peut vraiment consentir ni à ce qui lui est affirmé, ni à ce qui lui est proposé, si du moins, nous donnons à ce mot consentement sa signification habituelle, d'acquiescement averti, raisonné, lucide et libre »* (1950, communication à l'Académie des sciences morales et politiques). (201)

Même si la Loi Kouchner donne au patient la possibilité d'être « acteur » de sa santé quant aux décisions à prendre lors de soins, la relation médecin-patient reste tout de même asymétrique entre celui qui a le savoir et celui qui ne l'a pas.

Le patient suppose que toute action proposée par le médecin le sera pour son bien ; il idéalise ainsi le thérapeute et attend de lui respect et absence d'abus. Le contexte de la relation médecin-patient sanctuarise le pacte social et tacite de la communication que le Docteur Jean-Marie ABGRALL définit comme *« le présupposé de sincérité et de véracité ».* (60)
Ce présupposé est symétrique, tant du médecin envers le patient que du patient envers le médecin.
Dans le colloque singulier médecin-patient, le médecin se doit d'être consciencieux et compétent, et le malade confiant dans le médecin, ce qui permettait au Professeur Louis PORTES de dire *« tout acte médical n'est, ne peut être et ne doit être, qu'une confiance qui rejoint librement une conscience ».* (1954, A la recherche d'une éthique médicale).

Lors de la consultation, le patient se met à nu psychiquement et physiquement ; la relation de confiance entre le patient et le médecin établit automatiquement un transfert. Cette relation, compte-tenu de la personnalité des protagonistes peut être sexualisée, parfois érotisée. Mais en aucun cas elle ne doit se « génitaliser ».
Même si l'on pense rendre les praticiens interchangeables dans le quotidien de leur exercice, nous constatons que la relation médecin-patient reflète si ce n'est une emprise, au moins une confiance très marquée, comme le prouve le refus de patient de consulter le remplaçant du praticien habituel. Cette ascendance qui peut s'approcher d'une emprise, n'est pas obligatoirement recherchée par le médecin ; même s'il peut s'en trouver honoré.
L'ascendance du médecin, par sa position d'autorité morale, peut écraser le patient ; la personnalité propre du médecin peut même imposer au patient une position régressive.
La tentation peut exister pour un médecin de devenir le « mentor » de ses patients, d'aller au-delà de la curiosité envers son patient par une immixtion de sa vie privée jusqu'à en abuser.
Cet abus de confiance, par personne ayant autorité, peut conduire jusqu'à une emprise pouvant elle-même devenir sectaire.
De prime abord, le patient ne soupçonne pas le médecin d'être le représentant d'une secte ou son gourou.

Cette relation médecin-patient, invariablement asymétrique à l'encontre du patient, est reconnue comme telle par *Marianne* qui, considérant le médecin « en tant que personne ayant autorité », qualifie de circonstance aggravante ce statut dans l'analyse de certains faits délictueux.
Nous pouvons donc décrire trois types de relations médecin-patient :

- l'ascendance : le médecin sachant et le patient confiant, avec discussion argumentée ;

- la prégnance : obéissance et confiance envers le médecin par le patient ; le plus souvent accordées par le patient sans que le médecin ne les recherche ; mais parfois voulues par le médecin imbu d'autorité ou de pouvoir ;
- l'emprise : où le médecin manœuvre pour que le patient lui accorde obéissance et confiance absolue, dans un but malhonnête, voire d'embrigadement dans un processus sectaire.

La lecture des motivations du rejet du pourvoi formulé par un médecin qui demandait l'annulation de son renvoi devant la Cour d'assise de Loire-Atlantique, reprenant le témoignage d'une patiente victime, permet d'imaginer l'emprise subie :

> *« (...) C.X. (...) a reconnu avoir obtenu de G.Y. (...) qu'elle pratique sur lui des fellations à plusieurs reprises, à l'occasion de séances à visées prétendument psychothérapeutiques ; que C.X. s'est appliqué, en tirant profit de la grande détresse psychique de G.Y. et de sa crédulité, à la convaincre qu'elle devait se soumettre à des actes sexuels pour aller mieux, tout en la persuadant que ce qu'il lui faisait faire n'était pas mal, malgré le sentiment de honte et de culpabilité qu'elle éprouvait (...)* [relevant ainsi sa capacité à cautionner et légitimer] *les actes qu'il imposait à sa patiente pour sa satisfaction personnelle, sous couvert d'une démarche de soins (...) que les expressions employées par G.Y. (...) pour décrire ce qu'elle ressentait et expliquer qu'elle se soit prêtée aux fellations sollicitées par C.X. traduisent cette contrainte exclusive d'un consentement éclairé : « j'étais comme un pantin entre ses mains (...), j'étais obéissante comme une adepte (...) j'étais comme une adepte dans une secte (...) j'étais sous influence, obéissante, manipulée, envoûtée, comme s'il était un gourou (...) j'étais manipulée psychologiquement (...) je n'avais pas le choix, j'étais incapable de réfléchir de dire non, de me révolter, je pensais que le docteur X. faisait ce qu'il faisait pour mon bien ; je ne comprends pas pourquoi je faisais cette route, pourquoi j'allais vers une chose qui était contre nature, disons que j'allais devant mon bourreau et après la séance je devais tout oublier (...) j'étais complètement embrigadée avec son enrobage de prières (...) pendant trois ans il m'a mise en condition, il m'a préparée psychologiquement, c'était comme un gourou on s'exécute même si on n' est pas consentante ; j'étais devenue obéissante ; je me disais c'est un homme de science donc il doit savoir ce qu'il fait ; j'étais comme hypnotisée, les fellations ne me plaisaient pas du tout, j'éprouvais un dégoût (...) il agissait sous couvert de religion ; on récitait des chapelets. Il me disait qu'il*

priait pour ses patients. » (...) qu'interrogé par les policiers sur la question de savoir si la fellation fait partie de ces thérapies à médiation-psycho corporelle, il a répondu : « vous savez bien que non », ce dont il se déduit qu'il n'a pu se tromper lui-même sur le fait qu'il abusait sexuellement d'une femme qui n'était pas en mesure de lui résister (...) qu'il résulte de ce qui précède les charges suffisantes contre C.X. d'avoir commis des actes de pénétration sexuelle sur la personne de G.Y. avec la circonstance qu'il a abusé de l'autorité conférée par ses fonctions, et ce, entre le 1° janvier 1998 et le 31 décembre 2000, et non entre le 1° janvier 1995 et le 31 décembre 2000, comme énoncé à tort dans l'ordonnance de mise en accusation, la partie civile reconnaissant elle-même qu'il n'y a pas eu d'actes de pénétration sexuelle les trois premières années (soit 1995, 1996 et 1997) ;(...) » (C. cass. ch. crim., n° 09-82661, 08 juillet 2009). (23)

2.2. Les pratiques à risques

Nous avons vu que le praticien pouvait hélas dévoyer sa mission première dans un but mercantile, d'escroquerie, ou pour assouvir ses pulsions sexuelles (dont l'affaire du Dr TORDJMAN [124], sexologue, a été une des plus retentissantes) (212.276) ou malheureusement dans le but de mettre sous emprise sectaire des patients, permettant d'assouvir sa puissance et besoin de reconnaissance, accréditant l'idéologie qu'il a formée.
Sa position d'ascendance sur le patient lui permet de concrétiser cela plus facilement avec des techniques non validées scientifiquement, car plus facilement « explicables » et « imposées » par l'idéologie irrationnelle paradoxalement acceptée plus aisément.

En effet notre société remettant en cause toute légitimité et ordre, qui semble arbitraire, paraît admettre certains points de vue sans critique aucune, alors qu'à l'inverse elle exige le zéro faute ou la sécurité maximale pour d'autres. Comme le dit Mme Catherine PICARD (48), l'attrait de ces techniques repose sur une conception « holistique » confortée par le « New-Age », *« où tout est dans tout, hors de tout cadre, de tout système de référence, ce qui permet d'entretenir toutes les confusions ».* Alors que grâce aux progrès de

[124] Relatant les faits reprochés au Dr TORDJMAN, dont une confusion de l'examen clinique se transformant en pratique sexuelle qu'il conteste, les journalistes indiquent : *«(...) Explorer n'est pas caresser. Pour se justifier, le célèbre sexologue consacre en 2001 l'éditorial de sa revue Les cahiers de sexologie clinique à cette affaire : « Entre geste diagnostique ou thérapeutique et geste sexuel, ou interprété comme tel, la limite peut être difficile à trancher pour quelques patientes fragilisées et endoctrinées (...) Les examens que nous pratiquons chez ceux qui nous consultent pour un dysfonctionnement sexuel conservent un caractère strictement médical ». En clair, les victimes n'auraient pas compris : elles auraient confondu toucher vaginal et masturbation (...) ».* (276) « Endoctrinement » … quand tu nous tiens …

la médecine, la rigueur de Claude BERNARD, les travaux de Louis PASTEUR et bien d'autres illustres médecins (et d'innombrables médecins besogneux convaincus de ces idées) l'espérance de vie n'a fait que croître et les conditions d'existence s'améliorer, les citoyens ont besoin de soins « complémentaires, alternatifs, parallèles », contestant le monopole de la santé, et les critères scientifiques et leur efficacité. Il est vrai que certains scandales sanitaires (transfusion sanguine et transmission du sida, hormone de croissance, amiante, médicaments -dont le Médiator-, prothèses) (41), revirements ministériels (vaccination contre l'hépatite B) ou stratégie sanitaire (vaccination contre la grippe H1N1) ont suscité beaucoup d'émois et d'interrogations.
Ainsi les PNCAVT auront toutes les faveurs du gourou.

Par ses activités annexes (administratives, gestionnaires), des pratiques médicales normées, le médecin semble accorder moins de temps au patient, à son besoin narcissique d'être pris en charge globalement (et paradoxalement le patient préfère voir un médecin spécialiste d'organe et accepte mal le passage obligé par le médecin traitant qu'ont imposé les caisses de sécurité sociale, dans le but, il est vrai d'économie, mais qui permet une vision globale aussi) ; dès lors toute pratique qui permet de combler ce besoin du patient, d'avoir le sentiment d'une prise en charge complète, d'être considéré comme un individu, de ne pas être un numéro anonyme, sera accueillie favorablement. Le patient acceptera plus facilement de donner aveuglément sa confiance. Un médecin déviant détient alors un pouvoir accru en utilisant de telles méthodes.
Mû par une paranoïa, le médecin déviant peut trouver par une PNCAVT un moyen ou les raisons de devenir un gourou. Nous constatons alors un renversement du paradigme actuel, qui nécessite des preuves scientifiques ; les méthodes employées trouvent des explications irrationnelles, ne pouvant être comprises que selon les interprétations (changeantes dans le temps et selon les situations) du gourou. Les insuccès thérapeutiques seront présentés comme des fautes du patient ou son refus de guérir.
Beaucoup de ces méthodes trouvent leurs racines dans d'anciennes théories ou pratiques, qui pouvaient alors être compréhensibles et conformes aux idées et valeurs de l'époque, les moyens scientifiques étant alors inexistants ou réduits ; toutefois les progrès de la science moderne ont permis de faire évoluer certaines notions, devenues parfois dépassées. Paradoxalement là encore, éblouis par la « redécouverte » de ces notions remises au goût du jour, ignorant l'évolution de la pensée scientifique, certains prendront ces « nouveautés » comme des vérités premières, sans se remettre en question ni s'interroger.
Nous n'allons pas faire le point sur chacune de ces méthodes si nombreuses. Les ouvrages du Dr Jean-Marie ABGRALL Les charlatans de la santé (61),

de Thomas SANDOZ Histoires parallèles de la médecine (128), offrent un panorama de l'évolution de la pensée médicale et des fondements de certaines théories, celui de Simon SINGH et Edzard ERNST Médecines douces info ou intox ? (132) propose quant à lui une analyse méthodique rigoureuse de certaines pratiques.

Si nous constatons un manque de rigueur ou de données scientifiques valables à ces PNCAVT, soyons vigilants et sachons aussi réévaluer nos thérapeutiques, d'après les études récentes [125] leur bénéfice thérapeutique se révélant plus de l'effet placebo que d'un effet thérapeutique propre.

Répétons-le encore, ce qui est condamnable, c'est l'usage détourné de ces pratiques, pouvant faire perdre une chance de traitement et guérison d'un patient, ou l'abusant frauduleusement.

La MIVILUDES regroupe ces PNCAVT en cinq grandes familles :

- les méthodes « psychologisantes » reposant souvent sur la culpabilité du malade et une revendication d'un mieux-être : dont le « décodage biologique » et pratiques assimilées (dont celle du Dr HAMER), les psychothérapies déviantes (faux souvenirs induits), la programmation neurolinguistique (PNL), l'ennéagramme, l'EMDR (eye movement desensitization and repossessing) ;
- les méthodes par massages ou apposition des mains : la fasciathérapie, la kinésiologie, le reiki, le massage Tui Na ;
- les méthodes par ingestion de substances : dont la cure de jus de légumes pendant 42 jours comme cure anti-cancer (R. BREUSS), traitement cancer par jus de citron (A. SCOHY) ou avec de l'huile de lin et du lait caillé (Johanna BUDWIG), l'urinothérapie (appelée aussi amaroli) ;
- les méthodes aux fins de prévention et de développement personnel : par l'hygiénisme ou les dogmes du déséquilibre alimentaire (instinctothérapie, Tabitah's place, le respirianisme), les pratiques de développement personnel (Kryeon et EMF Balancing, le néochamanisme avec ingestion d'ayahuasca ou d'iboga (aux effets similaires du LSD), toutes deux classées dans la liste des stupéfiants) ;
- les méthodes par le « rééquilibrage de l'énergie » : par une médecine énergétique et le biomagnétisme. (115.369)

---

[125] Reconnaissons que les propos de M. Simon SINGH et M. Edzard ERNST (132) très critiques à l'égard de l'homéopathie, reconnue en France comme médecine, trouvent écho dans l'étude récente du National Health and Medical Research Council (NHMRC) qui conclut : *« (...) homeopathy should not be used to treat health conditions that are chronic, serious, or could become serious ; people who choose homeopathy may put their health at risk if they reject or delay treatments for which there is good evidence for safety and effectiveness (...) »*. (24.263.309)

Citons encore une situation particulière, hypothétique, mais vraisemblable : le médecin sympathisant ou adepte des Témoins de Jéhovah, décrite dans le rapport de 2001 de la Mission interministérielle de lutte contre les sectes (MILS) : *« il existe un annuaire des médecins Témoins de Jéhovah (...) Il peut arriver qu'un médecin se présente et demande, en tant que praticien et Témoin de Jéhovah, à « participer » à une intervention chirurgicale, alors même qu'il ne connaît nullement le malade Témoin de Jéhovah ».* Par ailleurs les responsables du mouvement jéhoviste, par la création de comités de liaison hospitaliers, peuvent *« lister les médecins « réceptifs » vers lesquels ils orienteront les patients envisageant une opération qui peut nécessiter une transfusion ».* (1)

Section 2
Marianne et Hippocrate se fâchent : les manquements professionnels

§ 1 : Les fautes professionnelles sanctionnées par le Code de déontologie

Le médecin, citoyen comme un autre, responsable de ses actes, peut être amené à comparaître, en conséquence de ceux-ci, devant les juridictions pénales et/ou administratives.
L'activité professionnelle propre du médecin engage également sa responsabilité, avec l'éventualité d'être traduit devant ces mêmes juridictions et aussi devant la juridiction disciplinaire ordinale de ses pairs.
Ces procédures sont strictement indépendantes, l'instance disciplinaire, sans méconnaître la présomption d'innocence, peut statuer sans attendre l'issue d'une procédure pénale (SD : n°8939, 20 octobre 2004 -15-) ; toutefois la juridiction disciplinaire est tenue de prendre en compte *« l'autorité de la chose jugée qui s'attache aux constatations des faits opérées par les décisions définitives du juge pénal »* (SD : n° 9264, 19 décembre 2005-15-).
De même : *« si les mesures décidées par le juge répressif ne lient pas la juridiction disciplinaire, elles doivent être prises en compte pour apprécier l'ensemble des circonstances de l'espèce telles que l'instruction, le jugement et le suivi de la condamnation permettent de l'appréhender »* (SD : n° 8860, 08 juillet 2004 -15-).

Si les juridictions fixent indépendamment le quantum de peine pénale pour sanctionner le médecin déclaré coupable de l'infraction commise, l'instance ordinale peut prendre des sanctions administratives similaires *« (...) considérant, toutefois, qu'eu égard à l'ensemble des circonstances de l'espèce, il n'y a pas lieu, pour le juge ordinal, d'infliger au Dr H. une sanction qui aggraverait les effets de la peine prononcée par le juge pénal ; qu'il sera fait une juste appréciation de l'ensemble du dossier en infligeant en conséquence au Dr H. une peine d'interdiction d'exercer la médecine durant un mois et en prévoyant que cette peine produira effet du (...) au (...), soit durant une période couverte par la sanction pénale d'interdiction d'exercer la médecine »*. (SD : n° 9264, 19 Décembre 2005). (15.16)

1. Les règles déontologiques

Nous pouvons regrouper les manquements possibles envers différents articles du Code de déontologie en plusieurs catégories : (15.16)

Articles concernant l'éthique du médecin
Article 2 : respect de la vie et de la dignité de la personne (R.4127-2 du CSP)
Article 3 : principe de moralité et probité (R. 4127-3 du CSP)
Article 12 : concours apporté à la protection de la santé (R. 4127-12 du CSP)
Article 13 : information du public (R. 4127-13 du CSP)
Article 30 : complicité d'exercice illégal de la médecine (R.4127-30 du CSP)
Article 41 : mutilation (R. 4127-41 du CSP)
Article 42 : soins aux mineurs, personnes protégées (R. 4127-42 du CSP)
Article 43 : protection de l'enfance (R. 4127-43 du CSP)
Article 44 : sévices (R. 4127-44du CSP)
Article 52 : interdiction de recevoir des dons et legs (R. 4127-52 du CSP)
Article 109 : engagement du médecin à respecter le code de déontologie (R.4127-109 du CSP)
Article 110 : fausse déclaration (R. 4127-110 du CSP)

Articles concernant la pratique du médecin
Article 9 : liberté de prescription (R. 4127-9 du CSP)
Article 11 : développement professionnel continu (R. 4127-11 du CSP)
Article 19 : interdiction de publicité (R. 4127-19 du CSP)
Article 20 : usage du nom et qualité de médecin (R. 4127-20 du CSP)
Article 31 : déconsidération de la profession (R. 4127-31 du CSP)
Article 39 : charlatanisme (R ; 4127-39 du CSP)
Article 51 : immixtion dans les affaires de famille (R. 4127-51 du CSP)
Article 74 : interdiction de la médecine foraine (R. 4127-74 du CSP)
Article 75 : interdiction d'exercer sous un pseudonyme (R. 4127-75 du CSP)

Articles concernant la relation avec le patient, la qualité des informations et des soins donnés :
Article 14 : information sur les procédés nouveaux (R. 4127-14 du CSP)
Article 21 : délivrance de médicaments (R. 4127-21 du CSP)
Article 24 : avantages injustifiés (R. 4127-24 du CSP)
Article 28 : certificat de complaisance (R. 4127-28 du CSP)
Article 32 : qualité des soins (R. 4127-32 du CSP)
Article 33 : diagnostic (R. 4127-33 du CSP)
Article 34 : prescription (R. 4127-34 du CSP)
Article 35 : information du patient (R. 4127-35 du CSP)
Article 36 : consentement du patient (R. 4127-36 du CSP)
Article 76 : délivrance des certificats (R. 4127-76 du CSP)

Nous avons vu qu'en raison de la relation asymétrique médecin-patient, des mécanismes d'emprise d'un adepte et des moyens employés, que de très nombreux manquements peuvent être relevés, même si le charlatanisme demeure, en l'espèce, dans le phénomène sectaire le plus spectaculaire.

2. La procédure disciplinaire et les sanctions

Signalons que la procédure disciplinaire ordinale est un jugement d'un médecin par ses pairs, qui doivent se déterminer sur un éventuel manquement éthique commis par le praticien ; même si le patient est depuis 2007 « partie » dans cette procédure, il ne lui sera rien accordé personnellement.
Marianne a chargé cette juridiction ordinale de rendre un jugement au nom de la République.
Il n'y a pas de prescription en matière disciplinaire, mais les motivations d'une plainte très tardive sont appréciées à leur juste valeur autant que les faits incriminés.

Il existe également une section des assurances sociales (SAS) auprès de chaque Conseil régional de l'Ordre des médecins, dévolue spécifiquement aux procédures où les plaignants sont les organismes de sécurité sociale ou les services médicaux de ces organismes [126]. Elle est également présidée par un magistrat du tribunal administratif, entouré de quatre conseillers médecins (deux représentants des services médicaux des organismes sociaux et deux conseillers membres du Conseil régional administratif de l'Ordre des médecins. La procédure et les sanctions sont similaires (toutefois les interdictions sont ici des interdictions de donner des soins aux assurés sociaux). Il y a en revanche une prescription des faits.

2.1. La plainte

2.1.1. La procédure

Toute personne victime d'agissement fautif de la part d'un médecin, ou personne ayant intérêt ou autorité, peut porter plainte auprès du Conseil de l'Ordre des médecins.
Pour cela, il informe le président du Conseil départemental de l'Ordre des médecins, où le praticien en cause est inscrit et exerce. Une conciliation prévue réglementairement est organisée entre le plaignant et le médecin ; le contexte conflictuel peut être tel que cela s'avère impossible à réaliser. A l'issue de cette réunion, le plaignant décide s'il veut maintenir ou transformer son témoignage en plainte. Après réunion du Conseil

[126] Cette section des assurances sociales, instance disciplinaire également, est distincte de la Chambre disciplinaire de première instance, elle a été créée par la loi du 21 Décembre 1963.

départemental qui déterminera s'il s'associe ou non à la plainte, celle-ci sera transmise à la Chambre disciplinaire de première instance (CDPI) auprès du Conseil régional de l'Ordre des médecins.
Le patient est dans cette procédure « partie », un avocat peut l'accompagner ou le représenter. Il en est de même pour le médecin.
La procédure est écrite et contradictoire.
L'Ordre des médecins et la CDPI en particulier n'ont pas de pouvoir d'investigation ni d'autorité pour imposer ou diligenter, et mener une enquête.
Un juge du tribunal administratif préside la chambre disciplinaire de première instance, analyse les éléments transmis ; il peut rendre une ordonnance de rejet en cas de vice de procédure ou d'erreur manifeste dans l'objet de la plainte ; sinon, il remet le dossier à un rapporteur chargé d'en faire l'analyse.
Lors de la séance de la CDPI, le président est entouré de huit conseillers ordinaux médecins, tous les neuf ont une voix délibérative d'égale valeur. Siègent également lors de la séance le greffier, un représentant de la Faculté de médecine, un représentant de l'Agence régionale de santé sans voix délibérative. Un représentant du Conseil départemental dont dépend le médecin attaqué peut être présent lors de la séance afin d'éclairer l'avis porté par ce Conseil à propos de la plainte.
Par un recours, les parties peuvent faire appel de la décision rendue auprès de la Chambre d'appel nationale du Conseil de l'Ordre des médecins, siégeant à Paris.
La décision de cette instance peut elle-même faire l'objet d'un pourvoi par les parties auprès du Conseil d'Etat.

2.1.2. Les sanctions

La décision est prise à la majorité des voix, après étude des pièces présentées et les explications données à la barre lors de l'audience.
Il n'y a pas d'article du Code de déontologie spécifique de l'emprise sectaire, bien souvent la charlatanerie ou les procédés thérapeutiques illusoires font partie des manquements déontologiques incriminés parmi parfois plusieurs autres infractions.
L'appréciation *in concreto* du dossier permet de prendre la juste mesure des choses et de graduer l'importance d'une éventuelle sanction.
La conscience du phénomène sectaire n'apparaît pas obligatoirement évidente ; certes la CDPI ne peut se prononcer que pour des faits précis concernant un plaignant donné, il n'est pas possible de se prononcer sur des hypothèses d'extrapolation ou de généralisation du manquement incriminé, mais il est essentiel de savoir que toute personne ne porte pas obligatoirement plainte, qu'en l'occurrence du phénomène sectaire, beaucoup de victimes-patients sous emprise ne le font pas, que nous sommes ici comme devant la partie émergée de

l'iceberg. L'appréhension juste du dossier permet de moduler le quantum de la sanction éventuelle.
Il est aisé de concevoir que la sanction d'une faute commise pour une maladresse de rédaction d'un certificat médical sera moindre que la rédaction fautive, en conscience par le praticien, d'un certificat accordant des avantages indus.
Si la CDPI peut éventuellement rejeter la plainte, elle peut décider d'une condamnation dont les sanctions possibles sont déterminées par l'article L.4124-6 du CSP ; nous trouvons :
« -1° l'avertissement,
-2° le blâme,
-3° l'interdiction temporaire, avec ou sans sursis ou l'interdiction permanente d'exercer une, plusieurs ou la totalité des fonctions de médecin (...) conférées ou rétribuées par l'Etat, les départements, les communes, les établissements publics reconnus d'utilité publique ou des mêmes fonctions accomplies en application des lois sociales.
-4° l'interdiction temporaire d'exercer avec ou sans sursis la médecine (trois ans maximum),
-5° la radiation du tableau de l'Ordre des médecins »

Le sursis a été introduit par la loi du 4 mars 2002, il peut recouvrir partiellement ou complètement la période d'interdiction. En cas de récidive dans les cinq ans qui suivent, la période de sursis peut s'ajouter à la deuxième sanction, il n'y a plus de confusion des peines.
La CDPI n'est pas habilitée à modifier ou adapter les sanctions possibles ; il lui est impossible de limiter l'activité d'un praticien d'une quelconque manière que ce soit ou de préconiser une mesure particulière.
En cas de plainte infondée, le plaignant peut être condamné aux dépens, voire sanctionné d'une amende (versée au Trésor public).

En cas d'interdiction d'exercer, le médecin ne peut en aucun cas exercer à un titre quelconque la médecine, au risque de se rendre coupable du délit d'exercice illégal de la médecine. Et dans ce cas, outre une possible poursuite pénale, la CDPI, saisie de ce fait, pourrait à juste titre le sanctionner, voire le radier.
Lorsqu'une décision définitive de radiation a été prononcée, le médecin frappé de cette peine peut, après un intervalle de trois ans au moins après cette décision, être relevé de cette incapacité par la chambre disciplinaire qui a statué sur l'affaire en première instance, sur requête adressée au président du Conseil départemental de l'Ordre intéressé. Lorsque cette demande a été rejetée après examen au fond, elle ne peut être représentée qu'après un nouveau délai de trois années. (81.121.138)

Nous avons regroupé dans l'annexe cinq quelques jurisprudences ordinales et pénales, concernant des médecins ayant abusé de leur autorité ou exercé une emprise, mais sans enfermement du patient dans un monde irrationnel, sectaire.
Les cas évoqués confirment malheureusement l'universalité de la « faiblesse » humaine, présente même chez les médecins.
L'emprise sectaire se caractérisant par l'irrationalité des doctrines engluant l'adepte, dans notre cas le patient, existe bien sûr dans le domaine de la santé, avec parfois des médecins gourou ou collaborateur sectaire (associé au gourou, membre du premier cercle de la secte, caution « morale », promoteur d'un système ou appareillage….).
Pour illustrer cette situation, nous avons regroupé dans la même annexe également quelques jurisprudences.

Un médecin qui n'est plus inscrit au tableau de l'Ordre (par radiation volontaire avant l'âge de la retraite ou quelques années après celle-ci) peut tout de même être poursuivi en cas de plainte par saisie du Conseil départemental de sa dernière activité pour des faits commis pendant son activité.
Nous retrouverons dans cette situation le Dr HAMER qui a été radié de l'Ordre des médecins de France en septembre 1996 (il en avait démissionné en avril 1996). (192)

C'est ainsi que le Dr Michel SAINT-OMER a été radié de l'Ordre, dont le « maître à penser » était le Dr Gérard GUENIOT [127] , lui-même suspendu pour trois ans d'exercice de la médecine (83.292), le Dr Didier ESCASSUT condamné à six mois d'interdiction d'exercice par la CDPI du Languedoc-Rousillon (83), le Dr Alain SCOHY radié en septembre 1996 (il avait démissionné de l'Ordre en avril 1996). (192)

2.2. Les autres mesures ordinales.

En cas d'infirmité ou d'état pathologique incompatible avec l'exercice de la profession, l'Ordre des médecins peut ne pas inscrire le médecin au tableau de l'Ordre ou si cet état est postérieur à son inscription, le suspendre du droit d'exercer par une mesure administrative auprès du Conseil régional de l'Ordre des médecins.
Depuis le 27 Mai 2014, en application du décret N°2014-545 du 26 Mai 2014 relatif aux procédures de contrôle de l'insuffisance professionnelle et aux règles de suspension temporaire des médecins, des chirurgiens-dentistes, des sages-

[127] Le Dr Gérard GUENIOT avait été condamné en première instance par le tribunal correctionnel de Lille en Juin 2006 deux ans de prison avec sursis et une interdiction définitive d'exercer la médecine pour non-assistance à personne en danger ; il a été relaxé le 17 Février 2009 par la Cour d'appel de Douai.

femmes, des pharmaciens, des infirmiers, des masseurs-kinésithérapeutes et des pédicures-podologues, l'insuffisance professionnelle rendant dangereuse l'exercice de la profession peut motiver l'Ordre à suspendre du droit d'exercer le médecin ; ainsi un médecin qui appliquerait des traitements illusoires dans un but d'embrigadement sectaire envers ses patients pourrait être suspendu d'exercer administrativement. La période de suspension est précisée dans la décision ainsi que la procédure de relèvement ; toutefois le renouvellement de la mesure est possible.

En cas de radiation par sanction ou volontaire (dans l'idée de ne pas avoir de poursuite disciplinaire), conformément à l'article L.412-1 du Code de la recherche, modifié par la loi N°2013-660 du 22 juillet 2013 : *« (...) les titulaires d'un doctorat en médecine, en chirurgie-dentaire ou en pharmacie radiée du tableau de l'Ordre professionnel compétent ne peuvent plus faire état du titre de docteur dans le cadre de leurs activités professionnelles ou associatives ».*
Ainsi le médecin n'est plus habilité à faire valoir son titre de docteur en médecine, au risque d'une procédure pénale pour exercice illégal de la médecine.
S'il est constaté lors d'une procédure à l'encontre d'un médecin auprès de la section des assurances sociales, rattachée au Conseil régional de l'Ordre des médecins (où les plaignants sont les services médicaux de caisses de sécurité sociales ou les organismes eux-mêmes), d'autres manquements déontologiques, une procédure disciplinaire distincte pourrait être diligentée auprès de la CDPI sans enfreindre la règle du *non-bis in idem.*

§ 2 : Les fautes professionnelles sanctionnées par le Code pénal

« Accepter de caractériser les croyances, c'est faire le jeu des sectes. Il faut au contraire juger celle-ci sur leurs actes, et sur eux seuls ». - Henri PENA-RUIZ - (117)

1. Les infractions pénales

Les infractions commises par un médecin déviant dans le cadre d'une secte en tant que gourou ou membre actif peuvent être distinguées selon la nature de l'acte commis.

La prévention et la répression des mouvements sectaires ont été renforcées par la loi N°2001-504 du 12 juin 2001 tendant à renforcer la prévention et la répression des mouvements sectaires portant atteinte aux droits de l'homme et aux libertés fondamentales dite Loi ABOUT-PICARD.

Les dispositions relatives à l'abus frauduleux de l'état d'ignorance ou de faiblesse sont codifiées dans les articles 223-15-2 et 223-15-3 (peines complémentaires) du Code pénal.
« Est puni de trois ans d'emprisonnement et de 375.000 euros d'amende l'abus frauduleux de l'état d'ignorance ou de la situation de faiblesse soit d'un mineur, soit d'une personne dont la particulière vulnérabilité, due à son âge, à une maladie, à une infirmité, à une déficience physique ou psychique ou à un état de grossesse, est apparente ou connue de son auteur, soit d'une personne en état de sujétion psychologique ou physique résultant de l'exercice de pressions graves ou réitérées ou de techniques propres à altérer son jugement, pour conduire ce mineur ou cette personne à un acte ou à une abstention qui lui sont gravement préjudiciables.
Lorsque l'infraction est commise par le dirigeant de fait ou de droit d'un groupement qui poursuit des activités ayant pour but ou pour effet de créer, de maintenir ou d'exploiter la sujétion psychologique ou physique des personnes qui participent à ces activités, les peines sont portées à cinq ans d'emprisonnement et à 750.000 euros d'amende. » (art. 223-15-2 CP)

Les juridictions peuvent désormais prononcer la peine de dissolution de la personne morale.

1.1. Le médecin gourou ou membre actif de la secte

L'acte délictueux est directement en relation avec l'activité médicale du praticien, au cours d'un acte médical ou en relation avec celui-ci.
Nous pouvons distinguer :

- les fraudes aux prescriptions médicales, dont les stupéfiants ;
- le faux et usage de faux réprimés par l'article 441-1 du Code pénal, en cas de fausses attestations ou faux certificats médicaux : (1)
- *« Constitue un faux, toute altération frauduleuse de la vérité, de nature à causer un préjudice et accomplie par quelque moyen que ce soit, dans un écrit ou tout autre support d'expression de la pensée qui a pour objet ou qui peut avoir pour effet d'établir la preuve d'un droit ou d'un fait ayant des conséquences juridiques.*
- *Le faux et l'usage de faux sont punis de trois ans d'emprisonnement et de 45 000 euros d'amende »* (Art. 441-1 du Code pénal) *;*
- l'exercice illégal de la médecine définie par le Code de santé publique : *« Exerce illégalement la médecine : (...)*
- *4° Toute personne titulaire d'un diplôme, certificat ou tout autre titre de médecin qui exerce la médecine sans être inscrite à un tableau de l'ordre des médecins institué conformément au chapitre II du titre Ier du présent livre ou pendant la durée d'une interdiction temporaire prévue à l'article L.4124-6 à l'exception des personnes mentionnées aux articles L.4112-6 et L.4112-7.*

- *5° Tout médecin mentionné à l'article L.4112-7 qui exécute des actes professionnels sans remplir les conditions nécessaires ou satisfaire aux obligations prévues audit article. (...) »* (Art. L.4161-1 du CSP)
- *« L'exercice illégal de la profession de médecin (...) est puni de deux ans d'emprisonnement et de 30000 euros d'amende (...) »* (Art. L.4161-5 du CSP).

Cette pratique par un médecin (radié volontairement ou par sanction) ainsi que la complicité d'exercice illégal de la médecine sont passibles de poursuites.

1.2. Les infractions de droit commun

Nous pourrions recopier ici toutes les infractions sanctionnées par le Code pénal, mais soulignons particulièrement :

- les infractions commises contre le patient : avec les atteintes à la personne (pouvant aller du meurtre, de l'homicide involontaire à la blessure involontaire), les violences aggravées (à caractère sexuel, violence et maltraitance, sur mineur, tortures et actes de barbarie) ;
- la non-assistance à personne en danger ;
- risques causés à autrui (par une violation manifestement délibérée d'une obligation particulière de sécurité ou de prudence imposée par la loi ou le règlement, avec risque immédiat de mort ou de blessure de nature à entraîner une mutilation ou infirmité permanente)
- la complicité pour non-dénonciation de sévices (dont sur mineurs et/ou sexuels) ;
- l'abus frauduleux d'ignorance ou de faiblesse ;
- les atteintes au droit de la famille :
- les crimes et délits contre les biens du patient : escroquerie, abus de confiance, spoliation de biens, vols, détournements d'argent, captation de biens [128] ;

---

[128] Mme Juliette DUGNE expose dans son article les dispositions testamentaires que peut prendre un patient en fin de vie : en effet en raison d'une vulnérabilité « circonstancielle » et « consubstancielle » le patient devient vulnérable et susceptible d'être abusé ; le législateur lui interdit de donner ou gratifier toute personne pouvant avoir une position prééminente. Or actuellement, l'entourage familial se réduisant, l'hôpital devient le principal lieu de fin de vie d'une personne et pendant cette période, une véritable relation affective peut se développer entre le médecin et le patient. *« Aussi pourquoi passer outre la volonté du disposant de gratifier son médecin au titre de cette amitié ? (...) Cependant, l'existence d'une amitié sincère n'exclut pas tout risque de captation ou d'ascendant psychologique de la part du donateur. Au contraire, la confiance entre les parties est susceptible de venir étayer l'existence d'un abus de situation de faiblesse (...) De la relation de confiance à l'abus de dépendance il n'y a qu'un pas (...) »* ; les médecins ne peuvent hériter de leurs patients, particulièrement le médecin traitant et ceux qui participaient aux soins du malade. La présomption de fraude de la part d'un médecin semble renversée par la Cour de cassation dans son arrêt n° 12-22.950 du 15 Janvier 2014 qui s'appuie davantage sur les critères de la

- les crimes et délits contre les biens généraux et les deniers publics, l'escroquerie ;
- les fraudes fiscales, les dissimulations de travail. (17.34)

Toutes infractions aux différents Codes existants qui auraient été commises au décours d'une activité liée à une entreprise sectaire seraient susceptibles d'être relevées et portées à la connaissance de la justice.

2. Les sanctions prévues par l'ordre judiciaire

L'activité de médecin, associée ou non avec une PNCAVT peut relever de l'escroquerie, de la charlatanerie ou de la dérive sectaire.

2.1. Les sanctions prévues par le Code pénal

2.1.1. Les peines principales

« La loi fixe les peines applicables aux auteurs de crimes ou de délit ; et, le règlement, dans les limites établies par la loi, celles applicables aux contrevenants (C.pén., art.111-2). Nul ne peut être puni d'une peine qui n'est pas prévue par la loi ou le règlement (C.pén., art.111-3). » (17)

Conformément au Pacte international relatif aux droits civils et politiques, d'une part, et à la Déclaration des droits de l'homme et du citoyen du 26 août 1789 intégré dans l'ordre constitutionnel interne du préambule de la Constitution de 1958, d'autre part, nul ne peut être puni par une loi qui n'aurait pas été établie, promulguée et légalement appliquée antérieurement au délit, et aucune peine plus forte que celle applicable au moment où l'infraction a été commise ne peut être infligée (si postérieurement à l'infraction, la loi prévoit une peine plus légère, le délinquant doit en bénéficier). (17)
« Dans les limites fixées par la loi, la juridiction prononce les peines et fixe leur régime en fonction des circonstances de l'infraction et de la personnalité de son auteur (...) La nature, le quantum et le régime des peines prononcées sont fixés de manière à concilier la protection effective de la société, la sanction du condamné et les intérêts de la victime avec la nécessité de favoriser l'insertion ou la réinsertion du condamné et de prévenir la commission de nouvelles

---

direction du traitement (la prescription était rédigée par un autre praticien que celui qui faisait les injections) que sur le critère de la continuité du traitement, réalisé gratuitement, et des liens affectifs anciens entre le médecin et son patient ; le testament ayant été en outre rédigé en 1997, donc très antérieurement à la maladie. Mme Juliette DUGNE évoque à juste titre que l'incapacité à recevoir a été étendue aux membres de professions médicales, de la pharmacie et des auxiliaires médicaux ; mais le législateur a exclu les autres personnes qui, sans donner de soins, entourent le patient (aide-ménagère par exemple). Nous pouvons facilement imaginer l'influence d'une personne adepte d'une secte et ses conséquences. (91)

infractions (C.pén., art.132-24). Elle ne peut prononcer que l'une des peines encourues pour l'infraction dont elle est saisie (C.pén., art.132-17) ». (17)

« Lorsqu'à l'occasion d'une même procédure ou de procédures jointes (...), la personne est reconnue coupable de plusieurs infractions, chacune des peines encourues peut être prononcée. Mais il ne peut être prononcé qu'une seule peine de même nature, dans la limite du maximum légal le plus élevé. Chaque peine prononcée est réputée commune aux infractions en concours, dans la limite du maximum légal applicable à chacune d'elles ». (17)

Le champ des sanctions possibles est immense, allant jusqu'à la privation de liberté par emprisonnement ; une interdiction d'exercice professionnelle, dont celui d'exercer la médecine, peut être ordonnée. Rappelons que le procureur de la République et le juge d'instruction sont habilités à prononcer dès l'ouverture du dossier une interdiction d'exercice professionnelle.
Les magistrats sont tenus d'examiner dans toutes les procédures s'il existe des circonstances aggravantes, qui déterminent l'élévation de la peine au-dessus du maximum fixé pour l'infraction.
La qualité de médecin n'est plus une circonstance aggravante, toutefois, sa position de personne ayant autorité conférée par sa fonction pourra être appréciée dans l'élément moral d'une infraction.

La loi prévoit un doublement du maximum des peines et de l'amende encourues en cas de récidive d'un crime ou de certains délits, dont la condamnation est devenue définitive. (17)

Nous avons déjà évoqué les textes qui sanctionnent l'abus frauduleux de l'état d'ignorance ou de faiblesse, le faux et l'usage de faux, ainsi que l'exercice illégal de la médecine.

2.1.2. Les peines complémentaires

Le plus souvent, la loi prévoit pour chaque crime ou délit une ou plusieurs peines complémentaires : *« interdiction, déchéance, incapacité ou retrait d'un droit, injonction de soins ou obligation de faire, immobilisation ou confiscation d'un objet, fermeture d'un établissement, affichage de la décision ou diffusion ».* (17)

Nous trouvons donc ici, pour le domaine qui nous concerne, l'interdiction d'exercer la profession de médecin ou parfois de limitations à l'exercice de cette profession (par exemple ne plus être en contact avec des personnes âgées lors d'abus commis envers elles).
Ces peines peuvent être prononcées par le juge en complément de toutes les peines principales ou de leurs alternatives, éventuellement avec du sursis.

Art. 223-15-3 du Code pénal :
« (...) Les personnes physiques coupables du délit prévu à la présente section [art. 223-15-2 du Code pénal] encourent également les peines complémentaires suivantes :
1° L'interdiction des droits civiques, civils et de famille, suivant les modalités prévues (...)
2° ***L'interdiction,*** *suivant les modalités prévues à l'article 131-27, d'exercer une fonction publique ou* ***d'exercer l'activité professionnelle ou sociale dans l'exercice ou à l'occasion de l'exercice de laquelle l'infraction a été commise, pour une durée de cinq ans au plus,*** *ainsi que l'activité de prestataire de formation professionnelle continue au sens de l'article L.6313-1 du Code du travail, pour la même durée ; (...) »*

Art. L.4161-5 du Code de santé publique concernant l'exercice illégal de la profession de médecin : *« (...) Les personnes physiques encourent également les peines complémentaires suivantes :*

a) L'affichage ou la diffusion de la décision prononcée (...)
b) La confiscation de la chose qui a servi ou était destinée à commettre l'infraction ou de la chose qui en est le produit (...)
c) ***L'interdiction définitive ou pour une durée de cinq ans au plus d'exercer une ou plusieurs professions régies par le présent code ou toute autre activité professionnelle ou sociale à l'occasion de l'exercice de laquelle l'infraction a été commise (...)***
d) L'interdiction d'exercer pour une durée de cinq ans l'activité de prestataire de formation professionnelle continue (...)
Le fait d'exercer l'une de ces activités malgré une décision judiciaire d'interdiction définitive ou temporaire est puni des mêmes peines. »

De telles peines peuvent être également prononcées à titre de peines principales, le tribunal fixant la peine encourue en cas de non-respect des obligations prévues.

2.2. Les dispositions civiles prévues pour la victime

2.2.1. Le préjudice subi par la victime (19.27)

Le préjudice doit exister et avoir un lien de causalité avec les actes commis par le médecin incriminé en raison d'un exercice professionnel fautif.
Nous pouvons distinguer :

- la perte de chance thérapeutique pour le patient ;
- les erreurs de diagnostic, les traitements inadaptés, non conformes aux données de la science, la mise en danger du patient.

Une victime peut demander à la juridiction civile une réparation des préjudices subis lors des faits délictueux mis en cause (avec ou sans infraction pénale).

Ces préjudices sont de trois ordres :

- corporel (atteinte portée à la santé ou à l'intégrité physique ou mentale) ;
- moral (atteinte à l'affection, l'honneur, la réputation – calomnie, perte d'un parent-) ;
- matériel (atteinte aux biens d'une personne, à ses intérêts financiers).

Le gourou qui a imposé ou exigé l'exécution de ses volontés à ses adeptes, en « guidant » leur vie, peut de toute évidence être responsable de tels préjudices.
Le tribunal compétent pour statuer dépend de la valeur du litige.
Les préjudices reconnus ouvrent droit à une indemnisation : les dommages-intérêts.
Si la juridiction accorde les dommages-intérêts (la condamnation fixée par le juge ne pourra pas être supérieure à la demande de la victime), la réparation pourra se faire en une fois sous forme de capital ou sous forme de rente indexée par le responsable du dommage ; parfois l'assurance du responsable de l'acte fautif indemnise la victime (ce qui est impossible dans les affaires d'emprise sectaire, car les actes étaient intentionnels).

Lors d'un procès pénal, une victime peut demander réparation de son préjudice au nom de la responsabilité civile.

Lors d'une action en dommages et intérêts, un patient peut invoquer la méconnaissance des dispositions du Code de déontologie devant les juridictions de l'ordre judiciaire. Il appartient à celles-ci de se prononcer sur une telle action à laquelle l'exercice d'une action disciplinaire ne peut faire obstacle. (Cour de cassation, 1° civile, 18 mars 1997, X et autres contre Y et autres). (6)

2.2.2. La garantie de la C.I.V.I. (27)

En cas d'infraction pénale pour laquelle des dommages-intérêts ont été reconnus, si la victime a des difficultés pour obtenir le recouvrement des sommes allouées, elle peut déposer un dossier auprès de la Commission d'indemnisation des victimes d'infractions (C.I.V.I.) qui existe dans chaque Tribunal de grande instance.
En cas d'atteintes graves à la personne (faits ayant entraîné la mort, incapacité permanente ou incapacité totale de travail personnel égale ou supérieure à un mois ; infraction de viol, d'agression sexuelle, de traite des

êtres humains, atteinte sexuelle sur mineur de quinze ans) la réparation est intégrale.
Les dommages résultant d'accident de la circulation, de chasse, de faits de destruction d'animaux nuisibles, d'actes de terrorisme (pour lesquels existe spécifiquement le fonds de garantie des victimes des actes de terrorisme et autres infractions : F.G.T.I.), d'exposition à l'amiante ne sont pas indemnisés.
La faute de la victime justifie le refus ou la réduction du montant de l'indemnisation.

Pour clore ce chapitre, nous pouvons reprendre les propos du deuxième rapport parlementaire concernant les sectes, cités par le magistrat Michel HUYETTE : *« la meilleure façon de riposter au développement des sectes dangereuses n'est sûrement pas la plus spectaculaire. (...) <u>L'essentiel est bien d'utiliser pleinement les dispositions existantes, leur</u> <u>**application systématique et rigoureuse**</u> devant permettre de lutter efficacement contre les dérives sectaires »*. (28)

Même si l'on peut toujours souhaiter améliorer les textes.

Annexes

Géographie sectaire
Critères de l'emprise sectaire
Serment d'Hippocrate
Extraits du Code de déontologie
Jurisprudence
Conduite à tenir
Modèle de signalement au procureur de la République
Modèle de signalement au président du Conseil départemental

Annexe 1
Géographie sectaire

« On n'entre pas dans une secte, c'est la secte qui rentre en nous »

Les propos ci-dessous sont très largement inspirés des cours animés par Mme Sonya JOUGLA, psychologue clinicienne, psychanalyste, et son époux M. Jean-Pierre JOUGLA, ancien avocat, ancien avoué à la Cour, lors du diplôme universitaire *Emprise sectaire, processus de vulnérabilité et enjeux éthiques.* (332.335)

Le gourou

Quand on analyse sa biographie, on constate toujours :

- une souffrance initiale (dans la petite enfance : brimades, maltraitance..., ou des relations difficiles en société, ou dans sa vie d'adulte) ;
- contre laquelle il a élaboré un système de défense le protégeant de cette blessure narcissique première, l'isolant assez souvent, le confortant dans la conviction des valeurs erronées et l'hostilité de la société ;
- il élabore alors un système compensatoire, où il se convainc que la société ne le reconnaît pas à sa juste valeur, lui le « missionné », « sauveur » du monde... ;
- la concrétisation de l'utopie, où toutes les théories élaborées sont prises pour la réalité ; il est conforté en cela par une conviction en des croyances imaginaires magnifiant sa personne et son rôle « indispensable » qu'il n'a pas absolument pas le droit d'abandonner pour la bonne réalisation de sa mission.

Ainsi s'élabore progressivement une personnalité narcissique animée d'un délire mystique.
Pour le Dr Jean-Marie ABGRALL la paranoïa est constante (60).
Si le gourou présente une psychose, la secte construite ne se structure pas systématiquement en psychose collective. (370)
Mais sans la secte, le gourou n'est rien, il lui faut convaincre des personnes pour devenir gourou.

La naissance de la secte

La rencontre avec une personne séduite par les théories du gourou va permettre de faire éclore sa personnalité en tant que gourou, lui-même flatté, honoré de se voir enfin reconnu à sa juste valeur.
Une fois séduite, tout « l'art » du gourou sera de convaincre cette personne. Les théories avancées par le gourou peuvent répondre aux interrogations personnelles, philosophiques de ce futur premier adepte.
A un besoin de croire (adepte) répond un besoin d'être cru (le gourou)
Ce mouvement circulaire de convictions s'auto-renforce : l'adepte demande encore plus à avoir des réponses à ses questionnements, à croire, à être convaincu ; le gourou se voit estimé, grandi, s'oblige à répondre à l'adepte, en élaborant, embellissant encore plus ses théories.
C'est parce que l'adepte croît dans le gourou, que le gourou peut croire en lui-même.
Le prosélytisme du premier adepte permet alors de construire la secte.
Ainsi naissent presque conjointement la secte et le mythe qui va la conforter.
Progressivement, le gourou par une adaptation constante de son délire aux attentes des adeptes va créer des rituels, une mythologie et une doctrine.
Graduellement les adeptes entreront dans un processus d'emprise qui les enfermera malgré eux.

L'immortalité de la secte

Comme tout être humain, qui s'est développé après cette hasardeuse rencontre d'un ovule, éclos au hasard d'un cycle menstruel, et d'un spermatozoïde, expulsé avec des millions de clones au cours d'une union orgasmique souvent qualifiée de divine (exceptionnellement de mystique), le gourou est voué à redevenir poussière ; mais la secte, elle, est vouée à l'immortalité.
En effet, la mort du gourou va transcender sa personne et sa doctrine. Doctrine que les adeptes veulent transmettre afin de ne pas perdre l'enseignement « mystique ». Un fidèle entièrement dévoué (parfois animé d'un esprit de lucre ou d'un désir certain de pouvoir…) prendra la relève et permettra d'assurer la continuité.
Selon l'importance de la secte et de ses moyens de matérialisation de la doctrine, même si physiquement la secte disparaît, cette doctrine peut être reprise par une autre mouvance ou utilisée pour ressusciter la secte. On explique ainsi la résurgence après des siècles de certaines théories.

L'adepte-future victime :

Cette personne présente rarement une pathologie psychiatrique (celle-ci pouvant rendre difficile le contrôle par le gourou, elle sera rapidement

exclue de la secte), parfois une fragilité psychologique, mais toujours une vulnérabilité (anxiété secondaire à un évènement familial ou maladie).
La secte peut lui apporter une réponse à une recherche de pouvoir, une démarche intellectuelle (quête de soi, sens de la vie...)
Elle peut y être venue par hasard, par curiosité, envie de connaître, ou pour rester auprès de quelqu'un pour laquelle elle éprouve de l'affection.
Un démarchage auprès d'elle a pu émoustiller sa curiosité et entraîner son adhésion.

La rencontre et l'entrée dans une secte focalisent une triple correspondance :

- les attentes du futur adepte ;
- les réponses proposées par la secte ;
- un moment favorable.

L'embrigadement sectaire

Il se déroule en trois phases progressives et insidieuses.

1. L'accueil dans la secte : ou temps du bonheur, « love-bombing » :

Le futur adepte rencontre un adepte, isolé ou en groupe, ou directement le gourou, toujours chaleureux, convivial, bienveillant dont les propos ou objectifs sont en phase avec ses interrogations ou sa curiosité.
Il sera l'objet d'attention particulière ; sa personne, son rôle sociétal sera mis en valeur, son égo valorisé, afin qu'il se sente quelqu'un dont on a besoin (alors que la secte lorgne sur ses moyens financiers ou ses atouts qui pourraient être utilement employées).
Parallèlement on lui fait entendre qu'il y a certaines notions qui lui seraient utiles pour son propre épanouissement futur, mais pour y accéder il faut s'investir, s'engager un peu plus, car seule une « élite » peut y accéder. Qu'ainsi il pourra faire face à l'adversité de la société en évoluant positivement.

2. L'endoctrinement en douceur :

Les rencontres avec le groupe ou le gourou se font plus nombreuses, toujours aussi chaleureuses afin qu'il ait toujours le regret de les quitter et plaisir de les revoir.
Sa satisfaction narcissique est comblée, il pressent qu'il progresse, il a envie de s'investir davantage dans sa démarche, mais pour que tout cela se fasse au mieux, il lui faut respecter des préceptes, qui s'avéreront de plus en plus contraignants, avec toujours un chantage sous-jacent : « tu veux progresser, alors tu te plies aux règles, sans écarts, sinon tu restes sur place ». Alors que jusqu'à présent il était flatté, voilà qu'on lui fait comprendre que s'il ne respecte pas la discipline, c'est qu'il ne veut pas progresser, c'est son choix,

c'est dommage, alors que l'on comptait tellement sur lui, qui a tant de possibilités, qu'il doit prendre en compte son élévation spirituelle et laisser tomber les contingences matérielles. Il est donc pris dans un affreux dilemme : obéir ou partir.
C'est à ce moment qu'apparaissent les problèmes financiers, familiaux, professionnels ; la victime essayant de mener une existence double avec toutes les tensions que cela engendre.
La force de persuasion du gourou finit par convaincre la victime dont les résistances dès lors cèdent, victime persuadée par les flatteries et stimulations constantes de son choix libre et réfléchi ; mais la voilà enfermée dans un piège insidieux qui se referme sur elle.

D'où l'aphorisme :
« quand le gourou est cru, l'adepte est cuit
et quand le gourou est cru, il est lui-même cuit »
Sonya et J.-Pierre JOUGLA-

3. L'embrigadement :

La phase d'émerveillement, de satisfaction narcissique va subrepticement laisser place à un investissement psychique, physique, financier de plus en plus contraignant et exigeant pour répondre aux injonctions qui lui sont faites, afin de progresser personnellement et de faire progresser le groupe.
Toutes les manœuvres psychiques pour isoler la victime de ses repères antérieurs seront mises en œuvre afin d'aboutir à une rupture complète.
Il sera de plus en plus occupé à des travaux physiques, intenses, des « recherches » spirituelles, il devra s'investir financièrement, soutenir la secte, respecter certains rituels : de « saines » occupations qui n'ont pour seul but que de l'affaiblir psychiquement et physiquement ; car il doit respecter également des interdits et contraintes de plus en plus nombreux issus de la doctrine de la secte, édictée et adaptée en permanence par le gourou.
Se mettent aussi en place progressivement les notions de devoir et de culpabilité de la victime, susceptible de sanctions conçues par le gourou, en cas de non-respect des directives. Le zèle des autres adeptes à faire respecter les lois de la secte, par un jeu malsain d'émulation, de compétition et de rivalités intra-sectaire, renforce le pouvoir du gourou.
« Ce n'est qu'à partir du moment où le nouvel adepte se sent coupable de douter et de penser par lui-même, qu'il devient véritablement un adepte », il est alors capable de s'auto-infliger les sanctions du gourou, voire de se les appliquer « préventivement ».
La victime en vient à perdre son identité, son individualité, le gourou contrôle toute sa vie et lui dicte sa conduite ; il se retrouve dans un état agentique.

La suite

- la victime peut accepter de poursuivre sa soumission dans la secte ;
- la victime peut rejoindre une autre secte, en cas d'exclusion de la secte, lors de la mort du gourou ou son emprisonnement en raison des faits délictueux commis, il peut parfois à ces occasions « se réveiller » à la vie normale ;
- une issue fatale est possible en cas de refus de soins, suicide collectif ou individuel commandité par la secte ou suicide suite à une exclusion de la secte ;
- une pathologie psychiatrique peut éclore et affecter la victime, si les troubles sont trop intenses, le gourou préférera l'exclure ;
- l'exclusion de la secte peut être un « électrochoc » salutaire d'une prise de conscience ;
- l'éthique personnelle de la victime peut reprendre le dessus et l'amener à quitter la secte : doute sur la doctrine ou la vie dans la secte, vide de sens et de repères, ou troubles affectifs, prise de conscience, état amoureux.

L'Etat sectaire

C'est un modèle sociétal, régressif et totalitaire de substitution.
Son territoire, virtuel ou concret, réel ou vibratoire, permet de réunir et tenir la population des adeptes dans un lieu présenté comme protecteur, énergisant à l'opposé du monde extérieur qui est fondamentalement hostile à la secte (qui ne cherche qu'à la détruire). C'est la raison avancée par le gourou pour y enfermer les adeptes, convaincus alors d'une frontière protectrice à leurs égards.
Le groupe des adeptes s'investissent pour le développement de la secte, pour leurs épanouissements « spirituels » ou pour accomplir la mission sacrée dont le gourou est l'intermédiaire avec les puissances mystiques. Le lien entre les adeptes et le gourou se renforce mutuellement, les adeptes sont en attente du gourou, qui -lui- répond aux attentes des adeptes.
Le chef d'Etat : le gourou qui, comme tout dictateur, exerce tous les pouvoirs :
- législatif : il a conçu la doctrine et la mystique sectaire, il l'adapte continuellement, personne n'a le droit de remettre en cause sa doctrine ; la Loi, c'est « Lui » ;
- exécutif : c'est lui qui distribue le rôle de chacun ; veille aux finances ; autorise ou non les contacts avec le milieu extérieur, les soins médicaux en utilisant souvent les PNCAVT, les méthodes psychologisantes ; décide des modes de vie dans la secte (activités physiques ou « spirituelles », autorise ou non les livres, les informations, heures repas, temps de sommeil) ; décide des principes éducatifs pour les enfants, gère l'état civil. Il répartit les tâches, mais ne met jamais les mains à la pâte ;

- judiciaire : c'est lui qui établit les sanctions, c'est lui qui instruit et juge les conflits, il n'y a jamais d'avocat ni d'instance d'appel.
C'est parce que l'adepte accepte le cumul de ces trois pouvoirs que le gourou est légitimé.

Annexe 2
Critères sectaires

1. Critères de dangerosité de la secte

Les renseignements généraux ont permis aux parlementaires français de déterminer dix critères caractérisant la dangerosité d'une secte : (157.166)

1. La déstabilisation mentale
2. Le caractère exorbitant des exigences financières
3. La rupture induite avec l'environnement d'origine
4. Les atteintes à l'intégrité physique
5. L'embrigadement des enfants
6. Le discours plus ou moins antisocial
7. Les troubles à l'ordre public
8. L'importance des démêlés judiciaires
9. L'éventuel détournement des circuits économiques traditionnels
10. Les tentatives d'infiltration des pouvoirs publics.

2. Critères de l'emprise mentale sectaire

Le Professeur Philippe-Jean PARQUET, spécialiste en psychiatrie infanto-juvénile et addictologie, à l'université de Lille a caractérisé ces critères :
« Les situations rencontrées sont assez hétérogènes, parfois tous les critères sont présents, parfois certains sont peu représentés. Voilà pourquoi ***l'identification et le repérage peuvent se faire lorsqu'il existe seulement 5 critères sur les 9 proposés****. Ceci est conforme aux règles de l'établissement d'un fait clinique.*
Cette manière de repérer l'emprise mentale repose sur des éléments observables par tous ; elle peut donc être utilisée à la fois par les enquêteurs, les experts, les magistrats, et assure une cohérence. Fondée sur l'observation, elle ne peut pas facilement être contestée. Elle ne prend pas en compte les convictions et les croyances des protagonistes, et échappe donc à cette critique. Elle permet facilement d'identifier les acteurs de la mise en place de cet état psychologique induit et réversible ». (38.47.351)

1. Rupture imposée avec les modalités antérieures des comportements, des conduites, de jugements, des valeurs, des sociabilités individuelles, familiales et collectives,
2. Occultation des repères antérieurs et rupture dans la cohérence ave la vie antérieure, acceptation par une personne que sa personnalité, sa vie affective, cognitive, relationnelle, morale et sociale soient modelées par les suggestions, les injonctions, les ordres, les idées, les concepts, les valeurs, les doctrines imposés par un tiers ou une institution, ceci conduisant à une délégation générale et permanente à un modèle imposé,
3. Adhésion et allégeance inconditionnelle, affective, comportementale, intellectuelle, morale et sociale à une personne ou à un groupe ou à une institution, ceci conduisant à : une loyauté exigeante et complète, une obéissance absolue, une crainte et une acceptation des sanctions, une impossibilité de croire possible de revenir à un mode de vie antérieure, ou de choisir d'autres alternatives étant donné la certitude imposée que le nouveau mode de vie est le seul légitime,
4. Mise à disposition complète, progressive et extensive de sa vie à une personne ou à une institution,
5. Sensibilité accrue dans le temps, aux idées, aux concepts, aux prescriptions, aux injonctions et ordres à un « corpus doctrinal » avec éventuellement mise au service de ceux-ci dans une démarche prosélyte,
6. Dépossession des compétences d'une personne avec anesthésie affective, altération du jugement, perte des repères, des valeurs et du sens critique,
7. Altération de la liberté de choix,
8. Imperméabilité aux avis, attitudes, valeurs de l'environnement avec impossibilité de se remettre en cause et de promouvoir un changement,
9. Induction et réalisation d'actes gravement préjudiciables à la personne, actes qui antérieurement ne faisaient pas partie de la vie du sujet. Ces actes ne sont plus perçus comme dommageables ou contraires aux valeurs et aux modes de vie habituellement admis dans notre société.

Annexe 3
Serment d'Hippocrate (*)

En présence des maîtres de cette école, de mes chers condisciples,
je promets et je jure au nom de l'Etre suprême
d'être fidèle aux lois de l'honneur et de la probité
dans l'exercice de la médecine.
Je donnerai mes soins gratuits à l'indigent
et n'exigerai jamais un salaire au-dessus de mon travail.

Admis à l'intérieur des maisons,
mes yeux ne verront pas ce qui s'y passe.
Ma langue taira les secrets qui me seront confiés
et mon état ne servira pas à corrompre les mœurs
ni à favoriser les crimes.

Respectueux et reconnaissant envers mes maîtres
je rendrai à leurs enfants l'instruction que j'ai reçue de leurs pères.

Que les hommes m'accordent leur estime
si je suis resté fidèle à mes promesses.
Que je sois couvert d'opprobre et méprisé de mes confrères si j'y manque.

(*) : tel qu'il a été prêté à l'issue de ma soutenance de thèse de doctorat en médecine à Strasbourg le 26 Février 1990.

Annexe 4
Extraits du Code de déontologie médicale

Codifié dans le Code de la Santé Publique sous les articles R. 4127-1 à R.4127-112. (15.16.23)

Article 2 (article R. 4127-2 du CSP)

Le médecin, au service de l'individu et de la santé publique, exerce sa mission dans le respect de la vie humaine, de la personne et de sa dignité.
Le respect dû à la personne ne cesse pas de s'imposer après la mort.

Article 3 (article R. 4127-3 du CSP)

Le médecin doit, en toutes circonstances, respecter les principes de moralité, de probité et de dévouement indispensables à l'exercice de la médecine.

Article 4 (article R. 4127-4 du CSP)

Le secret professionnel, institué dans l'intérêt des patients, s'impose à tout médecin dans les conditions établies par la loi.
Le secret couvre tout ce qui est venu à la connaissance du médecin dans l'exercice de sa profession, c'est-à-dire non seulement ce qui lui a été confié, mais aussi ce qu'il a vu, entendu ou compris.

Article 6 (article R. 4127-6 du CSP)

Le médecin doit respecter le droit que possède toute personne de choisir librement son médecin. Il doit lui faciliter l'exercice de ce droit.

Article 7 (article R. 4127-7 du CSP)

Le médecin doit écouter, examiner, conseiller ou soigner avec la même conscience toutes les personnes quels que soient leur origine, leurs mœurs et leur situation de famille, leur appartenance ou leur non-appartenance à une ethnie, une nation ou une religion déterminée, leur handicap ou leur état de santé, leur réputation ou les sentiments qu'il peut éprouver à leur égard.
Il doit leur apporter son concours en toutes circonstances. Il ne doit jamais se départir d'une attitude correcte et attentive envers la personne examinée.

Article 8 (article R. 4127-8 du CSP)

Dans les limites fixées par la loi et compte tenu des données acquises de la science, le médecin est libre de ses prescriptions qui seront celles qu'il estime les plus appropriées en la circonstance.
Il doit, sans négliger son devoir d'assistance morale, limiter ses prescriptions et ses actes à ce qui est nécessaire à la qualité, à la sécurité et à l'efficacité des soins.
Il doit tenir compte des avantages, des inconvénients et des conséquences des différentes investigations et thérapeutiques possibles.

Article 9 (article R. 4127-9 du CSP)
Tout médecin qui se trouve en présence d'un malade ou d'un blessé en péril ou, informé qu'un malade ou un blessé est en péril, doit lui porter assistance ou s'assurer qu'il reçoit les soins nécessaires.

Article 10 (article R. 4127-10 du CSP)
Un médecin amené à examiner une personne privée de liberté ou à lui donner des soins ne peut, directement ou indirectement, serait-ce par sa seule présence, favoriser ou cautionner une atteinte à l'intégrité physique ou mentale de cette personne ou à sa dignité.
S'il constate que cette personne a subi des sévices ou des mauvais traitements, il doit, sous réserve de l'accord de l'intéressé, en informer l'autorité judiciaire.
Toutefois, s'il s'agit des personnes mentionnées au deuxième alinéa de l'article 44, l'accord des intéressés n'est pas nécessaire.

Article 11 (article R. 4127-11 du CSP)
Tout médecin entretient et perfectionne ses connaissances dans le respect de son obligation de développement professionnel continu.

Article 12 (article R. 4127-12 du CSP)
Le médecin doit apporter son concours à l'action entreprise par les autorités compétentes en vue de la protection de la santé et de l'éducation sanitaire. Il participe aux actions de vigilance sanitaire.
La collecte, l'enregistrement, le traitement et la transmission d'informations nominatives ou indirectement nominatives sont autorisés dans les conditions prévues par la loi.

Article 13 (article R. 4127-13 du CSP)
Lorsque le médecin participe à une action d'information du public à caractère éducatif et sanitaire, quel qu'en soit le moyen de diffusion, il doit ne faire état que de données confirmées, faire preuve de prudence et avoir le souci des répercussions de ses propos auprès du public. Il doit se garder à cette occasion de toute attitude publicitaire, soit personnelle, soit en faveur

des organismes où il exerce ou auxquels il prête son concours, soit en faveur d'une cause qui ne soit pas d'intérêt général.

Article 14 (article R. 4127-14 du CSP)

Les médecins ne doivent pas divulguer dans les milieux médicaux un procédé nouveau de diagnostic ou de traitement insuffisamment éprouvé sans accompagner leur communication des réserves qui s'imposent. Ils ne doivent pas faire une telle divulgation dans le public non médical.

Article 19 (article R. 4127-19 du CSP)

La médecine ne doit pas être pratiquée comme un commerce. Sont interdits tous procédés directs ou indirects de publicité et notamment tout aménagement ou signalisation donnant aux locaux une apparence commerciale.

Article 20 (article R. 4127-20 du CSP)

Le médecin doit veiller à l'usage qui est fait de son nom, de sa qualité ou de ses déclarations.

Il ne doit pas tolérer que des organismes, publics ou privés, où il exerce ou auxquels il prête son concours, utilisent à des fins publicitaires son nom ou son activité professionnelle.

Article 21 (article R. 4127-21 du CSP)

Il est interdit aux médecins, sauf dérogations accordées dans les conditions prévues par la loi, de distribuer à des fins lucratives des remèdes, appareils ou produits présentés comme ayant un intérêt pour la santé. Il leur est interdit de délivrer des médicaments non autorisés.

Article 24 (article R. 4127-24 du CSP)

Sont interdits au médecin :

- tout acte de nature à procurer au patient un avantage matériel injustifié ou illicite ;

- toute ristourne en argent ou en nature, toute commission à quelque personne que ce soit ;

- la sollicitation ou l'acceptation d'un avantage en nature ou en espèces, sous quelque forme que ce soit, d'une façon directe ou indirecte, pour une prescription ou un acte médical quelconque

Article 28 (article R. 4127-28 du CSP)

La délivrance d'un rapport tendancieux ou d'un certificat de complaisance est interdite.

Article 30 (article R. 4127-30 du CSP)
Est interdite toute facilité accordée à quiconque se livre à l'exercice illégal de la médecine.

Article 31 (article R. 4127-31 du CSP)
Tout médecin doit s'abstenir, même en dehors de l'exercice de sa profession, de tout acte de nature à déconsidérer celle-ci.

Article 32 (article R. 4127-32 du CSP)
Dès lors qu'il a accepté de répondre à une demande, le médecin s'engage à assurer personnellement au patient des soins consciencieux, dévoués et fondés sur les données acquises de la science, en faisant appel, s'il y a lieu, à l'aide de tiers compétents.

Article 34 (article R. 4127-34 du CSP)
Le médecin doit formuler ses prescriptions avec toute la clarté indispensable, veiller à leur compréhension par le patient et son entourage et s'efforcer d'en obtenir la bonne exécution.

Article 35 (article R. 4127-35 du CSP)
Le médecin doit à la personne qu'il examine, qu'il soigne ou qu'il conseille une information loyale, claire et appropriée sur son état, les investigations et les soins qu'il lui propose. Tout au long de la maladie, il tient compte de la personnalité du patient dans ses explications et veille à leur compréhension.
Toutefois, lorsqu'une personne demande à être tenue dans l'ignorance d'un diagnostic ou d'un pronostic, sa volonté doit être respectée, sauf si des tiers sont exposés à un risque de contamination.
Un pronostic fatal ne doit être révélé qu'avec circonspection, mais les proches doivent en être prévenus, sauf exception ou si le malade a préalablement interdit cette révélation ou désigné les tiers auxquels elle doit être faite.

Article 36 (article R. 4127-36 du CSP)
Le consentement de la personne examinée ou soignée doit être recherché dans tous les cas.
Lorsque le malade, en état d'exprimer sa volonté, refuse les investigations ou le traitement proposés, le médecin doit respecter ce refus après avoir informé le malade de ses conséquences.
Si le malade est hors d'état d'exprimer sa volonté, le médecin ne peut intervenir sans que ses proches aient été prévenus et informés, sauf urgence ou impossibilité.
Les obligations du médecin à l'égard du patient lorsque celui-ci est un mineur ou un majeur protégé sont définies à l'article 42.

Article 37 (article R. 4127-37 du CSP)

I. - En toutes circonstances, le médecin doit s'efforcer de soulager les souffrances du malade par des moyens appropriés à son état et l'assister moralement. Il doit s'abstenir de toute obstination déraisonnable dans les investigations ou la thérapeutique et peut renoncer à entreprendre ou poursuivre des traitements qui apparaissent inutiles, disproportionnés ou qui n'ont d'autre objet ou effet que le maintien artificiel de la vie.

II. - Dans les cas prévus au cinquième alinéa de l'article L. 1111- 4 et au premier alinéa de l'article L. 1111-13, la décision de limiter ou d'arrêter les traitements dispensés ne peut être prise sans qu'ait été préalablement mise en oeuvre une procédure collégiale. Le médecin peut engager la procédure collégiale de sa propre initiative. Il est tenu de le faire au vu des directives anticipées du patient présentées par l'un des détenteurs de celles-ci mentionnés à l'article R. 1111-19 ou à la demande de la personne de confiance, de la famille ou, à défaut, de l'un des proches. Les détenteurs des directives anticipées du patient, la personne de confiance, la famille ou, le cas échéant, l'un des proches sont informés, dès qu'elle a été prise, de la décision de mettre en oeuvre la procédure collégiale.

La décision de limitation ou d'arrêt de traitement est prise par le médecin en charge du patient, après concertation avec l'équipe de soins si elle existe et sur l'avis motivé d'au moins un médecin, appelé en qualité de consultant. Il ne doit exister aucun lien de nature hiérarchique entre le médecin en charge du patient et le consultant. L'avis motivé d'un deuxième consultant est demandé par ces médecins si l'un d'eux l'estime utile. La décision de limitation ou d'arrêt de traitement prend en compte les souhaits que le patient aurait antérieurement exprimés, en particulier dans des directives anticipées, s'il en a rédigé, l'avis de la personne de confiance qu'il aurait désignée ainsi que celui de la famille ou à défaut, celui d'un de ses proches.

Lorsque la décision de limitation ou d'arrêt de traitement concerne un mineur ou un majeur protégé, le médecin recueille en outre, selon les cas, l'avis des titulaires de l'autorité parentale ou du tuteur, hormis les situations où l'urgence rend impossible cette consultation.

La décision de limitation ou d'arrêt de traitement est motivée. Les avis recueillis, la nature et le sens des concertations qui ont eu lieu au sein de l'équipe de soins ainsi que les motifs de la décision sont inscrits dans le dossier du patient. La personne de confiance, si elle a été désignée, la famille ou, à défaut, l'un des proches du patient sont informés de la nature et des motifs de la décision de limitation ou d'arrêt de traitement.

III. - Lorsqu'une limitation ou un arrêt de traitement a été décidé en application de l'article L. 1110 -5 et des articles L. 1111- 4 ou L. 1111-13, dans les conditions prévues aux I et II du présent article, le médecin, même si la souffrance du patient ne peut pas être évaluée du fait de son état cérébral, met en oeuvre les traitements, notamment antalgiques et sédatifs, permettant d'accompagner la personne selon les principes et dans les conditions énoncés à l'article 38. Il veille également à ce que l'entourage du patient soit informé de la situation et reçoive le soutien nécessaire.

Article 39 (article R. 4127-39 du CSP)

Les médecins ne peuvent proposer aux malades ou à leur entourage comme salutaire ou sans danger un remède ou procédé illusoire ou insuffisamment éprouvé.

Toute pratique de charlatanisme est interdite.

Article 40 (article R. 4127-40 du CSP)

Le médecin doit s'interdire, dans les investigations et interventions qu'il pratique comme dans les thérapeutiques qu'il prescrit, de faire courir au patient un risque injustifié.

Article 41 (article R. 4127-41 du CSP)

Aucune intervention mutilante ne peut être pratiquée sans motif médical très sérieux et, sauf urgence ou impossibilité, sans information de l'intéressé et sans son consentement.

Article 42 (article R. 4127-42 du CSP)

Sous réserve des dispositions de l'article L. 1111 - 5, un médecin appelé à donner des soins à un mineur ou à un majeur protégé doit s'efforcer de prévenir ses parents ou son représentant légal et d'obtenir leur consentement.

En cas d'urgence, même si ceux-ci ne peuvent être joints, le médecin doit donner les soins nécessaires.

Si l'avis de l'intéressé peut être recueilli, le médecin doit en tenir compte dans toute la mesure du possible.

Article 43 (article R. 4127-43 du CSP)

Le médecin doit être le défenseur de l'enfant lorsqu'il estime que l'intérêt de sa santé est mal compris ou mal préservé par son entourage.

Article 44 (article R. 4127-44 du CSP)

Lorsqu'un médecin discerne qu'une personne auprès de laquelle il est appelé, est victime de sévices ou de privations, il doit mettre en œuvre les moyens les plus adéquats pour la protéger en faisant preuve de prudence et de circonspection.

Lorsqu'il s'agit d'un mineur ou d'une personne qui n'est pas en mesure de se protéger en raison de son âge ou de son état physique ou psychique, il alerte les autorités judiciaires ou administratives, sauf circonstances particulières qu'il apprécie en conscience.

Article 51 (article R. 4127-51 du CSP)
Le médecin ne doit pas s'immiscer sans raison professionnelle dans les affaires de famille ni dans la vie privée de ses patients.

Article 52 (article R. 4127-52 du CSP)
Le médecin qui aura traité une personne pendant la maladie dont elle est décédée ne pourra profiter des dispositions entre vifs et testamentaires faites par celle-ci en sa faveur pendant le cours de cette maladie que dans les cas et conditions prévus par la loi.
Il ne doit pas davantage abuser de son influence pour obtenir un mandat ou contracter à titre onéreux dans des conditions qui lui seraient anormalement favorables.

Article 74 (article R. 4127-74 du CSP)
L'exercice de la médecine foraine est interdit ; toutefois des dérogations peuvent être accordées par le conseil départemental de l'Ordre dans l'intérêt de la santé publique. (...).

Article 75 (article R. 4127-75 du CSP)
Conformément à l'article L.4163-5 du code de la santé publique, il est interdit d'exercer la médecine sous un pseudonyme.

Article 76 (article R. 4127-76 du CSP)
L'exercice de la médecine comporte normalement l'établissement par le médecin, conformément aux constatations médicales qu'il est en mesure de faire, de certificats, attestations et documents dont la production est prescrite par les textes législatifs et réglementaires.
Tout certificat, ordonnance, attestation ou document délivré par un médecin doit être rédigé lisiblement en langue française et daté, permettre l'identification du praticien dont il émane et être signé par lui. Le médecin peut remettre une traduction au patient dans la langue de celui-ci.

Article 109 (article R. 4127-109 du CSP)
Tout médecin, lors de son inscription au tableau, doit affirmer devant le conseil départemental de l'ordre qu'il a eu connaissance du présent code et s'engager sous serment et par écrit à le respecter.

Article 110 (article R. 4127-110 du CSP)
Toute déclaration volontairement inexacte ou incomplète faite au conseil de l'ordre par un médecin peut donner lieu à des poursuites disciplinaires.

Annexe 5
Jurisprudence pénale et ordinale

Nous proposons ici des jurisprudences d'affaires impliquant un médecin poursuivi au pénal et/ou au disciplinaire, regroupées en quatre thèmes : agression sexuelle, avantage indu au profit du médecin ou acte contraire à la probité du médecin, thérapeutique illusoire et secte.
Sauf indication spécifique, ces affaires ont été consultées et extraites du site du Conseil national de l'Ordre des médecins (référence n° 15).

Agression sexuelle :

CDN : n° 8839, 20 octobre 2004 : (15.212)
Dr T. : *« Considérant que la pratique de la sexologie implique que le médecin puisse se livrer à des investigations intimes à la fois psychiques et corporelles (...) que cette pratique exige cependant que les investigations et les actes à visée thérapeutique soient limités à ce qui est strictement nécessaire et soient conduits dans des conditions qui ne laissent planer aucun doute sur leur objet ; que le patient doit être clairement informé de la nature et de la finalité de ces actes, de sorte que son consentement soit parfaitement libre et donné en toute connaissance de cause (...) que si certaines des plaignantes auraient, comme l'affirme le Dr T., été victimes d'abus sexuels dans leur enfance, cette considération, à la supposer établie, n'autorise pas à retirer crédit à la relation qu'elles font des faits (...) qu'il résulte des énonciations détaillées de la plupart des plaintes (...) que le Dr T. s'est, à de nombreuses reprises à son cabinet, et parfois sous hypnose, livré à des attouchements sans aucun rapport ni avec les investigations auxquelles il pouvait légitimement se livrer, ni avec les soins qu'il prétendait appliquer ; que nombre de ses consultations comportaient (...) des actes et des propos à caractère manifestement sexuel, par nature contraires aux exigences de l'éthique médicale ; que le Dr T. ne conteste pas, enfin, avoir exercé sa profession au mépris de l'interdiction qui lui en avait été faite par le magistrat instructeur (...) »,* la CDN rejette sa requête et confirme la radiation exécutoire nonobstant tout recours, notamment devant le Conseil d'Etat.
CDPI : Ile-de-France : 10 janvier 2004 : radiation
CDN : 20 octobre 2004 : rejet requête, radiation exécutoire

CE : 27 juillet 2005 : requête non admise :
Cour d'Assises de Paris : décès du médecin un mois avant sa comparution pour 13 viols aggravés et 3 agressions sexuelles. (212)

CDN : n° 10788, 13 décembre 2011 :
Dr X : *« en tant que professeur de médecine, a établi avec deux étudiantes, au nom de la prise en charge « psychologique », des relations intimes au cours d'une série de consultations. Recours en révision de la décision de la section disciplinaire de radiation en raison d'un non-lieu dans l'affaire pénale. Ne constituent pas des pièces nouvelles, de nature à établir l'innocence du requérant, ni le mémoire demandant le non-lieu, ni les attestations et procès-verbaux produits qui, s'ils lui sont favorables, ne sont pas pour autant de nature à prouver son innocence. L'autorité de la chose jugée au pénal ne saurait s'attacher aux motifs d'une ordonnance de non-lieu qui en l'espèce, n'établit pas l'innocence du praticien en ce qui concerne le délit d'agressions sexuelles au cours des séances d' « haptonomie » qu'il avait entendu organiser ».*
SD 9346 : 16/05/2006 : radiation.
CDN : 13/12/2011 : rejet recours en révision.

CDN : n° 11234, 11 octobre 2012 :
Dr X : *« au cours de séances qu'il considère comme une conception « étendue » de la procréation médicalement assistée et qui comportait une progressivité du « non sexuel » vers le « sexuel », le Dr [X13] a appliqué au couple (...) une « technique » qui lui est propre et qu'il déclare issue de son expérience professionnelle ; que cette « technique » imposait que les deux époux, nus et les yeux bandés, se prêtent séparément ou ensemble, sous la direction et en présence du médecin, à des gestes, des attitudes, des postures et des actes dégradants ; que, ce faisant, le requérant, abusant tant de l'autorité qui s'attache à sa qualité de médecin que de la faiblesse de ses patients auxquels il déclarait offrir « la dernière chance » pour résoudre un problème de couple et qu'il s'est en outre livré sur M[adame] à des attouchements, dont elle a précisé les conditions et circonstances ».*
CPDI Rhône-Alpes : 16/02/2011 : deux ans d'interdiction dont un avec sursis.
CDN (Appel) : 11/10/2012 : requête rejetée, deux ans d'interdiction dont un avec sursis.

Avantage indû au profit du médecin, probité :

CDN : n° 11611, 7 novembre 2012 :
Dr X : *« à la suite d'une intervention qu'il avait réalisée sur son patient, âgé de 98 ans, a adressé à celui-ci une lettre par laquelle il met en avant ce qu'il a fait pour lui et lui demande une « récompense » pour ses efforts et sa*

réussite sous forme de cadeau, lui suggérant l'achat d'une pièce de collection représentant Pierre Le Grand de Russie mise en vente aux enchères. Pièce qui a été adjugée pour la somme de 10.000 euros. Lettre qui a le caractère d'une sollicitation non déguisée, d'autant plus choquante qu'elle s'adressait à un patient très âgé, mis sous curatelle, et dont les termes mêmes impliquent qu'elle n'était pas une réponse à une demande, mais une suggestion faite à l'initiative du praticien. Ni la notoriété de ce dernier, ni le fait qu'il ignorait la valeur qu'attendrait l'objet sollicité, n'excusent une démarche inconvenante, méconnaissant les dispositions de l'article R. 4127-24 du Code de la santé publique et gravement contraire au devoir de probité ».
CDPI Ile de France : 8 mars 2012 : trois ans d'interdiction.
CDN (appel) : 7 novembre 2012 : rejet de la requête, trois ans d'interdiction.

CDN : n° 10594, 11 septembre 2012 :
Dr T. : était poursuivi par 40 patients, pour escroqueries, pour refus de restitution de dossiers médicaux à des patients en litiges avec des compagnies d'assurance. *« Considérant (...)que de tels faits, gravement contraires aux principes de moralité et de probité qui s'imposent aux médecins, sont d'autant plus répréhensibles que le Dr T. qui abusait de la faiblesse de patients âgés ou malades, faisait miroiter aux victimes de ses escroqueries des promesses de hâter des rendez-vous pour des maladies graves ou de faciliter l'obtention d'indemnisations lors d'opérations d'expertise ; considérant que l'extrême gravité des faits commis par le DrT. justifie la sanction de la radiation du tableau de l'ordre (...) »* la CDN rejette la requête en annulation.
CDPI : PACA-Corse : 31 août 2009 : radiation
CDN : 11 septembre 2012 : rejet de la requête en annulation, radiation.
Tribunal correctionnel d'Aix-en-Provence : 22 Février 2012 : ont été prononcées diverses condamnations (notamment pour escroqueries envers de nombreuses personnes dont certains patients pour un montant supérieur à 2 millions d'euros), un emprisonnement de trente mois dont dix-huit mois avec sursis plus mise à l'épreuve et à une interdiction définitive d'exercer toute activité commerciale et la médecine.

CDN : n° 11114, 31 mai 2012 :
Dr O. : *« Considérant que le Dr O., qui était depuis de nombreuses années le médecin traitant des époux A. a obtenu en 2001 de M. Luis A., alors âgé de 84 ans, une somme de 50.000 F et lui a alors remis une reconnaissance de dette ainsi libellée « Je soussigné certifie avoir reçu de M. et Mme A. la somme de 50 000 francs à titre gracieux et que je m'engage à leur rendre d'un commun accord quand je le pourrai et comme je le pourrai » ; qu'il n'a jamais remboursé cette somme ; qu'alors qu'il avait cessé son exercice*

libéral depuis 2004, en raison de sa mise en liquidation judiciaire, le Dr O. a continué à donner des consultations à d'anciens patients et notamment aux époux A. qui n'ont pas pu être remboursés (...) que la circonstance que le chèque représentant cette somme a été établi non par M. A. lui-même, mais par son fils, loin d'accréditer le fait que M. A. aurait agi librement par pure amitié pour son médecin, démontre au contraire son état de dépendance (...) », considérant les actes du praticien délibérés sans projet de remboursement, la CDN rejette se requête d'annulation d'interdiction d'exercer pendant un an.
CDPI : Languedoc-Roussillon : N° 2 276/30/10 : 13 octobre 2010 : interdiction d'exercer la médecine pendant un an.
CDP : 31 mai 2012 : rejet requête, interdiction d'exercer la médecine, exécutoire nonobstant tout recours ou toute demande notamment devant le Conseil d'Etat.

CDN : n° 11427, 17 juin 2013 : (15.318)
Dr A. : *« s'est fait remettre le 9 septembre 2010 en fin de journée par Mme L. B. au domicile de laquelle il s'était rendu, un chèque de 13.000 euros ; que, compte tenu du grand âge de cette patiente et de son état de vulnérabilité qu'il ne pouvait ignorer, et alors même qu'il se serait engagé à rembourser cette somme par échéance mensuelle de 500 euros (...) »* a manqué à ses devoirs de moralité et à déconsidérer la profession, motivant la réformation de sa sanction.
CDPI : PACA-Corse : N° 4726, 29 août 2011 : interdiction d'exercer la médecine pendant un an dont onze mois avec sursis.
CDN : 17 juin 2013 : réformation : interdiction d'exercer la médecine pendant un an dont six mois fermes.
Tribunal correctionnel de Draguignan : 16 Décembre 2010 : dix-huit mois de prison dont douze avec sursis. (318)

Thérapeutiques illusoires :

Conseil d'Etat, 4 ss, 01 octobre 1993, 104611 : (22)
Il est reproché par la section des assurances sociales, entre autres griefs, au Dr X. d'avoir proposé *« à ses patients, dont certains sont atteints de cancer ou de sclérose en plaques, des traitements ou des procédés dont la section des assurances sociales a souverainement apprécié qu'ils ne reposaient sur aucune base scientifique sérieuse », section des assurances sociales qui n'a pas nié que le Dr X. « utilisait par ailleurs des procédés et des méthodes éprouvés et reconnus » et d'avoir « prescrit de manières fréquentes des « bilans phytothérapiques européens » sans considération de la situation spécifique de chaque patient et qu'il a élaboré son diagnostic sans discernement »* ; le Conseil d'Etat rejette la requête en annulation de la

sanction prononcée d'un an d'interdiction de donner des soins aux assurés sociaux.
CE : 01 octobre 1993 : rejet requête

SD : n° 7349, 17 février 2000 :
Dr C. : *« Considérant que le Dr C. a examiné (...) Mme C., patiente atteinte de sclérose latérale amyotrophique (...) a procédé à son examen en demandant à celle-ci de tenir la main de sa fille, qui l'accompagnait, et en procédant à des tests qui consistaient à observer les réactions musculaires de la patiente et les effets de sa présence sur des produits, tels que du mercure et du beurre, placés à proximité de l'oreille de celle-ci ; qu'au terme d'un tel examen, le Dr C. a recommandé à sa patiente de recourir à des analyses de salive et de sang, pratiquées par un laboratoire spécialisé strasbourgeois (...) »* la chambre relève aussi la vulnérabilité de la patiente, l'absence de contact avec le neurologue qui suivait habituellement la patiente, considérant que la sanction n'est pas d'une sévérité excessive, la requête en annulation de l'interdiction d'exercice est annulée.
CDPI : Bretagne : n° 648, 19 décembre 1998 : interdiction d'exercer la médecine pendant trois mois.
SD : 17 février 2000 : rejet de la requête, interdiction d'exercer la médecine pendant trois mois.

CE : n° 199321, 29 mai 2000, SD : n° 6666, 3 juin 1998 :
Dans cette affaire, le praticien a prescrit un traitement par homéopathie et acupuncture, d'une patiente atteinte d'un cancer, elle-même refusant la thérapie appropriée, la confortant dans son projet par ce traitement et en lui promettant une guérison naturelle. Le respect de la volonté du patient ne dispense pas le médecin de fournir une information claire et loyale, traitement illusoire, non-conforme aux données acquises de la science l'ayant privé d'une chance, sinon de guérison, du moins de survie.
CDPI : Nord-Pas-de-Calais : 22 mai 1997 : radiation
CDN : 03 juin 1998 : radiation, décision exécutoire
CE : 29 mai 2000 : rejet de la requête : radiation.

CDN : n° 8910, 21 décembre 2004 :
Dr C : *« Considérant (...) que le Dr C., médecin psychiatre (...) se présentait, dans les soins apportés à ses patients, comme un adepte de la psychothérapie cognitivo-comportementaliste, soulignant à ces derniers les dangers que représentait à ses yeux le recours aux médicaments psychotropes traditionnels et leur déclarant notamment que l'usage de ceux-ci diminuait leur espérance de vie de 20% ; que le Dr C. a reconnu (...) commencer par ordonner une analyse d'urine afin de pratiquer le dosage des peptides urinaires et de déconseiller, le cas échéant, à ces mêmes*

patients la consommation des laitages et des céréales ; qu'il déconseillait également l'usage des parfums qui, selon lui, pouvait contribuer au maintien de l'affection et retarder la guérison ; qu'il recourait également à l'analyse de la variabilité sinusale, c'est-à-dire à l'examen du retentissement des émotions sur la fréquence cardiaque, à l'auto-digitopuncture (...) enfin à l'analyse vocale en demandant à ses patients de téléphoner en Amérique à des spécialistes de cette technique (...) si le Dr C. apparaît à l'audience comme un homme de conviction et de certitudes et qu'il ne saurait être accusé ni de mauvaise foi ni de charlatanisme, l'exposé sus-rappelé des thérapies (...) permet d'affirmer que le Dr C. n'assure pas à ses patients des soins fondés sur les données acquises de la science et leur propose comme salutaires ou sans danger des remèdes ou des procédés illusoires ou insuffisamment éprouvés (...) » la CDN rejette la requête.
CDPI : Ile-de-France, 27 mars 2004 : radiation
CDN : 21 décembre 2004 : rejet requête : radiation exécutoire.
CE : 24 mai 2005 : désistement.

CDN : n° 8920, 17 novembre 2004 :
Dr C. : *« considérant (...) que le Dr C assure en qualité de « distributeur platine », la diffusion des produits de la société NIKKEN (...) de « bien-être », parmi lesquels figurent des « produits de santé » censés notamment agir par « un champ magnétique uniforme », et « l'infrarouge lointain » ayant pour effet de « remettre la vibration de nos cellules aux taux vibratoires fœtal » (...) que le Dr C. a assuré et assure (...) des fonctions de distributeurs de « produit de bien-êtres » de la-dite société diffusés dans le grand public »,* le praticien a manqué à ses devoirs déontologiques, la requête est rejetée.
CDPI : Pays de la Loire, N° 03.34.1238, 15 mars 2004 : radiation
CND : 17 novembre 2004 : requête rejetée : radiation exécutoire.

CDN : n° 9089, 15 juin 2005 :
Dr M. : *« Considérant (...) que le conseil régional s'est fondé sur la circonstance que le Dr M. avait déposé dans sa salle d'attente des documents proposant à ses patients des sessions de « Formation à la géniale logique du décodage biologique » d'une durée de deux jours, entre septembre 2002 et mars 2003, moyennant une participation de 200 euros par session ; que ce document présente le Dr M. comme « médecin homéopathe, praticien en psychogénéalogie » et indique notamment que « le décodage biologique nous apprend à mettre en relation chaque situation avec les ressentis qui lui correspondent, sur la base des corrélations cerveau-psychisme-organe mises en évidence par le Dr HAMER, propres aux maladies et extrapolées à tous les manifestés biologiques de notre vie » ; considérant que le Dr M. (...) prévalue de sa qualité de médecin, ainsi que*

d'une qualification d'apparence médicale qui ne correspond ni à une formation scientifique qu'elle aurait reçue ni à aucune spécialité reconnue, pour inciter ses patients à s'intéresser à des méthodes présentées comme susceptibles d'exercer un effet bénéfique pour leur santé alors qu'elles ne reposent sur aucune étude sérieuse et ne proposent aucune thérapeutique éprouvée ; qu'elle a ainsi méconnu, alors même qu'elle n'aurait pas cherché à dissuader ses patients de continuer à suivre des traitements médicaux correspondant aux connaissances scientifiques (...) » la CDN rejette sa requête.
CDPI : Pays-de-la-Loire, N° 03.55.1259, 18 octobre 2004 : interdiction d'exercer la médecine pendant trente-six mois dont trente-cinq mois avec sursis.
CDN : 12 juin 2005 : rejet de la requête, sanction maintenue.

SD : n° 9207, 15 décembre 2005 :
Dr G. : *« Considérant (...) que Mme B. s'est au cours de l'année 2003, rendue à plusieurs reprises, sur recommandation, chez le Dr G., qualifié spécialiste en oto-rhino-laryngologie ; que ce dernier a entrepris un traitement par utilisation de remèdes floraux dits « Fleurs de Bach » et l'a mis en œuvre par apposition de flacons contenant ces remèdes sur diverses parties du corps incluant, lors de la dernière séance, selon les dires de Mme B., les parties intimes (...) que si, dans ces considérations en appel, le conseil départemental des Bouches-du-Rhône fait état d'une nouvelle plainte, pour les mêmes motifs (...) qu'il convient donc pour la section disciplinaire de statuer sur le comportement du Dr G. au regard de la seule plainte de Mme B. (...) que l'efficacité thérapeutique de ces remèdes floraux n'a pas été démontrée et que, d'ailleurs, alerté par une lettre du ministre de la santé (...) que ces remèdes n'avaient pas fait l'objet d'une autorisation de mise sur le marché, le Conseil national de l'Ordre des médecins, par une circulaire en date du 23 Juin 2003 adressée aux conseils départementaux, a attiré leur attention sur les risques de l'utilisation de ces produits (...) qu'en prescrivant à Mme B, atteinte d'une grave dépression, les remèdes floraux du Dr BACH, le Dr G. a méconnu les dispositions des articles R.4127-32 (...) et R.4127-39 du code de santé publique (...) que si un médecin est habilité en principe à pratiquer tous les actes de diagnostic, de prévention et de traitement, il ne doit pas, sauf circonstances exceptionnelles, entreprendre des soins ni formuler des prescriptions dans des domaines qui dépassent ses connaissances et son expérience (...) »,* la requête en annulation de la sanction de radiation du tableau est rejetée.
CDPI : Provence-Côte d'Azur-Corse : n° 3485, 13 mai 2005 : radiation du tableau
SD : 15 décembre 2005 : rejet de la requête : radiation.

SD : n° 9084, 30 juin 2005 :
Drs G.A. et J.A. : Le Dr G.A. exerçant à « SOS médecins » a prodigué des soins à Mme B., dont de l'acupuncture ; suite à l'établissement de relation de confiance entre les époux B. et les époux Drs G. et J. A. ; ces derniers ont proposé de suivre des sessions *« dites de « sciences et pratiques énergétiques » qui, selon la brochure de présentation, étaient organisées en une série d'ateliers comprenant une partie théorique sur les connaissances énergétiques suivies de pratiques énergétiques qui devaient permettre « de prendre connaissance de votre potentiel et des énergies de votre environnement afin de les ressentir, de les utiliser, de les maîtriser » ; que la participation complète devait donner lieu à un « diplôme de fin d'enseignement » ; que M. et Mme B. ont suivi une de ces sessions, pour laquelle ils ont remis au Dr J.A. (...) un chèque de 1800 francs chaque fois ; qu'à l'occasion de ces rencontres, il a été remis aux époux B. un « bon de commande » de compléments nutritionnels délivrés par le laboratoire PHARAL ; qu'il ressort également de l'instruction qu'ultérieurement les deux médecins ont indiqué aux époux B. qu'ils faisaient partie d'un « groupe philosophique et de prière », intitulé « L'Ordre » et que s'ils étaient intéressés, ils pouvaient être accueillis dans le groupe moyennant un droit d'entrée et une cotisation mensuelle ; que M. et Mme B n'ont pas donné suite à cette proposition et ont alors entrepris d'obtenir le diplôme d'enseignement annoncé, ce qui s'avéra impossible et se termina par la délivrance d'une attestation de stage établie sur un papier sans en-tête ni signature lisible ; considérant qu'en admettant que, comme l'a relevé le conseil régional dans sa décision attaquée, les accusations d'invitation à rejoindre une secte, que serait le groupement spirituel dont font partie les Drs J.A. et G.A., ne soient pas suffisamment établies pour être retenues (...) »* le comportement des praticiens était contraire à l'honneur et la probité, motivant la décision de la chambre d'appel.
CDPI PACA-Corse : 03 juillet 2004 : un an d'interdiction, dont six mois avec sursis.
CDN : 30 juin 2005 : rejet requête, un an d'interdiction, dont six mois avec sursis, décision exécutoire.
CE : 01 juin 2006 : rejet du recours.

CDN : n° 9438, 27 Novembre 2006 :
Dr H. : praticien en retraite, agrégé en électroradiologie, président de l'association ARABEL ou « Association de recherches acoustiques biologiques électroradiologiques », il exerce bénévolement en recevant des patients dans un local distinct de son domicile, en demandant tout de même de verser quinze euros pour l'association puis cinquante euros en remboursement des frais de consultation, sommes versées sur le compte de l'association. *« Considérant (...) que le Dr H. a déclaré à l'audience traiter*

généralement ses patients au moyen d'un appareil dénommé « électrosomatogramme DDFAO » (dépistage et diagnostic fonctionnel assisté par ordinateur), appareil qui met en œuvre l'impédance bioélectrique et permet de mesurer la résistance des liquides corporels, de réaliser la modélisation informatique du corps humain et la localisation des organes (...) il a pu ainsi par exemple révéler à un patient que son foie est détruit à 93% et ne fonctionnait plus qu'à 7% ; que, bien qu'il ait déclaré avoir traité environ un millier de patients, il a ajouté, sur questionnement, qu'il ne lui avait pas été possible jusqu'à présent de mener des études statistiques sur les résultats obtenus de la pratique de ces méthodes (...) il se livre ainsi à des activités médicales de diagnostic et de thérapeutique et propose à ses clients comme salutaire un procédé illusoire et insuffisamment éprouvé ; que bien qu'il affirme renvoyer ses patients à leur médecin traitant ou les orienter sur les médecins spécialistes les mieux à même de traiter leur affection, son intervention, présentée comme déterminante pour leur guérison, présente le risque de les dissuader de recourir ou de continuer à recourir aux thérapeutiques de médecine traditionnelle adaptées à leur cas et présente de ce fait un réel danger pour la santé publique (...) » la requête est rejetée.
CDPI : Pays de Loire : N° 05.41.1340, 2 mai 2006 : radiation.
CDN : 27 novembre 2006 : requête rejetée : radiation, exécutoire nonobstant toute demande et tout recours notamment devant le Conseil d'Etat.

Conseil d'Etat, 4° sous-section jugeant seule, 26 novembre 2007, 292250. (22)
Le Dr A. présente une requête d'annulation de la peine de radiation prononcée par la chambre disciplinaire d'appel. *« Considérant que (...) M. A. a délivré à M. M. venu le consulter pour une affection rhumatismale, des soins qui ont notamment consisté à faire passer un pendule sur le corps et à appliquer une ampoule sur l'avant – bras du patient ainsi qu'à lui recommander la lecture d'ouvrages et à l'inviter à consommer du lait de soja ; qu'il a, d'autre part, adressé à sa consoeur Mme L.B., des lettres, concernant une patiente qu'ils soignaient en commun, atteinte d'un cancer du sein avec métastases osseuses ; que, dans cette correspondance, qui comprend des références de caractère ésotérique, M.A. fait état de sa satisfaction quant à l'évolution de la pathologie de cette patiente, alors que celle-ci devait décéder quelques mois plus tard ; qu'en jugeant que ces faits, qui révélaient des pratiques répétées de charlatanisme et étaient de nature à détourner les patients des traitements correspondant aux données acquises de la science et à préjudicier gravement à leur santé, étaient contraires à l'honneur professionnel et échappaient, par voie de conséquence, à la loi d'amnistie, la section disciplinaire du Conseil national de l'ordre des médecins, qui a suffisamment motivé sa décision sur ce point, n'a pas*

commis d'erreur de qualification juridique » le Conseil d'Etat rejette la requête le 26 Novembre 2007.
CDPI Pays de Loire : 14 avril 2003 : radiation
CDN : 10 février 2006 : radiation
CE : 26 novembre 2007 : rejet requête.

Conseil d'Etat, 4° sous-section jugeant seule, 26 novembre 2007, 292251. (22)
Mme le Dr . A. présente une requête d'annulation de la peine d'interdiction d'exercer la médecine pendant trois ans prononcée par la chambre disciplinaire d'appel. *« Considérant que, pour estimer que les faits reprochés à Mme A. échappaient à l'amnistie prévue par la loi du 6 août 2002, la section disciplinaire du Conseil national de l'ordre des médecins s'est fondée sur le fait que celle-ci recourait, dans le cas des patients qu'elle soignait en commun avec M. B., à des pratiques médicales de caractère ésotérique ne correspondant à aucune donnée acquise de la science, révélées notamment par la correspondance que lui a adressée M. B. au sujet d' une de ses patientes, atteinte d'un cancer du sein avec métastases osseuses ; que, dans cette correspondance, qui comprend des références de caractère ésotérique, M.B. fait état de sa satisfaction quant à l'évolution de la pathologie de cette patiente, alors que celle-ci devait décéder quelques mois plus tard ; qu'en jugeant que ces faits, qui révélaient des pratiques répétées de charlatanisme et étaient de nature à détourner les patients des traitements correspondant aux données acquises de la science et à préjudicier gravement à leur santé, étaient contraires à l'honneur professionnel et échappaient, par voie de conséquence, à la loi d'amnistie, la section disciplinaire du Conseil national de l'ordre des médecins, qui a suffisamment motivé sa décision sur ce point, n'a pas commis d'erreur de qualification juridique »* le Conseil d'Etat rejette la requête le 26 novembre 2007.
CDPI Pays de Loire : 14 avril 2003 : (non connue)
CDN : 10 février 2006 : interdiction d'exercer la médecine pendant trois ans.
CE : 26 novembre 2007 : rejet requête.

CDN : n° 9878, 08 juillet 2008 :
Dr T. : *« Considérant (...) que le Dr T. a reçu en consultation le 2 novembre 2006 Mme F., atteinte d'une pathologie neuro-dégénérative, qui souhaite bénéficier de soins d'acupuncture ; que, selon Mme F. le Dr T. lui a alors indiqué qu'elle émettait des ondes négatives et lui a préconisé de placer des tubes homéopathiques ou des oligoéléments à côté de son lit aux fins de neutraliser lesdites ondes, en lui suggérant d'ailleurs de commander du « Quantaregul » à cette fin ; qu'il lui a également précisé qu'il allait mettre au point un système de « patch » fabriqué par ses soins que l'on pourrait*

porter en bracelet ou en pendentif et qui permettra d'éloigner les ondes négatives ; (...) qu'il est constant qu'il a recours à des méthodes thérapeutiques ne reposant pas sur les données acquises de la science et qui constituent des procédés insuffisamment éprouvés qui peuvent créer dans l'esprit des patients des illusions sur l'efficacité thérapeutique de ces méthodes pouvant être de nature à les exposer à un danger pour leur santé ; (...)» la requête en annulation de l'interdiction d'exercer pendant trois ans est rejetée.
CDPI : Pays de Loire, n° 07.03.1394, 15 janvier 2008 : interdiction d'exercer la médecine pendant trois ans.
CDN : 08 juillet 2008 : rejet requête : interdiction d'exercer la médecine pendant trois ans.

CDN : n° 10144, 3 avril 2009 :
Dr L. : *« Considérant que le Dr L., psychiatre, fondateur avec une psychologue de la SARL dénommée « Institut des Champs Limites de la Psyché (ICLP) », a organisé à plusieurs reprises en 2006 et 2007, dans les locaux pris à bail par cette société à Paris et dans lesquels il a son cabinet, des actions de formation de produits de la marque NIKKEN, auxquelles il invitait ses patients à assister ; qu'ainsi, ceux-ci ont été invités en juin 2006 par le Dr L. à bénéficier de la « faveur exceptionnelle » consistant dans un après-midi de présentation et « de formation par le Dr Claude Sabbah, cancérologue, fondateur de la « biologie totale », impliqué dans Nikken depuis plusieurs années, sur une certaine appréhension de la vie, de la prévention de la maladie, de la vieillesse... » ; qu'au cours d'autres séances, étaient vantés les bienfaits prétendus des produits Nikken, tels que semelles adhérentes pour éviter les chutes, écharpes aimantées transformant la sensation acide des aliments, vestes ré-équilibrantes, colliers et bracelets magnétiques, matelas pour insomniaques, casseroles ou couvertures pour chevaux ; que certains patients étaient également invités à adhérer au réseau Nikken, moyennant le versement d'une cotisation, et à se faire eux-mêmes distributeurs des produits en cause, selon un système de vente pyramidal, au demeurant prohibé par le code de la consommation ; considérant qu'en agissant ainsi (...) a associé la pratique médicale à des actions purement commerciales et donné une caution médicale à des produits ou procédés aux effets thérapeutiques illusoires et non éprouvés (...) »* la requête en annulation de sa sanction de radiation est rejetée.
CDPI : Ile-de-France : C.2007-1699 : 13 octobre 2008 : radiation.
CDN : 3 avril 2009 : rejet requête : radiation

CDN : n° 10264, 20 mai 2009 :

Dr W. : *« Considérant que M. A .[patient depuis 30 ans] soutient que le retard mis à la réalisation de la biopsie conseillée (...) est imputable au Dr W. qui l'aurait dissuadé de faire pratiquer cet examen jugé susceptible de disséminer des métastases (...) que le dossier médical [fiches sommaires de onze consultations de 2005 et 2008] ne porte mention d'aucun examen clinique, mais seulement la prescription de granules homéopathiques et de canneberge ; que le Dr W. remettait à M. A. des bons de commande pour des « médicaments » qu'il devait se procurer au Luxembourg ; que le 15 février 2008, alors que le cancer de la prostate de M. A. est avéré, le Dr W. lui faisait encore subir un examen avec un appareil dépourvu de tout agrément, dénommé « électrosomatogramme », destiné à établir un « bilan de santé » lequel était ainsi conclu « pas de symptômes, pas de traitement (...) que le Dr W. a reçu seize fois Mme L. [qui s'était tournée vers un chiropracteur, qu'elle croyait médecin, refusant une opération pour un cancer du sein, se voyait prescrire un « traitement » à base de cartilage de requin, de compléments alimentaires et divers produits (viscum album) à se procurer en Belgique, Suisse ou Allemagne, dont il lui était affirmé qu'ils « séchaient » le cancer ; le Dr W. d'après les notes du dossier médical qui ne comporte pas de trace d'examen clinique, n'a pas mis tout en œuvre pour convaincre la patiente à un traitement efficace] a pratiqué en janvier 2007, sur l'appareil dénommé « électrosomatogramme » (...), examen que Mme L. a cru être un « scanner » ; que cet examen n'a rien révélé d'anormal, et notamment pas de tumeur du sein, n'a pu que conforter Mme L. dans son refus d'un geste chirurgical ; qu'en octobre 2007, alors qu'elle commençait à souffrir de troubles pulmonaires, le Dr W. s'est contenté de lui prescrire un sirop et des granules homéopathiques ; qu'à la fin 2007, Mme L. , s'étant enfin décidée à consulter un chirurgien, a dû subir plusieurs interventions très mutilantes et reste soumise à une chimiothérapie (...) [Compte tenu des divers manquements, le Dr W.] n'est, dès lors, pas fondé à demander l'annulation de la sanction modérée prononcée à son encontre (...) »*, la requête est donc rejetée.

CDPI : Alsace : N° D 19/08 : 19 décembre 2008 : interdiction d'exercer la médecine pendant deux ans.

CDN : 20 mai 2009 : requête rejetée, interdiction d'exercer la médecine pendant deux ans.

SAS du Conseil régional d'Aquitaine de l'Ordre des médecins : n° 327-328, 07 avril 2011 :

Dr M. : est poursuivi par le service médical de la Gironde et celui du Lot-et-Garonne pour quatre griefs principaux (portant chacun sur plusieurs dossiers de patients) dont une pratique médicale non-conforme aux données acquises par la science et une attitude professionnelle pouvant porter préjudice aux

patients. *« Considérant (...) que le Dr M. a recouru à la pratique de l'autohémothérapie dont aucune étude n'a pu démontrer la validité et dont l'usage est susceptible de faire courir un risque au patient, compte tenu des précautions que nécessite en matière d'asepsie, la manipulation de produits sanguins ; que cette pratique se déroule, en outre, en méconnaissance de l'article L.4211-1 du code de la santé publique qui définit les préparations réservées aux pharmaciens ; (...) que malgré l'aggravation de l'état des patients, le Dr M. a tardé à recourir à l'avis de spécialistes ou s'en est dispensé ;(...) considérant que les faits décrits ci-dessus révèlent une méconnaissance des dispositions de l'article R.4127-32 du code de la santé publique en vertu desquelles le médecin s'engage à assurer au patient des soins fondés sur les données de la science en faisant appel s'il y a lieu à l'aide de tires compétents, ainsi que de celles de l'article R.4127-40 selon laquelle le médecin doit s'interdire de faire courir au patient un risque injustifié (...) »*, la section des assurances sociales lui inflige la sanction de l'interdiction de donner des soins aux assurés sociaux pendant une durée d'un an. Décision susceptible d'appel.
SAS CR Aquitaine : 17 Mars 2011 : interdiction de donner des soins aux assurés sociaux pendant un an.

CDN : n° 11330, 10 octobre 2012 :
Dr R. : *« Considérant (...) que le Dr R. admet, sur le plan général, avoir recours à cet appareil [antenne de Lecher] ; que ce dernier est, selon ses dires, un instrument de nature électro-magnétique permettant de choisir entre plusieurs médicaments celui qui est le plus approprié au patient dès lors qu'il « entre en résonnance magnétique informative avec la personne » ;[que] « l'antenne de Lecher » ne sert pas à établir un diagnostic et n'est pas un procédé thérapeutique, il n'en demeure pas moins qu'il s'agit d'une méthode insuffisamment éprouvée utilisée dans le cadre d'un processus de soins » faisant méconnaître au Dr R ses obligations déontologiques, mais « considérant (...) qu'il n'est versé au dossier (...) aucune référence à des prescriptions précises de remèdes se rattachant à la médecine anthroposophique ou à des plaintes mettant en cause des traitements inspirés de celle-ci ; que si l'on peut avoir des doutes sur l'intérêt thérapeutique de cette médecine, il est difficile en l'état du dossier et en l'absence d'éléments de fait probants et convergents d'entrer en voie de condamnation du Dr. R. sur ce point (...) dans les circonstances de l'affaire, la peine de la radiation apparaît excessive et (...) il sera fait une plus juste appréciation du comportement fautif du Dr R. en lui infligeant la peine de l'interdiction d'exercer la médecine durant un an dont trois mois d'interdiction ferme (...) » ;* la peine est ainsi réformée.
CDPI : Ile-de-France, N° C.2010-2575, 15 avril 2011 : radiation.

CDN : 10 octobre 2012 : réformation de la sanction, interdiction d'exercer la médecine durant un an dont trois mois d'interdiction ferme.

Sectes :

SD : n° 7734, 11 juillet 2001 ; SD : n° 7734 bis, 4 septembre 2002 (15.292)

Dr G. : *« Considérant qu'il résulte de l'instruction que le diagnostic de cancer du sein dont souffrait Mme R.-A. G. a été posé en avril 1992 (...) [que] le Dr G. lui-même médecin généraliste à orientation homéopathique, qui a déclaré à la barre avoir fait antérieurement le diagnostic de cette affection, à la palpation d'une tumeur très apparente (...), le Dr G. a suivi médicalement Mme G. en lui prescrivant un traitement homéopathique (...) que le Dr G. savait que ces soins n'étaient d'aucune efficacité eu égard à l'affection en cause dont il ne pouvait ignorer la gravité et les conséquences de tout retard de traitement sur l'évolution de la maladie et les chances de succès d'un traitement cohérent (...) [que] le Dr G. a adopté une attitude sinon hostile au recours à des traitements reconnus par la communauté médicale, du moins complaisante à l'égard de l'attitude de rejet de la patiente (...), la confiance totale que Mme G. manifestait envers le Dr G. et le fait qu'elle ne prenait jamais une décision concernant sa santé sans le consulter (...) que l'hostilité du Dr G. aux méthodes modernes d'investigation et de traitement des affections cancéreuses et plus particulièrement la chimiothérapie est dénoncée (...) l'influence que le Dr G. a exercée sur la patiente entre 1992 et 1995 (...) sur les conseils de celui-ci que la malade a refusé la scintigraphie osseuse qui lui avait été proposée (...) que le fait d'adresser de temps à autre la patiente à des confrères en observant une attitude passive lorsqu'il apprend que celle-ci ne s'est pas rendue aux rendez-vous fixés, tout en continuant à administrer des traitements sans efficacité possible sur la maladie [conjonctil, album fermenté et applications d'argile], ne constitue pas l'administration de soins consciencieux et dévoués et ne témoigne pas de la volonté de tout mettre en œuvre pour amener la malade à se soigner ; qu'en confortant, par son comportement, Mme G. dans son refus de soins, le Dr G a violé les dispositions (... »)* du code déontologie, motivant le rejet de se requête auprès de la CDN.

Conseil national : requête en suspicion légitime de la CDPI Nord-Pas-de-Calais : transfert du dossier à la CDPI Bourgogne, le 15 Mars 2000.

CDPI : Bourgogne : 06 juillet 2000 : interdiction d'exercer la médecine pendant trois ans.

CDN : 11 juillet 2001 : réouverture de l'instruction par la CDN. Le Dr G. contestait entre autres le reproche « d'être un médecin gourou membre d'une secte ; que le mouvement Graal n'est pas une secte (…) » et demandait l'audition de témoins.

CDN : 04 septembre 2002 : rejet de la requête, trois ans d'interdiction.
CE 252652 : 27 juin 2003 : trois ans d'interdiction

SD : n° 6332 et 6333, 26 février 1997 :
Dr S. : s'est contenté de prescrire à une patiente Mme D. qui présentait en 1994 une grosseur du sein droit, alors qu'elle avait eu en 1993 une tumorectomie du même sein, *« un traitement à base de médicaments homéopathiques, d'oligo-éléments et de vitamines, en lui conseillant de suivre la pratique de « l'harmonisation » opérée par une association de prières dénommée « Invitation à la Vie » dont les deux médecins comme la patiente sont membres »* sans se préoccuper de l'évolution de la maladie, arguant ne pas être le médecin traitant, qu'elle n'intervenait que pour « améliorer le terrain par un traitement de soutien », sans s'efforcer de la convaincre de renoncer à un traitement illusoire au profit d'un traitement efficace ; sans en avoir les compétences et émis des doutes sur l'efficacité d'un traitement par AZT proposé par un spécialiste pour un patient M. S, dont la séropositivité lui était connue, s'est opposé à ce traitement, lui a prescrit un traitement homéopathique et une nutrition ; *« considérant au surplus que le choix des traitements, dans ces deux affaires, repose non sur une étude et sur une analyse rationnelle de l'état de chaque patient, mais sur des résultats généraux d'études épidémiologiques faisant apparaître des constantes de carences liées à certaines maladies et sur la croyance qu'il suffit de traiter le terrain et d'apporter au malade l'aide spirituelle d'un groupe de personnes pour enrayer le cours de maladies aiguës mettant en danger la vie des patients ; que, dans l'affaire du jeune S., le choix de la thérapie a été fait au moyen d'une recherche de points « dits chauds », par le survol des mains du médecin au-dessus du corps du patient, recouvert d'un drap, ce qui confirme le manque de sérieux et l'absence de garanties des pratiques de ce médecin, pour les patients qui se confient à lui ;*
Considérant qu'en estimant le comportement du Dr S. à l'égard des deux malades en cause avait le caractère de fautes professionnelles graves et alors même que ce médecin agissait en relation avec un groupe de prières, le conseil régional de l'Ile-de-France n'a, en aucune manière, méconnu les dispositions de l'article 9 de la convention européenne de sauvegarde des droits de l'homme et des libertés fondamentales relatives à la liberté de conscience et de religion (...) »
CDPI Ile-de-France : 23 mars 1996 : radiation pour les deux plaintes
CDN : 26 février 1997 : jonction des dossiers, requête rejetée : radiations confondues et confirmées, exécutoire nonobstant toute demande ou tout recours devant quelque juridiction que ce soit, notamment devant le Conseil d'Etat.
CE : 1° avril 1998 : requête non admise.

CDN : n° 7551, 9 novembre 2000 :

Dr X : *« (...) considérant qu'il ressort des pièces du dossier que le Dr X. a reçu deux fois en consultation en 1992, alors qu'elle remplaçait le Dr S., M. S. qui était atteint de séropositivité au VIH ; qu'elle s'est bornée à prescrire à ce patient un traitement coûteux « d'ultraquantum » et à lui recommander de consulter le Dr S. ; qu'à l'occasion également d'un remplacement du Dr S., elle a reçu Mme L., atteinte d'une tumeur maligne de la main droite avec métastases, à laquelle elle a recommandé de continuer à s'adresser au Dr S. ; que, recevant en consultation Mme D., qui avait subi une tumorectomie du sein droit et qui appartenait, comme le Dr X. et le Dr S. à l'association « Invitation à la Vie Intense », elle lui a conseillé de consulter le Dr S . ;*

Considérant que, dans ces trois cas, le Dr X ne s'est pas conformé à l'obligation qui incombe à tout médecin d'assurer personnellement, aux patients qui le consultent, des soins consciencieux et dévoués en faisant appel, s'il y a lieu, à des tiers compétents ; qu'en adressant ces trois patients au Dr. S., dont elle n'ignorait pas qu'elle proposait des thérapeutiques illusoires et dispensait des conseils susceptibles de retarder voir d'empêcher la mise en œuvre de thérapies efficaces, le Dr X. a, même si elle n'est pas elle-même responsable des fautes commises par sa consoeur, fait courir aux intéressés des risques importants ; que les prescriptions faites à M. S. méconnaissaient l'interdiction faite par l'article 30 du Code de déontologie médicale alors en vigueur de présenter aux malades comme salutaire un remède ou un procédé illusoire ou insuffisamment éprouvé ; que, dans les trois cas, le Dr X. a présenté comme bénéfique le recours à l'assistance spirituelle d'un groupement alors qu'il lui appartenait, comme médecin, d'user de la confiance qu'elle pouvait inspirer à ses patients pour leur faire prendre conscience de la gravité de leur état et les inciter à suivre les traitements conformes aux données acquises de la science ; que, ni le souci de délivrer aux patients une assistance morale et psychologique, ni le respect de leur volonté ne peuvent justifier un tel comportement ; qu'en admettant même qu'elle ait également conseillé aux trois patients en cause de continuer à consulter les médecins spécialistes qui les avaient précédemment traités et de poursuivre les traitements que ceux-ci avaient prescrits, le Dr X. a ainsi traité ses patients d'une manière qui ne reposait pas sur les données de la science et qui leur faisait courir de graves dangers. (...)

Considérant enfin qu'il y a lieu, eu égard aux graves dangers que le comportement du Dr X. a fait courir aux malades, d'ordonner l'exécution immédiate de la sanction, nonobstant tout recours que pourrait introduire le Dr X. devant quelque juridiction que ce soit, notamment devant le Conseil d'Etat. (...) »

CDPI : Ile de France : 5 février 2000 : interdiction d'exercer la médecine pendant trois ans

CDN : 9 novembre 2000 : pas de lieu de surseoir à statuer en attendant issue de la procédure pénale parallèle, rejet de la requête ; peine d'interdiction d'exercer confirmée, exécutoire nonobstant tout recours.
CE : 15 mars 2002 : requête non admise.

CDN : n° 11147, 11 juin 2012 :
Dr A. : a adressé, en 2009, une patiente se plaignant d'une « baisse de moral » à son époux pour une « séance d'harmonisation », qu'il pratique à leur domicile suivant les pratiques de l'association IVI dont le couple est membre. *« Considérant que, proposée à des fins thérapeutiques lors d'une consultation médicale, une telle prescription est contraire aux dispositions de l'article R.4127-39 du code de santé publique (...), mais considérant qu'eu égard à l'inexpérience du Dr A. qui n'exerçait que depuis moins d'un an à la date des faits, du caractère isolé de ce manquement et de l'engagement qu'elle a pris, tant lors de son audition par des membres du conseil départemental qu'à l'audience de la chambre disciplinaire nationale, de s'abstenir à l'avenir de toute prescription de cette nature, la sanction d'un an d'interdiction d'exercice, même assortie du sursis pour la totalité de sa durée, apparaît d'une sévérité excessive ; qu'il y a lieu de lui substituer un avertissement ».*
CDPI Pays de Loire : N°10.05.1550, 16 novembre 2010 : interdiction d'exercer la médecine pendant un an avec sursis.
CDN : 11 juin 2012 : réformation : avertissement

Annexe 6
Conduite à tenir
en cas du suspicion d'emprise sectaire

Pré-requis à toutes les situations

L'information du patient en vue de son consentement :

Le médecin doit donner les informations nécessaires au traitement afin d'obtenir l'implication du patient dans la démarche thérapeutique, en tenant compte de la compréhension par le patient des données fournies.

La présence d'un tiers (autorité parentale, tuteur, autre -personne de confiance par exemple-) :

Si le patient est accompagné d'un tiers, le médecin s'efforcera de permettre à ce tiers, en lui donnant les informations, de convaincre le patient.
Si le tiers accompagnant exprime un refus qui conforte ou semble contraindre celui de patient, le médecin doit alors en faire une analyse pertinente de son influence sur le malade. Le praticien ne doit pas hésiter à argumenter fermement pour faire prévaloir la thérapeutique nécessaire, afin de faire prendre conscience au patient que son choix n'est pas personnel, mais vicié ; à défaut d'être convaincu, au moins le patient aura entendu un autre point de vue, dès lors ancré dans sa mémoire, qui pourra lui permettre de se remettre en question.

En cas de refus :

Le médecin doit comprendre les motivations de ce refus (anxiété, incompréhension du problème de santé ou des propositions thérapeutiques, choix personnel, choix imposé).
Il lui appartient de tout mettre en œuvre pour le convaincre d'accepter les propositions thérapeutiques, au besoin en faisant appel à un tiers (confrère donnant un deuxième avis) ou connaissance de son choix (qu'ils en discutent et reviennent pour d'autres explications et confirmer le choix).

Le médecin a l'obligation d'informer le patient des conséquences de ce refus pour sa santé et sa vie, que son choix peut lui faire perdre une chance de guérison si ce n'est de survie.
Si le patient se tourne vers des thérapeutiques alternatives pour une affection à risque vital, le médecin doit fermement et clairement exprimer sa réprobation, expliquer (sans culpabiliser le patient) les raisons de son mauvais choix, lui indiquer que d'autres l'ont influencé dans « son » choix de refuser un traitement reconnu.
Si le patient se tourne vers des thérapeutiques alternatives d'efficacité douteuse, sans trop de risques réels et immédiats (sauf financiers) et sans risque important de perdre une chance de guérison, le médecin veillera lors des échanges avec lui, sans le culpabiliser, à lui faire preuve de son scepticisme quant à ces choix.
Si le refus est confirmé, éclairé et librement choisi, *a priori* le médecin respecte le choix du patient, le patient est rassuré que son refus n'est pas synonyme d'abandon, il peut changer d'avis et toujours bénéficier d'un traitement adapté à sa nouvelle situation, si nécessaire des soins palliatifs seront mis en œuvre.
Le médecin ne doit jamais rien promettre au patient.

Le respect limité :

C'est la rencontre des consciences du médecin et du patient, aucune ne prédomine ; si le malade a le droit au respect de son refus de soins, ce n'est pas un droit à mourir.
Le médecin a le droit de passer outre le refus de soins si trois conditions sont réunies :
- il y a une exigence d'un pronostic vital (danger imminent pour la vie du patient) ;
- il n'y a pas d'alternative thérapeutique pouvant être proposée et utilisée ;
- les actes réalisés sont strictement proportionnés à l'état du patient et indispensables à sa survie.
Concernant un mineur, le médecin a le droit de pratiquer les actes indispensables à sa survie, même si les parents s'y opposent.
Le médecin peut informer les parents qu'il agit en signalant les faits au procureur de la République.

Lors de la procédure de signalement :

Le signalement se distingue de l'obligation de porter secours, il s'agit d'une possibilité qu'ont les médecins de révéler des agissements commis à l'encontre de patient, sans trahir le secret professionnel, sans y être obligés ; mais ils ont obligation, sous peine de sanctions pénales, de prendre les

mesures de protection pour éviter la commission ou la répétition des violences. (260)
Si le médecin est amené à faire un signalement (dont nous proposons un modèle dans l'annexe sept), au procureur de la République ou au Président du Conseil général, il doit donner le maximum d'indications, outre la nécessité du traitement, le plus de détails relatifs au refus et des motivations invoquées pour ce refus, si possible en mettant par la reproduction des propos du patient ou des tiers les éléments pris en compte pour le processus d'emprise mentale du Professeur Philippe-Jean PARQUET . Cela dans l'objectif d'éveiller l'intérêt des autorités à la problématique sectaire, car il n'appartient pas au médecin de faire des suppositions ou de prendre parti.

Ce signalement auprès des autorités compétentes autorise le médecin à divulguer des informations médicales couvertes par le secret professionnel ; le respect strict du formalisme de cette procédure évite au médecin toute poursuite pénale ou ordinale : même si le médecin ne peut éviter une procédure engagée à son encontre [129], il ne peut pas être sanctionné.
Si un signalement abusif, calomnieux ou de mauvaise foi peut entraîner des sanctions judiciaires, administratives ou disciplinaires (241) ; un signalement erroné, mais non fautif, car respectueux de la procédure et de bonne foi, n'est pas fautif. (138)
Le médecin doit se limiter à ne communiquer que des faits, sans jamais mettre en cause une personne.

Précautions médico-légales :

Il est impératif que le médecin note (même succinctement) dans le dossier médical : les consultations, avis spécialisés, demandes, résultats de discussions, décisions du patient (dont refus), les choix du patient (s'il dit prendre autre chose, préférer d'autres « moyens thérapeutiques » non reconnus), de noter que le patient a bien compris les informations, dont les conséquences de son refus de soins, éventuellement de noter la présence d'un tiers.
Ce dossier est la preuve médico-légale de son attitude et de sa sollicitude envers le patient.
Le médecin doit faire attention de ne pas mélanger dans le dossier médical des notes personnelles (distinctes du dossier proprement dit, qui ne sont ni transmissibles ni accessibles au patient et aux tiers) concernant le patient ; en effet ces deux sortes de documents peuvent être saisies lors d'une procédure judiciaire, en raison du respect du contradictoire, elles sont dès lors communiquées aux différentes parties. (138)

[129] Le juge peut éventuellement rejeter par ordonnance la plainte si le cadre légal du signalement est respecté.

En effet, s'il est rare que le patient poursuive son médecin en raison des conséquences de son choix, il n'en est pas de même des ayants droit qui peuvent estimer que le médecin n'a rien fait pour le patient. (Mais ont-ils fait eux-mêmes quelque chose pour leur parent ? Peuvent-ils accepter les conséquences du choix de leur parent ?)

Patient mineur ou vulnérable

A. Soins urgents ou situation pouvant compromettre gravement la santé de l'enfant :

o Refus du patient :
Le médecin traite, en accord avec le tiers ayant l'autorité parentale ou de tutelle.

o Refus de soins du patient et du tiers :
Le médecin traite, fait un signalement auprès du procureur de la République.

o Refus de soins par le tiers, mais accepté par le patient :
Le médecin traite, fait un signalement auprès du procureur de la République.
Selon la maturité du mineur, celui-ci peut faire également un signalement auprès du juge pour enfants.

B. Soins non urgents :

o Refus du patient :
Le médecin traite, en accord avec les détenteurs de l'autorité familiale ou de la tutelle (si besoin après autorisation du juge des tutelles).
Si désaccord familial, avec un risque non négligeable pour le bon développement de l'enfant :
- signalement au procureur de la République (si soins importants) ;
- signalement auprès du Président du Conseil général (en cas de troubles du comportement nécessitant un suivi psychologique ou des mesures d'assistance éducative).

o Refus de soins du patient et du tiers :
S'il y a un risque non négligeable pour le bon développement de l'enfant :
- signalement au procureur de la République (si soins importants) ;
- signalement auprès du Président du Conseil général (en cas de troubles du comportement nécessitant un suivi psychologique ou des mesures d'assistance éducative).

o Refus de soins par le tiers, mais accepté par le patient :
S'il y a un risque non négligeable pour le bon développement de l'enfant :
- signalement au procureur de la République ;
- signalement auprès du Président du Conseil général (pour mettre en route éventuellement des mesures d'assistance médico-sociales).

Patient majeur

A. Soins urgents ou situation pouvant compromettre gravement la santé

o Refus du patient :
Respect limité du choix du patient.

o Refus du patient malgré un tiers favorable :
Respect limité du choix du patient.

o Refus contraint du patient et refus du tiers :
Respect limité, si accord du patient, signalement au procureur de la République pour autoriser le traitement

B. Soins non urgents :

o Refus du patient :
Respect du choix du patient

o Refus du patient malgré tiers favorable :
Respect du choix du patient

o Refus du patient et du tiers :
Respect du choix du patient.
Analyse de l'influence du tiers.
Si accord du patient, signalement au procureur de la République : pour une démarche de soins (ou pour toute atteinte à la personne en raison de sa vulnérabilité)
Signalement au procureur de la République : si l'état général nécessite une mesure de protection judiciaire.

Quelques adresses et liens utiles

17 : Police ou celui de la Gendarmerie :
Pour connaître les coordonnées du procureur de la République d'astreinte (du Tribunal de grande instance), en leur donnant le motif de la demande, à savoir un signalement ; il n'y a pas d'autres détails à donner aux forces de l'ordre. Normalement il faudrait contacter le procureur de la République du lieu de résidence de la victime, mais il est accepté de contacter celui de la juridiction où se trouve le cabinet médical. Un courrier devra confirmer le signalement (sur le modèle proposé en annexe huit par exemple) fait par téléphone.
Il n'y a pas d'obligation légale à informer les parents, il n'y a aucun document ou certificat à remettre aux parents.

Tribunal de grande instance/procureur de la République :
Conseil départemental/président de la CRIP :

Conseil départemental de l'Ordre des médecins :

08.842.846.37 (= 0-8-v-i-c-t-i-m-e-s) : Numéro national d'aide aux victimes : INAVEM (7j/7 de 9h à 21h)
119 : Enfance maltraitée (mineur, jeune handicapé, jeune adulte)
114 : numéro national d'appel d'urgence pour toutes personnes ayant des difficultés à parler ou à entendre. (24h/24, 7j/7, gratuit)
0800.05.12.34 : Enfance et partage – Maltraitance, abus sexuel (24h/24, gratuit)
0800.005. 696 : pour les familles et proches de jeunes radicalisés, afin de prévenir les services de police sur leurs doutes d'un départ ou départ imminent. (du lundi au vendredi, 9h00 à 17h00)
3919 : Violence conjugale (du lundi au samedi : 8h à 22h ; samedi et jours fériés : 10h à 20h)
3977 : Maltraitance à personne âgée ou handicapée (du lundi au vendredi : 9h à 19h)
0800.05.95.95 : Viols femmes informations (du lundi au vendredi : 10h à 19h)
115 : Hébergement d'urgence

MIVILUDES (Mission interministérielle de vigilance et de lutte contre les dérives sectaires) : www.derives-sectes.gouv.fr www.miviludes.gouv.fr
66, rue de Bellechasse, 75007 PARIS

GEMPPI (Groupe d'étude des mouvements de pensée pour la prévention de l'individu) : www.gemppi.org
BP 95, 13192 Marseille Cedex 20

CCMM-Centre Roger IKOR (Centre contre les manipulations mentales) : www.ccmm.asso.fr
3, rue Lespagnol, 75020 PARIS

UNADFI (Union nationale des associations de défense des familles et de l'individu victimes de sectes) : www.unadfi.com
1 rue du Tarn, 78200 BUCHELAY

AFSI (Association des faux souvenirs induits) www.afsifrance.org
Maison des associations du 13° arrondissement, 11 rue Caillaux, 75013 PARIS

INAVEM (Institut national d'aide aux victimes et de médiation) www.inavem.org
1, rue du Pré-Saint-Germais, 93691 PANTIN Cedex

Centre de prévention contre les dérives sectaires liées à l'islam
contact@cpdsi.fr

CIAOSN (Centre d'information et d'avis sur les organisations sectaires nuisibles)
139, Rue Haute, Belgique-1000 BRUXELLES. www.ciaosn.be.

PSYCOM
11, rue Cabanis, 75674 Paris Cedex 14. www.psycom.org
Disponible sur le site : brochure : *« Droits et devoirs des usagers : Dérives sectaires et psychiatrie »*.

Psychothérapie vigilance : www.psyvig.com
Observatoire zététique : www.zetetique.fr
Site www.prevensectes.com
Site www.antisecte.net

Annexe 7
Modèles de signalement à adresser au procureur de la République ou au président du Conseil départemental

Nous proposons sur les pages suivantes des modèles de signalement inspirés de ceux présentés :
- sur le site de l'Ordre des médecins (www.conseil-national.medecin.fr),
- dans le bulletin de l'Ordre des médecins (N°15, Janvier-Février 2011, p.20 ; N°28, Mars-Avril 2013, p.20),
- dans les Commentaires du Code de déontologie, 2012 (16)
- sur le site de l'H.A.S. : Recommandations repérage et signalement inceste, 2011. (193)

Nous proposons un modèle destiné au procureur de la République et deux modèles au président du Conseil départemental :
- le premier (A) très semblable à celui destiné au procureur de la République, pour signaler des faits ou carences dommageables pour la santé de l'enfant, mais non vitales et urgentes (par exemple un refus de vaccin),
- le deuxième (B), pour signaler pour signaler des conditions sociales ou faits ou carences dommageables pour la bonne santé de l'enfant (par exemple une violence intrafamiliale).

Nota bene :

- **Dans l'urgence, le signalement peut être fait par téléphone auprès du procureur de la République ou son substitut** (pour un fax ou un courriel il faut avoir la certitude du bon numéro ou de la bonne adresse et de la réception du message), **il doit être confirmé par cet écrit dans les plus brefs délais, par lettre en recommandé avec accusé de réception.**
- **Ne jamais mettre un tiers en cause.**
- Aucun autre certificat n'est exigé.
- Aucun certificat n'est à remettre à la victime ou à un parent de la victime.
- Conserver un double de ce signalement

- Il n’y a pas d’obligation de faire signer ce document par la victime majeure quand elle donne son consentement, il n’est pas interdit de lui demander de le faire sur l’exemplaire que l’on conserve pour garder la preuve de son consentement, **mais l’exemplaire destiné au procureur de la République ne doit pas être signé par le patient (mineur, vulnérable ou majeur),** car c’est le médecin qui signale les faits.
- Lors de l’examen clinique, prendre éventuellement des photographies, avec l’accord du patient, en utilisant aussi une règle souple s’adaptant au corps afin d’apprécier les dimensions des lésions.
- Le modèle présenté ici sur une page, n’interdit pas de rédiger le signalement sur plusieurs feuilles, surtout si l’on s’attache à rapporter les faits tels que décrits par le patient, en spécifiant bien qu’il s’agit de ses dires.
- En l’occurrence, dans le cas de signalement relatif à un processus sectaire, il est indispensable d’apporter le plus d’éléments se rapportant aux critères définis par le Professeur Philippe-Jean PARQUET, qui alerteront pertinemment alors les autorités.

SIGNALEMENT AUPRES DU PROCUREUR DE LA REPUBLIQUE
- Enfant ou personne vulnérable
- Personne majeure ayant donné son consentement
(rayer la mention inutile)

CACHET MEDECIN

Nous, soussigné, certifions avoir examiné
le : à : heures *(date et heures à inscrire en toutes lettres)*

La personne dénommée *(nom, prénom)*
Née le Agée de
De sexe féminin / masculin
Domiciliée

Accompagnée de Madame / Monsieur *(nom, prénom)*
Domiciliée
Sans lien de parenté / En lien de parenté avec la personne susnommée *(précisez lequel)*

La personne accompagnante nous dit que : « ...... » *(veiller à ne pas s'attribuer les propos de la personne)*

La victime nous dit que : « ... » *(veiller à ne pas s'attribuer les propos de la victime, retranscrire le plus possible les faits pouvant être caractérisés selon les critères de l'emprise mentale du Professeur Philippe-Jean PARQUET)*
L'examen clinique a été fait en présence / sans la présence de la personne accompagnante.

Lors de la consultation, nous constatons le comportement suivant de la victime :

A l'examen clinique, nous constatons les éléments suivants : *(siège et description des lésions, sans chercher à en attribuer une origine)*

La victime, majeure, a donné son consentement pour un signalement des faits. *(à rayer si besoin)*

Compte tenu de ce qui précède et conformément à la loi, nous vous adressons ce signalement.

Fait à le *(date en toutes lettres)* Signature du médecin

SIGNALEMENT AUPRES
DU PRESIDENT DU CONSEIL DEPARTEMENTAL (A)
Cellule départementale de recueil et d'évaluation
de l'information préoccupante (C.R.I.P.)

CACHET MEDECIN

Nous, soussigné, certifions avoir examiné
le : à : heures *(date et heures à inscrire en toutes lettres)*

L'enfant dénommé *(nom, prénom)*
Né le Agé de
De sexe féminin / masculin
Domicilié

Accompagnée de Madame / Monsieur *(nom, prénom)*
Domiciliée
Sans lien de parenté / En lien de parenté avec la personne susnommée *(précisez lequel)*

La personne accompagnante nous dit que : « …… »

L'enfant nous dit que : « … »

(veiller à ne pas s'attribuer les propos de la personne accompagnante ou du patient, retranscrire le plus possible les faits pouvant être caractérisés selon les critères de l'emprise mentale du Professeur Philippe-Jean PARQUET)
Lors de la consultation, nous constatons le comportement suivant de l'enfant :
A l'examen clinique, nous constatons les éléments suivants : *(siège et description des lésions, sans chercher à en attribuer une origine)*

Compte tenu de ce qui précède et conformément à la loi, nous vous adressons ce signalement.

Fait à le *(date en toutes lettres)* Signature du médecin

SIGNALEMENT AUPRES
DU PRESIDENT DU CONSEIL DEPARTEMENTAL (B)
Cellule départementale de recueil et d'évaluation
de l'information préoccupante (C.R.I.P.)

CACHET MEDECIN

Nous, soussigné, certifions avoir reçu en consultation
le : à : heures *(date et heures à inscrire en toutes lettres)*

La personne dénommée *(nom, prénom)*
Née le
Domiciliée
Sans lien de parenté / En lien de parenté avec l'enfant désigné ci-dessous : *(précisez lequel)*

Dénommé *(nom, prénom)*
Né le Agé de
De sexe féminin / masculin
Domicilié

La personne nous relate les faits suivants: « ...... »
(veiller à ne pas s'attribuer les propos de la personne accompagnante ou du patient, retranscrire le plus possible les faits pouvant être caractérisés selon les critères de l'emprise mentale du Professeur Philippe-Jean PARQUET)

L'enfant était présent / n'était pas présent lors de l'entretien.
Si l'enfant est présent : (*transcrire des éléments descriptifs de son comportement lors de la consultation ou des constatations cliniques en précisant et décrivant la localisation d'éventuelles lésions, sans chercher à en attribuer une origine, et retranscrire si besoin ses propos en précisant bien :* « l'enfant nous dit que :... »*)*

Compte tenu de ce qui précède et conformément à la loi, nous vous adressons ce signalement.

Fait à le *(date en toutes lettres)* Signature du médecin

Bibliographie – Références

1. REFERENCES DES TEXTES LEGISLATIFS ET REGLEMENTAIRES, JURISPRUDENCE :

1) ASSEMBLEE NATIONALE : FENECH Georges (président), VUILQUE Philippe (rapporteur) : Rapport relatif à l'influence des mouvements à caractère sectaire et aux conséquences de leurs pratiques sur la santé physique et mentale des mineurs. N° 3057, Décembre 2006, 213 p.

2) BERGOIGNAN-ESPER Claudine, SARGOS Pierre : Les grands arrêts du droit de la santé. Dalloz Ed. Paris, 2010, 603p.

3) CCNESVS - Comité Consultatif National d'Ethique pour les Sciences de la Vie et de la Santé : Avis N°70. Consentement en faveur d'un tiers. 13 Décembre 2001, 10 p.

4) CCNESVS- Comité Consultatif National d'Ethique pour les Sciences de la Vie et de la Santé : Avis N°87. Refus de traitement et autonomie de la personne. 14 Avril 2005, 39 p.

5)CONSEIL CONSTITUTIONNEL : http://www.conseil-constitutionnel.fr

- Décision n°94-343/344 DC du 27 Juillet 1994 : Loi relative au respect du corps humain et loi relative au don et à l'utilisation des éléments et produits du corps humain, à l'assistance médicale à la procréation et au diagnostic prénatal.
- Commentaire de la décision N°2007-554 du 9 Août 2007 : Loi renforçant la lutte contre la récidive des majeurs et des mineurs
- Décision N°2014-448 QPC du 6 Février 2015 : Agression sexuelle commise avec une contrainte morale.
- Décision N°2015-458 QPC du 20 Mars 2015 : Obligation de vaccination.
- Commentaire de la Décision N° 2015-458 QPC du 20 Mars 2015

6) CONSEIL DE L'EUROPE : Recueil sélectif de jurisprudence en matière de bioéthique et de droit médical (concernant 5 pays : Espagne, France, Italie, Pays-Bas, Royaume-Uni). 11 Mai 1998, 210 p.

7) CONSEIL DE L'EUROPE, Assemblée parlementaire : Le droit des enfants à l'intégrité physique. Recommandation 1952. 2013.

8) CONSEIL DE L'EUROPE, Assemblée parlementaire : Le droit des enfants à l'intégrité physique. Recommandation 2023. 2013.

9) CONSEIL DE L'EUROPE, Assemblée parlementaire : La protection des mineurs contre les dérives sectaires. Rapport. Doc. 13441. 17 Mars 2014.

10) CONSEIL D'ETAT : La transfusion d'un patient pour le sauver, en dépit de son refus n'engage pas la responsabilité de l'Etat. 26 Octobre 2001. http://www.conseil-etat.fr.

11) CONSEIL D'ETAT : Le Conseil d'Etat statuant au contentieux, sur le rapport de la 5ème sous-section, séance du 12 Octobre 2001, lecture du 26 Octobre 2001. http://www.conseil-etat.fr.

12) CONSEIL D'ETAT : Rapports et Etudes : Un siècle de laïcité. Rapport public 2004. http://www.conseil-etat.fr.

13) CONSEIL D'ETAT : Rapport public 2004. 478 p. http://ww.conseil-etat.fr.

14)CONSEIL NATIONAL DE LA FORMATION PROFESSIONNELLE TOUT AU LONG DE LA VIE (CNFPTLV) : Rapport : Prévention et lutte contre l'illettrisme. 2013, 232 p. http://www.ladocumentationfrancaise.fr.

15) CONSEIL NATIONAL DE L'ORDRE DES MEDECINS : http://www.conseil-national.medecin.fr:

- Code de déontologie,
- Jurisprudence.

16) CONSEIL NATIONAL DE L'ORDRE DES MEDECINS : Commentaires du Code de déontologie médicale. Octobre 2012. Ordre national des médecins Ed., 2013, 287 p.

17) CROCQ Jean-Christophe : Guide Dalloz : Le guide des infractions 2013. Dalloz Ed. Paris, 14ème édition, 2013, 1492 p.

18) GAUDEMET-BASDEVANT Brigitte :
La jurisprudence constitutionnelle en matière de liberté confessionnelle et le régime juridique des cultes et de la liberté confessionnelle en France. XIème conférence des Cours constitutionnelles européennes. Novembre 1998, 47p. (http://www.conseil-constitutionnel.fr)

19) http://vosdroits.service-public.fr: (site officiel de l'administration française) :

- Conflit parental sur la sortie de territoire d'un enfant mineur (mise à jour 20 mai 2014)
- Demande de dommages-intérêts. (mise à jour 16 juillet 2014)
- Prise en charge des troubles mentaux. (mise à jour 24 février 2014)
- Responsabilité civile d'un dommage. (mise à jour 10 juillet 2014)
- Séparation des parents : relation entre l'enfant et sa famille ou ses proches. (mise à jour 31 mai 2013)

20) http://www.assemblee-nationale.fr: grands moments d'éloquence parlementaire : Marie-Jean-Antoine-Nicolas CARITAT, marquis de CONDORCET : Rapport et projet de décret relatifs à l'organisation générale de l'instruction publique. Présentation à l'Assemblée législative : 20 et 21 Avril 1792.

21) http://www.interieur.gouv.fr: Assistance aux familles et prévention de la radicalisation violente. 24 Avril 2014.

22) http://www.juricaf.fr. Jurisprudence francophone des Cours suprêmes.

23) http://www.legifrance.gouv.fr : (le service public de la diffusion du droit) dont :

- Circulaire du 29 février 1996 relative à la lutte contre les atteintes aux personnes et aux biens commises dans le cadre des mouvements à caractère sectaire.
- Loi N° 2001-504 du 12 juin 2001 tendant à renforcer la prévention et la répression des mouvements sectaires portant atteinte aux droits de l'homme et aux libertés fondamentales.
- Loi N° 2002-303 du 4 mars 2002 relative aux droits des malades et à la qualité du système de santé (1).
- Arrêté du 10 septembre 2002 relatif aux gardes des internes, des résidents en médecine et des étudiants désignés pour occuper provisoirement un post d'interne et à la mise en place du repos de sécurité.
- Loi N°2004-1 du 2 janvier 2004 relative à l'accueil et à la protection de l'enfance.

- Loi N°2007-293 du 5 mars 2007 réformant la protection de l'enfance.
- Loi N°2007-308 du 5 mars 2007 portant réforme de la protection juridique des majeurs.
- Arrêté du 3 février 2009 portant création d'un groupe d'appui technique sur les pratiques non conventionnelles à visée thérapeutique.
- Loi N°2009-526 du 12 mai 2009
- Article 223-15-2 du Code pénal, modifié par la Loi N° 2009-526 du 12 mai 2009
- Loi N°2010-769 du 9 juillet 2010 relative aux violences faites spécifiquement aux femmes, aux violences au sein des couples et aux incidences de ces dernières sur les enfants.
- Article L 412-1 du Code de la recherche, modifié par la Loi N° 2013-660 du 22 juillet 2013- art. 78.
- Circulaire N° DGCS/SD2A/2014/58 du 20 février 2014 relative au renforcement de la lutte contre la maltraitance et au développement de la bientraitance des personnes âgées et des personnes handicapées dans les établissements et services médico-sociaux relevant de la compétence des ARS.
- Arrêté du 24 février 2014 relatif aux modalités d'intervention des cellules d'urgence médico-psychologique et aux conditions de participation des personnels et professionnels à une cellule d'urgence médico-psychologique.
- Décret N° 2014-545 du 26 mai 2014 *relatif aux procédures de contrôle de l'insuffisance professionnelle et aux règles de suspension temporaire des médecins, des chirurgiens-dentistes, des sages-femmes, des pharmaciens, des infirmiers, des masseurs-kinésithérapeutes et des pédicures-podologues.*

24) http://www.nhmrc.gov.au: Australian governement. National Health and Medical Research Council :Evidence on the effectiveness of homeopathy for treating health conditions. 2015, 40p.

25) http://www.sante.gouv.fr:

- Instruction N° DGS/DUS/BOP/2014/62 du 24 février 2014 *relative à l'organisation de la prise en charge de l'urgence médico-psychologique.*
- Pratiques de soins non conventionnelles. 07 janvier 2011.
- Les cellules d'urgence médico-psychologique (CUMP). 29 juillet 2014.

26) http://www.un.org.fr: Nations Unies : Déclaration universelle des droits de l'Homme.

27) http://www.vos-droits.justice.gouv.fr: dont :

- Constatation et évaluation du préjudice physique ou psychologique,
- Dommages-intérêts : montant et modalités de versement,
- La commission d'indemnisation des victimes d'infraction.

28) HUYETTE Michel : Les sectes et le droit. Recueil DALLOZ, 1999, 36° cahier. Chronique. pp. 383-388.

29) HUYETTE Michel, DESLOGES Philippe : Guide de la protection judiciaire de l'enfant. 4° édition, avril 2009, 390 p.

30) LEONETTI Jean : Intérêt de l'enfant, autorité parentale et droits des tiers. 2009,

31) MALABAT Valérie : Responsabilité et irresponsabilité pénale. Cahier du Conseil constitutionnel n°26 (Dossier : la Constitution et le droit pénal). Août 2009. (http://www.conseil-constitutionnel.fr)

32) MELIN-SOUCRAMANIEN Ferdinand : Constitution de la République française (à jour de la QPC entrée en vigueur le 1° mars 2010). Dalloz Ed., 2012, 180 p.

33) MEMETEAU Gérard : Cours de droit médical. Les Etudes hospitalières Ed., 4° édition à jour 1° octobre 2010, Bordeaux, 2011, 721 p.

34) MINISTERE DE L'INTERIEUR : Circulaire : INTA0800044C : Lutte contre les dérives sectaires. 25 Février 2008.

35) MIVILUDES : Rapport au Premier ministre. 2005. La documentation française Ed., 2005, 175 p.

36) MIVILUDES : Rapport au Premier ministre. 2007. La documentation française Ed., 2007, 234 p.

37) MIVILUDES : Rapport au Premier ministre. 2009. La documentation française Ed., 2009, 336 p.

38) MIVILUDES : Rapport au Premier ministre. 2011-2012. La documentation française Ed., 2013,191 p.

39) SENAT: MILON Alain (président), MEZARD Jacques (rapporteur) : Rapport sur l'influence des mouvements à caractère sectaire dans le domaine de la santé. N° 480, avril 2013, Tome 1, 318 p.

SENAT : MILON Alain (président), MEZARD Jacques (rapporteur) : Rapport sur l'influence des mouvements à caractère sectaire dans le domaine de la santé. N° 480, avril 2013, Tome 2, 677 p.

- 40) Audition de M. Serge BLISKO
- 41) Audition de M. Georges FENECH
- 42) Audition de Mme Catherine PICARD
- 43) Audition de M. Philippe VUILQUE
- 44) Audition de M. Jean-Pierre JOUGLA
- 45) Audition de M. Rudy SALLES
- 46) Audition de M. Bernard ACCOYER
- 47) Audition de M. Philippe-Jean PARQUET
- 48) Audition de M. Guy ROUQUET
- 49) Audition de M. Patrick ROMESTAING
- 50) Audition du Pr Jean-Louis GERARD et du Pr Isabelle RICHARD
- 51) Audition de M. Antoine GUELAUD
- 52) Audition de Me Daniel PICOTIN
- 53) Audition de M. Daniel CHAUVIN, Mme Catherine CORDIER DE BARTHA
- 54) Audition de M. Roger GONNET
- 55) Audition à huis-clos, témoin N° 1
- 56) Audition à huis-clos, témoin N° 2
- 57) Audition à huis-clos, témoin N° 3
- 58) Audition à huis-clos, témoin N° 5

59) Tribunal de grande instance de Nantes : Jugement correctionnel N° 3353/04 6° CH-BLB, du 25 novembre 2004 : procès de M. Arnaud MUSSY / Secte Néophare.

2. BIBLIOGRAPHIE :

60) ABGRALL Jean-Marie : La mécanique des sectes. Editions Payot et Rivages, 1996, 339 p.

61) ABGRALL Jean-Marie : Les charlatans de la santé. Editions Payot et Rivages, 2° édition, 1998, 253 p.

62) ANCAS/CPPS (Association Nationale Contre les Abus Sexuels Commis Par les Professionnels de la Santé) : Les abus sexuels commis par les professionnels de la santé. Ce qu'il faut savoir. ANCAS/CPPS Ed., s.d., 34p.

63) ARENDT Hannah : Le système totalitaire. Les origines du totalitarisme. Nouvelle Edition. Editions du Seuil, 2002, 381p.

64) ARTIERES Philippe : A fleur de peau. Médecins, tatouages et tatoués. 1880-1910. Allia Ed., 2014, 77p.

65) AXELRAD Brigitte : A propos d'une proposition de loi. Souvenirs refoulés, faux souvenirs et délai de prescription. Science et pseudo-sciences, N°312, Avril 2015, pp.14-17.

66) AXELRAD Brigitte : L'aveu, la « reine des preuves ? ». Science et pseudo-sciences, N°312, Avril 2015, pp.35-37.

67) AXELRAD Brigitte : L'amnésie infantile. Science et pseudo-sciences, N°312, Avril 2015, p.45.

68) BARBIERI Gian Paolo : Tahiti tattoos. Taschen Ed., 1998, 127p.

69) BERNARD Michel : 160 questions en responsabilité médicale. Aspects pratiques et fondamentaux. Masson Ed., 2° éd., 2010, 394 p.

70) BETTI-CUSSO Martine : Médecines douces, celles qui soignent (et les autres). Le Figaro magazine, 21 Novembre 2014, pp.46-58.

71) BONNARD Marc, SCHOUMAN Michel : Histoires du pénis. Editions du Rocher, 1999, 244p.

72) BRONNER Gérald : La démocratie des crédules. P.U.F. Ed., 2013, 343p.

73) Bulletin d'information de l'Ordre national des médecins : Signalement de l'enfance en danger. N° 16, Mars-Avril 2011, p.6.

74) Bulletin d'information de l'Ordre national des médecins : Le secret médical. Entre droit des patients et obligation déontologique. Numéro spécial Nov.-Déc. 2012, 32 p.

75) Bulletin d'information de l'Ordre national des médecins : La voix des associations : Association ALMA : Allô maltraitance des personnes âgées et/ou handicapées. N° 28, Mars-Avril 2013, p.29.

76) Bulletin d'information de l'Ordre national des médecins : Cahier jurispratique : Protection de l'enfance : les devoirs des médecins. N° 28 Mars-Avril 2013, p. 14.

77) Bulletin d'information de l'Ordre national des médecins : Cahier jurispratique : Sévices à mineur : modèle type de signalement. N° 28 Mars-Avril 2013, p. 15.

78) Centre Roger-IKOR : Les essentiels Milan. Les sectes. Editions Milan, Nouvelle édition, 2005, 63 p.

79) CCMM (Collectif des victimes et familles de victimes du psycho-spirituel) : Détournements de méninges. Le livre noir de l'emprise psycho-spirituelle. CCMM-Centre Roger IKOR Ed., 2013, 174 p.

80) CELINE Louis-Ferdinand : Mea culpa suivi de La vie et l'œuvre de Semmelweis. Denoël et Steele Ed., Paris, 1937, 124 p.

81) CHASSANG Céline : Quelques rappels sur le contentieux ordinal. Responsabilité. MACSF-Le Sou Médical, Septembre 2014, N°55, volume 14, pp.23-24.

82) CHICHE Sarah : L'emprise. Grasset Ed., 2010, 183 p.

83) CIVARD-RACINAIS Alexandrine : Les nouveaux charlatans de la santé. Panorama du médecin. 4 Septembre 2006, N° 5026, pp.22-24.

84) CIVARD-RACINAIS Alexandrine : Les nouveaux charlatans de la santé : La raison contre la Foi ?. Panorama du médecin. 4 Septembre 2006, N° 5026, 2 p.

85) DA CRUZ Nathalie : Face aux dérives sectaires, l'union fait la force (dossier), Bulletin d'information de l'Ordre national des médecins. N° 21, Janvier-Février 2012, pp. 22-27.

86) DECLAIR Myriam : De l'enfer à l'endroit. J'ai passé 10 ans dans une secte. Ourania Ed., 2008, 231 p. Nouvelle version électronique : Se libérer d'une secte : récit, conseils et prévention. Myriam DECLAIR 2012, 123 p. www.myriamdeclair.org

87) DEHON Hedwige : Les faux souvenirs et les faux aveux sont-ils possibles ? Science et pseudo-sciences. N°312, Avril 2015, pp.24-28.

88) DEMARCHI Samuel : L'audition des témoins perturbée par les croyances et le sens commun. Science et pseudo-sciences, N°312, Avril 2015, pp.46-52.

89) DICTIONNAIRE DES SCIENCES MEDICALES par une société de médecins et de chirurgiens. C.L.F. PANCKOUCKE Editeur, Paris.

- Castration (considérée sous le rapport de la médecine légale et de l'hygiène publique) : MARC : pp. 276-279, tome 4 : CAN-CHA, 1813, 572 p.
- Charlatan : CADET DE GASSICOURT : pp.543-555, tome 4 : CAN-CHA, 1813, 572 p.
- Empirisme : VIREY : pp.41-45, tome 12 : EMP-EPI, 1815, 610 p.
- Jusquiame : LOISELEUR-DESLONGCHAMPS et MARQUIS : pp.554-570, tome 26 : IPE-JUS, 1818, 570 p.
- Médecin: MONFALCON: pp.279-380, tome 31: MA-ME, 1819, 591p.
- Médecine (clinique, dogmatique, empirique) : F.V.M. : p.493, tome 31 : MA-ME, 1819, 591 p.
- Rebouteur: FODERE: pp.273-279, tome 47: RACI-RESO, 1829, 591 p.
- Secte: MONFALCON: pp.478-495, tome 50 : SAR-SEM, 1829, 576p.

90) DROGOU Annick, Centre Roger IKOR : Le dico des sectes. Editions Milan, 1998, 255 p.

91) DUGNE Juliette : Les liens d'affection au sein de la relation de soins comme limite à l'incapacité de recevoir à titre gratuit des médecins (Civ. 1re, 15 Janvier 2014, n° 12-22.950). Médecine et Droit, 2014 (2014) 83-88.

92) FAROUDJA Jean-Marie : Lorsque la personne refuse les soins… Bulletin de l'Ordre national des médecins. N°37, Nov.-Déc. 2014, pp.26-27.

93) FERGUSON Marilyn : Les enfants du verseau, pour un nouveau paradigme. Calmann-Lévy Ed., 1981, 339 p.

94) FERRAGNE Daniel Patrice : Mécanismes psychiques d'une emprise librement consentie. Mémoire de D.U. Emprise sectaire et processus de vulnérabilité, 2013-2014, 82 p.

95) GINET Magali : Les faux souvenirs dans les entrevues d'enquête auprès des témoins ou victimes. Science et pseudo-sciences, N°312, Avril 2015, pp.29-34.

96) GORDIN Jean, MARTY OLIVIER : Histoires du derrière. Editions du Rocher, 2000, 184p.

97) GRANGER Bernard, POSTEL-VINAY Olivier : Entretien avec Allen FRANCES : *« La psychiatrie est en dérapage incontrôlé ».* BOOKS, Hors-série N° 5, Novembre 2014-Janvier 2015, pp.96-97.

98) HERAN Jacques et col. : Histoire de la médecine à Strasbourg. La Nuée Bleue Ed., Strasbourg, 1997, 799 p.

99) JONAS Carol : Un arrêt de principe en matière de soins aux mineurs ? Médecine et Droit, 2014 (2014) 81-82.

100) JOULE Robert-Vincent, BEAUVOIS Jean-Léon : Petit traité de manipulation à l'usage des honnêtes gens. Nouvelle version. Presses universitaires de Grenoble Ed., 2014, 318p.

101) KAHN-BENSAUDE Irène : Maltraitance infantile : les devoirs des médecins. Bulletin d'information de l'Ordre national des médecins. N° 9 Janvier Février 2010, p. 16.

102) KAHN-BENSAUDE Irène, FAROUDJA Jean-Marie : La protection de l'enfance. Signalement et information préoccupante. Rapport adopté lors de la session du Conseil national de l'Ordre des médecins du 8 Octobre 2010, 6p.

103) KAHN-BENSAUDE Irène : Le rôle du médecin dans le signalement des violences conjugales. Bulletin d'information de l'Ordre national des médecins. N° 17, Mai-Juin 2011, pp. 16-17.

104) KRIVINE J.-Paul (rédacteur en chef): Entretien avec Richard McNALLY. Quelle est la validité scientifique du refoulement ?. Science et pseudo-sciences, N°312, Avril 2015, pp.18-21.

105) KRIVINE J.-Paul (rédacteur en chef) : Entretien avec Scott O. LILIENFELD. Les « thérapeutes de la mémoire retrouvée ». Science et pseudo-sciences, N°312, Avril 2015, pp.22-23.

106) LAUNAY Céline, PY Jacques, BRUNEL Maïté : Peut-on immuniser les témoins contre les souvenirs erronés ? Science et pseudo-sciences, N°312, Avril 2015, pp.38-44.

107) LEGER Xavier, NICOLAS Bernard : Moi, ancien légionnaire du Christ ; 7 ans dans une secte au cœur de l'Eglise. Flammarion Ed., 2013, 351p.

108) LESCIAUSKAS Dany: « Les groupes sectaires : milieu criminogène sous couvert de pratiques spirituelles ou religieuses ? Pour une réponse pragmatique des autorités judiciaires ». Mémoire de D.U. Emprise sectaire et processus de vulnérabilité, 2013-2014, 93 p.

109) LUCA Nathalie : Les sectes. Collection Que sais-je. Presse universitaire de France, 2° édition, 2011, 126 p.

110) MATTELAER Johan J. : Décoration et mutilation. Etuis péniens, infibulations, circoncision et castration chez l'homme. Le livre Timperman Ed., Bruxelles, 2004, 240 p.

111) MENINGAUD Jean-Paul : Questions éthiques posées par la demande chirurgicale de redétermination de sexe. pp. 175-192, in HERVE Christian, THOMASMA David, WEISSTUB David : Visions éthiques de la personne. L'Harmattan Ed., collection L'éthique en mouvement, 2001, 255 p.

112) MERAT Marie-Catherine, TOURBE Caroline, HANCOK Coralie : Médecines alternatives. Celles qui marchent. Celles qui ne marchent pas. Science et Vie, Janvier 2015, N°1168, pp. 50-68.

113) MICHKA : CERVANTES J., CLARKE R.C., CONRAD C., JANSEN A., GOULD S.J., LEBEAU B., MECHOULAM R., RICHARD D., LUCAS Ph., WIRTSHAFRER E. : Cannabis médical. Du chanvre indien au THC de synthèse. Mama Editions, 2013, 292 p.

114) MIVILUDES : Guide : La protection des mineurs contre les dérives sectaires. La documentation française Ed., 2010, 126 p.

115) MIVILUDES : Guide : Santé et dérives sectaires. La documentation française Ed., 2012, 200 p.

116) MURAKAMI Haruki: Underground. Belfond Ed., Collection 10/18, 2014, 543 p.

117) PENA-RUIZ Henri : La laïcité pour l'égalité. Fondation du 2 Mars, Mille et une nuits Editeur. 2001, 123 p.

118) PENA-RUIZ Henri : Qu'est-ce que la laïcité ? Gallimard Ed., Collection Folio actuel, 2003, 347 p.

119) PENA-RUIZ Henri : Dictionnaire amoureux de la Laïcité. Plon Ed., 2014, 910 p.

120) PICOTIN Daniel : Manifeste pour une législation efficace de protection des victimes d'emprise mentale. CCMM-Centre Roger IKOR Ed., Paris, 2012, 27 p.

121) POCHARD Marcel : La procédure disciplinaire. Bulletin de l'Ordre national des médecins. N°37, Nov-Déc. 2014, pp. 24-25.

122) POSTEL-VINAY Olivier : Entretien avec Bernard GRANGER : *« La diabolisation des psychotropes est excessive ».* BOOKS, Hors-série N° 5, Novembre 2014-Janvier 2015, pp.90-91.

123) POUGHON Jean-Michel : Le *jus disponendi* de son propre corps. pp.215-235, in HERVE Christian, THOMASMA David, WEISSTUB David : Visions éthiques de la personne. L'Harmattan Ed., collection L'éthique en mouvement, 2001, 255 p.

124) POUILLARD Jean : L'Ordre des médecins. Sa genèse, ses dispositions déontologiques. Editions Glyphe, 2011, 428 p.

125) RAYNAL Florence, ALLERMOZ Eric : Maltraitance des enfants : ouvrir l'œil et intervenir. Bulletin d'information de l'Ordre national des médecins. N° 38, Janv.-Fév.-Mars 2015, pp. 16-22.

126) RENAULT Jean-Michel : Les fées de la République. L'histoire de la République à travers les yeux de Marianne. Les créations du Pélican Ed., 2003, 490 p.

127) RUBISE Patrick : Manipulations, rumeurs, désinformations : des sociétés en danger. L'Harmattan Ed., 2012, 334 p.

128) SANDOZ Thomas : Histoires parallèles de la médecine. Des Fleurs de Bach à l'ostéopathie. Seuil Editeur, 2005, 327 p.

129) SELLAM R., ARVIS G. : Physiologie et pathologie du prépuce. pp.1471-1482, in ARVIS G. : Andrologie. III. Verge-Sexualité-Masculinité. Maloine Ed., 1991, pp.1355-2392.

130) SENDER Elena : Tirer profit de son sommeil. Sciences et Avenir, février 2014, N° 804, pp.26-34.

131) SENDER Elena, RATEL Hervé : Du bon usage du cannabis thérapeutique. Sciences et Avenir, Mars 2014, N° 805, pp.66-69.

132) SINGH Simon, ERNST Edzard : Médecines douces info ou intox ? Cassini Ed., 2014, 407 p.

133) STRICOT Matthieu : Le tatouage Maori. Le monde des religions. Juillet-Août 2014, pp.56-57.

134) TESTARD-VAILLANT Philippe : Médecines alternatives. Ce qu'en dit la science. Science et santé, Mai-Juin 2014, N°20, pp.22-33.

135) TREBUCQ Alain : Vaccin R.O.R. Pas de lien avec l'autisme. Egora, N° 56, 4-10 mai 2015, p. 22.

136) TUTIN Corinne : Refus vaccinal : communiquer avec les parents. Egora, N°20, 2-8 juin 2014, pp. 16-18.

137) WELSCH Sylvie : Responsabilité du médecin. Editions du Juris-Classeur, Litec Ed , Paris, 2° édition, 2003, 346 p.

138) WOLF Jean-Luc : Le médecin face à un confrère criminel, trouble à l'ordre public ? Obligation de se taire, devoir de parler. Mémoire de diplôme d'université de droit médical, Université Paris VI, UFR de médecine Pierre et Marie Curie, 2013, 97 p. + LVI.

3. CORRESPONDANCE :

139) Dr WOLF Eric, chirurgien, au Conseil départemental de l'Ordre des médecins de Moselle, 17 mars 1965 : Quelle conduite à tenir pour le médecin envers un patient Témoin de Jéhovah ?

140) Dr BURGER Léon, Secrétaire général du Conseil départemental de l'Ordre des médecins de Moselle, 18 juin 1965 : Réponse.

4. TEMOIGNAGES :

141) Témoignage d'une victime de la secte de LOISON

142) Témoignage d'une victime du psychothérapeute B. YANG TSIN

143) Témoignage d'une victime de la secte de GIMEL

5. DOCUMENTATION DEMATERIALISEE :

144) ABBOTT Elizabeth : Histoire universelle de la chasteté et du célibat. (Nouvelle édition). Editions FIDES, 2001, trad. Ed. 2003, 2012, 615 p.

145) AFSSAPS (Agence française de sécurité sanitaire des produits de santé) : MESSINA-GOURLOT Catherine : Dangers liés à la consommation de Datura à des fins récréatives. Bulletin des vigilances, N°51, Septembre 2010, 10 p. http://www.hosmas.fr.

146) ANSM (Agence nationale de sécurité du médicament et des produits de santé) :

- Classement comme stupéfiant de plusieurs plantes et substance utilisées à des fins hallucinogènes. (03 mai 2005).
- Classement comme stupéfiant de l'Iboga. (28 mars 2007) http://www.ansm.sant.fr.

147) ANSM (Agence nationale de sécurité du médicament et des produits de santé) : Rapport d'expertise : Evaluation des risques liés à l'utilisation de produits de santé à des fins d'amaigrissement. Juillet 2012, 36 p.

148) ANSM (Agence nationale de sécurité du médicament et des produits de santé) : Centre d'évaluation et d'information sur la pharmacodépendance (CEIP). Enquête nationale sur la soumission chimique. Résultats de l'enquête 2012. Décembre 2013, 5p.

149) ANSES (Agence nationale de sécurité sanitaire de l'alimentation, de l'environnement et du travail) : Avis-Saisine n°20414-SA-0153 relatif à *« la valorisation des insectes dans l'alimentation et l'état des lieux des connaissances scientifiques sur les risques sanitaires en lien avec la consommation des insectes »*, 12 février 2015, 42p.

150) ALBOUY Geneviève : Rôle du sommeil dans la consolidation de la mémoire procédurale chez l'homme. Etude comportementale, en imagerie par résonance magnétique fonctionnelle et en magnétoencéphalographie. Thèse de doctorat en neurosciences. N° 314-2008, 2008, 365 p.

151) ADENOT Isabelle : Pourquoi une institution ordinale ? Septembre 2012, 12 p.

152) A.M.E. (Association contre la mutilation des enfants) : Les Skoptzy, la secte russe des castrats. Conférence de l'A.M.E. au 4° Symposium International sur les Mutilations Sexuelles. http://ame.enfant.org.free.fr

153) ANTOINE Delphine, CHE Didier : Les cas de tuberculoses déclarés en France en 2010. Bulletin épidémiologique hebdomadaire, 24-25, 12 Juin 2012, pp.285-287.

154) ANTOINE Delphine : Le tétanos en France entre 2008 et 2011. Bulletin épidémiologique hebdomadaire, 26, 26 Juin 2012, pp. 303-306.

155) AUBRY Marie-Pierre: La question des enjeux de la Protection Judiciaire de la Jeunesse autour de la prise en charge des mineurs victimes de dérives sectaires. Mémoire de D.U. Emprise sectaire et processus de vulnérabilité, 2013-2014, 65p.

156) AZERAD Olivia : MACSF : Les dérives sectaires en France : conseil aux médecins. Relations patient-soignant-Déontologie. 02 Janvier 2015. http://www.macsf.fr.

157) BANKOLE SANNI R., COULIBALY B., NANDIOLO R., DENOULET C., VODI T. : Les séquelles de la circoncision et de l'excision traditionnelles. Médecine d'Afrique Noire : 1997, 44(4). http://www.santetropicale.com.

158) BARBIER-SAINTE-MARIE Sylvain : Pourquoi signaler ? Que signaler ? Quand signaler ? p.31-32, in 1° congrès de l'Ordre des médecins. 16-17 Octobre 2014. Recueil des Actes. 212p. (www.conseil-national.medecin.fr).

159) BAYON Virginie, PREVOT Elisabeth, LEGER Damien : Conséquences de la privation de sommeil chez les professionnels de santé. Sommeil-Vigilance, N° 16, novembre 2007, pp.2-3.

160) BOGGIO Vincent : Médecine et dérives sectaires. Novembre 2012, 8 p. (medecine.u-bourgogne.fr).

161) BOUDJEMAÏ Michel : Les soins médicaux aux majeurs protégés. La gazette santé-social. N°84, Avril 2012, pp. 40-42.

162) BOUQUIER Jean-José : Du droit au consentement au droit au refus de soins. Conseil national de l'Ordre des médecins, Janvier 2004, 11 p.

163) BOUTTAZ Marianne : Refus de transfusion sanguine (mise à jour 28 Juillet 2014). http://www.toutsurlatransfusion.com.

164) BOUZAR Dounia, CAUPENNE Christophe, VALSAN Salayman : La métamorphose opérée chez le jeune par les nouveaux discours terroristes. (Recherche –action sur la mutation du processus d'endoctrinement et d'embrigadement dans l'islam radical. Avec l'équipe du C.P.D.S.). Novembre 2014.

165) BREUIL-GENIER Pascale, GOFFETTE Céline : Etudes et résultats : la durée des séances des médecins généralistes. DREES (Direction de recherche des études de l'évaluation et des statistiques, N°481, Avril 2006, 7p.

166) BRIGNOL Manon : Les magistrats pénalistes face aux dérives sectaires. Mémoire de D.U. Emprise sectaire et processus de vulnérabilité, 2012-2013, 61 p.

167) BRISSONNET Jean : Les pseudo-médecines (partie 1), s.d. : http://www.pseudo-medecine.org.

168) BRISSONNET Jean : Les pseudo-médecines (partie 2), s.d. ; http://www.pseudo-medecine.org.

169) BRISSONNET Jean : Les pseudo-médecines, pourquoi pareil succès ? 25 Mars 2007 ; http://www.pseudo-medecine.org.

170) CAZAJEUX Noëlle: La honte. Une émotion au cœur de la problématique sectaire. Mémoire de D.U. Emprise sectaire et processus de vulnérabilité, 2013-2014, 55 p.

171) CERRUTI François-Régis (rapporteur), Commission nationale permanente : Vulnérabilité des phases successives de la vie. Conseil national de l'Ordre des médecins, juin 2007, 77 p.

172) CHABCHOUB Kamel, LOKMANE Elmostafa, BENKIRANE Ahmed, DANJC Philippe : L'ischémie du gland : une complication de la circoncision sous bloc pénien. Andrologie, septembre 2006, Volume 16, Issue 3, pp.265-267. http://link.springer.com.

173) CHENIOUR BIBI Soumaya : Mutilations sexuelles féminines : connaissances, pratiques et déterminants de l'abord du thème en consultation

chez les étudiants en médecine générale. Thèse de doctorat en médecine, 2011, N° 2011PA06G042, Université Pierre et Marie Curie, Paris VI, 140 p.

174) CHERBLANC Jacques : Raël : de la provocation à l'attestation. Nouvelles stratégies sociales du mouvement raëlien au Québec. Religiologiques, 22, automne 2000, pp.131-150. http://www.unites.uqam.ca.

175) COROMA Collège Romand de Médecine de l'Addiction : Neurosciences de l'addiction. 26p. www.bad.admin.ch, www.romandieaddiction.ch

176) DAUDE Juliette : Les causes d'irresponsabilité et d'atténuation de la responsabilité pénale. Décembre 2013. http://www.village-justice.com

177) DEBELLE F., VANHERWEGHEM J.-L., NORTIER J.: Néphropathie aux acides artistolochiques : de l'observation clinique au modèle expérimental. Actualités néphrologiques 2009, Flammarion médecine-sciences, pp.187-200. http://www.soc-nephrologie.org.

178) DELABY Marie-Noëlle : L'aristoloche : une plante médicinale très toxique. 23 Août 2013. http://sante.lefigaro.

179) DELGADO Nathalie : L'action éducative pénale auprès des adolescents victimes de secte dans le service de milieu ouvert de la Protection judiciaire de la jeunesse. Mémoire de D.U. Emprise sectaire et processus de vulnérabilité, 2013-2014, 103 p.

180) DOUCET J.-P. : Les circonstances atténuantes : nature juridique et exemples. http://ledroitcriminel.free.fr

181) DOUCHEMENT Jean : L'Ecole selon Condorcet. http://www.fr-deming.org

182) DURRIEU-DIEBOLT Carine : Les droits du patient. http://sos-net.eu.org.

183) FAROUDJA Jean-Marie : Clause de conscience. Conseil national de l'Ordre des médecins, 16 Décembre 2011, 4 p.

184) FERCO Céline : Circoncision pour motifs religieux (Tribunal de Grande Instance-Landgericht- de Cologne) : Le prépuce de la discorde. in Lettre « Actualités Droit-Libertés » du CREDOF, 13 Juillet 2012, (maj le 20 juillet 2012) Centre de recherches et d'études sur les droits fondamentaux. http://revdh.org.

185) FILARDO Gautier : Religions, spiritualité, églises et sectes. Définitions et enjeux autour d'un questionnement. Analyse d'une dérive sectaire au sein de l'Eglise catholique : le processus d'emprise. Mémoire de D.U. Emprise sectaire et processus de vulnérabilité, 2012-2013, 64 p.

186) FITOUSSI , AVPE-Association de protection de l'enfance : Maltraitance : signalement, mode d'emploi. http://www.protection-enfance.org.

187) FORTIER Vincente : Les incertitudes juridiques de l'identité religieuse. (2008) 38 R.D.U.S., pp.387-411. http://www.usherbrooke.ca.

188) FRANCK N., THIBAUT F. : Pharmacologie et mode d'action des neuroleptiques. EMC-Psychiatrie 2(2005), 282-289.
http://schizophrénies.fr ; http://france.elsevier.com.

189) GOMEZ LOPEZ Angel : Sensibilisation des médecins généralistes aux dérives sectaires dans le domaine de la santé. Thèse doctorat médecine, Université Pierre et Marie Curie, Paris VI, 2014, N° 2014PA06G42, 123 p.

190) GONZALES Caroline : Circoncision et excision des mineurs. De la politique criminelle à la prévention sociale. 2002, 372p. http://www.histoirebook.com, http://enfant.ovh.org.

191) GUILLET Nicolas : L'appartenance à une secte et les droits et libertés de la personne en droit français. Les cahiers de droit, vol.40, n°4, 1999, pp.887-909. http://www.erudit.org

192) GUVIER Armelle : Risques d'atteinte à l'intégrité physique encourus par les adeptes de sectes. Thèse de Doctorat en médecine, Université de Franche-Comté, 2007, N° 07-018, 289 p.

193) H.A.S. (Haute Autorité de Santé) : Synthèse des recommandations de bonne pratique. Repérage et signalement de l'inceste par les médecins : reconnaître les maltraitances sexuelles intrafamiliales chez le mineur. Mai 2011, 32 p.

194) H.A.S. (Haute autorité de santé) : Indicateurs de qualité. Prévention et prise en charge initiale des hémorragies du post-partum immédiat. Analyse descriptive des résultats agrégés de la première campagne de recueil. Novembre 2012, 48 p.

195) HEURTEBISE Roger : La circoncision rituelle des mineurs et punissable de trente ans de réclusion criminelle en France. 30 Juin 2012. http://rispostelaïque.com.

196) HOROKS Mélanie : Mutilations sexuelles féminines : vécu des femmes mutilées et prise en charge médicale. Thèse de doctorat en médecine, 2008, N° 2008PA06G035, Université Pierre et Marie Curie, Paris VI, 65 p + Annexes 29 p.

197) http://actualites.sympatico.ca: Sectes – 10 gourous meurtriers. 14 Novembre 2014.

198) http://basedaj.aphp.fr: Assistance publique – Hôpitaux de Paris : Base documentaire : Transfusion sanguine et témoin de Jéhovah. (19 décembre 2002).

199) http://basedaj.aphp.fr: Assistance publique – Hôpitaux de Paris : Base documentaire : Le refus de soins (article L.1111-4 du code de la santé publique). (20 Juin 2003).

200) http://campus2.univ-lille.fr: DOUCET Alexandre, HEJL Clémnce, LEGROUX Benjamin, LEJEUNE Ronan, POYTEAU Harmony, SCARPARO Anne-Sophie : Le mineur victime de carences éducatives. 53 p.

201) http://ccsd11.ccsd.cnrs.fr: MOUTEL Grégoire : Consentement informé signé : Le médecin est-il préservé de poursuites ? 2006

202) http://cnrtl.fr: Centre national de ressources textuelles et lexicales.

203) http://derive-sectaire.fr/tag/lisieux: Messages étiquetés Lisieux : Secte du Parc d'accueil de Lisieux : les dessous de l'enquête.

204) http://derive-sectaire.fr/inde: Inde : cas présumé de castration contre Dera. 24 Décembre 2014.

205) http://derive-sectaire.fr/inde: Inde : un gourou indien aurait encouragé la castration des 400 adeptes. 12 Janvier 2015.

206) http://destinationsante.com: La lutte contre l'excision, récupérée par une secte ? 14 Février 2014.

207) http://esant.univ-rennes1.fr: La démarche médicale.

208) http://fr.clitoraid.org

209) http://franceolympique.com: DAVENNE Damien : Privation de sommeil et performances.

210) http://fr.wikipedia.org:

- Henri LABORIT
- Mouvement raëlien
- Roch THERIAULT

211) http://infosect.freeshell.org: INFO-SECTE, Centre de documentation et de consultation sur la pensée sectaire, Québec : Le phénomène des sectes : L'étude du fonctionnement des groupes. 2003, 162p.

212) http://innocenceendanger.org: Affaire TORDJMAN : communiqué de presse rédigé par les parties civiles. 25 Mars 2009.

213) http://meristemes.net: Myrtilles …ou pas. (12 Septembre 2013)

214) http://monindependancefinanciere.com: L'encyclopédie des milliers de termes expliqués : Marshall Applewhite.

215) http://morphee.biz : Morphée : Le manque de sommeil altère le fonctionnement des gènes. 28 Février 2013.

216) http://sante.lefigaro.fr: CARBALLO Julie : De combien d'heures de sommeil avez-vous besoin ? 05 Février 2015.

217) http://sommeil.univ-lyon1.fr: VALATX Jean-Louis : La privation de sommeil. Médecine et Hygiène 1988.

218) http://undeuxtroissommeil.wordpress.com : 2) Les rôles du sommeil.

219) http://www.20minutes.fr: Loire-Atlantique : deux octogénaires meurent d'une intoxication aux champignons. (05 Novembre 2013)

220) http://www.aide-alcool.be: Alcool et troubles de la mémoire.

221) http://www.allodocteurs.fr: Le lavement, un remède sans fondement. 30 Mars 2015.

222) http://www.ameli-sante.fr: Troubles de la mémoire.

223) http://www.ancrage-mémoriel.fr : L'impact du sommeil sur la mémorisation.

224) http://www.anses.fr: Consommation d'insectes : état des lieux des dangers potentiels et des besoins de recherche. 09 Avril 2015.

225) http://www.antisectes.net: VEZARD Frédéric : Les éléments qui accablent le pharmacien de l'OTS. Publié dans le Parisien, 24 Mars 2001.

226) http://www.atlantico.fr: AMADIEU Jean-François : Les repentis du tatouage. 25 Avril 2014.

227) http://www.atlantico.fr: MOREL Alain : Cannabis, l'étude choc : la déplaisante vérité sur les effets de la consommation récurrente de pétards. 8 Octobre 2014.

228) http://www.atlantico.fr : FLAHAULT Antoine : Pendant que les anti-vaccins gagnent du terrain en France, les Etats-Unis commencent à voir les effets dévastateurs très concrets d'un phénomène en vogue. 13 Octobre 2014.

229) http://www.blog.sami-aldeeb.com: Algérie : un enfant de deux mois meurt suite à une circoncision. 04 Avril 2011.

230) http://www.caducee.net: Europe : facteurs déterminant la durée des consultations chez le généraliste. 30 Août 2002.

231) http://www.chiropraxie.com

232) http://www.ciaosn.be: Centre d'Informations et d'Avis sur les Organisations Sectaires Nuisibles : Rapport bisannuel 2009-2010 : Annexes (usage de substances psychotropes dans le marché du spirituel). 15p.

233) http://www.ccmm.asso.fr: MARISSAL Pierric : La scientologie déchiffrée par la psychanalyse, la psychose du fondateur. Article publié dans l'Humanité. 22 Juillet 2011. (http://www.humanite.fr)

234) http://www.ccmm.asso.fr: Sectes : les 11 gourous les plus inquiétants.

235) http://www.ccmm.asso.fr: Steve JOBS : il se soignait… avec des jus de fruits !

236) http://www.charlatans.info: RENARD Jean-Bruno : Qui sont les croyants au paranormal ?

237) http://www.charlatans.info: BARRET Stephen : L'hydrothérapie du côlon. Lavements, détoxication, laxatifs et autres purges charlatanesques.

238) http://www.charlatans.info: BARRET Stephen : Charlatans et charlatanismes comment ne pas se faire avoir ? Les 10 points à retenir.

239) http://www.cippad.com: Centre d'information et de prévention sur les psychothérapies abusives et déviantes. GATIGNOL Chantal : Les dérives sectaires liées à l'alimentation et à la nutrition. Juillet 2014.

240) http://www.derives-sectes.gouv.fr: Les dérives sectaires au regard du droit administratif.

241) http://www.derives-sectes.gouv.fr: Professions réglementées.

242) http://www.derives-sectes.gouv.fr: Les faux souvenirs induits en procès pour la première fois.15 Juin 2012.

243) http://www.directmatin.fr : AFP : Un psychothérapeute condamné pour abus de faiblesse. 13 Février 2014.

244) http://www.droithumain-france.org: Actes du colloque : « Les réponses de la Franc-Maçonnerie face aux dérives sectaires ». 06 Novembre 2011. Siège de la Fédération française de l'Ordre maçonnique mixte international « Le Droit Humain ».

245) http://www.facebook.com: Religion ou Secte ? Les eunuques indous. 04 Septembre 2014.

246) http://www.gemppi.org: Les faux souvenirs induits (FMS) et le psychosectarisme.

247) http://www.gemppi.org: Charte des praticiens et acteurs du corps et de l'esprit.

248) http://www.gemppi.org: Témoignage de Myriam DECLAIR, ex-adepte des Enfants de Dieu, lors du colloque national du GEMPPI. Découvertes sur les sectes et religions. N°96, 1° Janvier 2013, pp.5-8.

249) http://www.gemppi.org: Colloque international « Santé, sectes et médias » 05 Octobre 2013, conférence de M. BRASSEUR Eric, directeur du Centre d'information sur les organisations sectaires nuisibles (CIAOSN) institué auprès du Ministère de la justice belge. Découvertes sur les sectes et religions. N° 102, 1 Avril 2014, 20p.

250) http://www.gemppi.org: EVANESSE Corinne : La prostate parle-t-elle ? Découvertes sur les sectes et religions. N° 102, 1 Avril 2014, 20p.

251) http://www.has-sante.fr: Maltraitance chez l'enfant : repérage et conduite à tenir. Actualités et pratiques. N°64. Janvier 2015.

252) http://www.huffingtonpost.fr: SCHOCKER Laura : Infographie. Les terrifiants effets du manque de sommeil. Publié le 12 Janvier 2014, mise à jour 14 Janvier 2014.

253) http://www.huffingtonpost.fr: ETANCELIN Valentin : Ecarteurs d'oreille : on peut désormais réparer les lobes déformés. 22 Octobre 2014.

254) http://www.ied-toulouse.org: Qu'est-ce que signifie la prescription de l'action publique ?

255) http://www.ined.fr: L'évolution de l'espérance de vie en France. Graphique du mois. N°5, Octobre 2006.

256) http://www.infectiologie.com: Groupe Vaccination et Prévention de la Société de pathologie infectieuse de langue française (SPILF) : Communiqué de presse concernant un appel à pétition contre les vaccins hexavalents. 2 Juin 2015.

257) http://www.info-sectes.org: Secte : évaluation de la dangerosité.

258) http://www.insee.fr: Institut national de la statistique et des études économiques :

- Evolution des espérances de vie à divers âges.
- Evolution de la mortalité infantile et de ses diverses composantes.

259) http://www.invs.sante.fr: Epidémie de rougeole en France. Actualisation des données de surveillance au 22 Janvier 2015.

260) http://www.institutdevictimologie.fr: Le signalement des enfants en danger.

261) http://www.lagendarmerierecrute.fr: Concours externe sur épreuves d'admission au corps des sous-officiers de gendarmerie. Epreuve de composition : Dérives sectaires : peut-on parler de manipulation mentale ? SOGT-Composition Septembre 2014. Zone 1.

262) http://www.lapresse.ca: CAMERON Daphné : Roch « Moïse » Thériault assassiné en prison. 26 Février 2011.

263) http://www.larecherche.fr: COISNE Sophie : « L'homéopathie n'est pas efficace ». Juin 2012.

264) http://www.lavantposte.ca: THIBAULT Jean-Philippe : Gabrielle Lavallée présente son expérience au CMEC. 19 Mars 2014.

265) http://www.lefigaro.fr: QUINAULT MAUPOIL Tristan : Russie : une secte islamique découverte dans un bunker. 09 Août 2012, modifié 10 Août 2012.

266) http://www.lemonde.fr: Patricia JOLLY : La vie en vase clos de la troupe du Jogging rose et les dérives sexuelles de son « boss » aux assises. 12 Mai 2009.

267) http://www.lemonde.fr: L'AFP et la mort démentie de Martin Bouygues : le film des événements. 28 Février 2015.

268) http://www.leparisien.fr: CALANT Guénaèle : Le médecin gourou comparait pour viols. 22 Novembre 2001.

269) http://www.leparisien.fr: Le patron de music-hall jugé pur pédophilie. 12 Mai 2009.

270) http://www.leparisien.fr : Le gourou des cristaux n'était pas clair. 29 Décembre 2012.

271) http://www.leparisien.fr: Secte. Le douloureux retour à la vie des rescapés des « mêlées célestes ». 22 Janvier 2013.

272) http://www.leparisien.fr: Un gourou condamné à dix ans de prison pour viols à Nantes. 24 Janvier 2014.

273) http://www.leparisien.fr: Viol d'une mineure : le gourou condamné à 15 ans de prison. 18 Novembre 2014.

274) http://www.lepoint.fr: COIGNARD Sophie : L'apothéose macabre d'un antihéros. Publié le 05 Avril 1997, modifié le 26 Janvier 2007.

275) http://www.lepoint.fr: MALYE François, HOUDART Philippe, VINCENT Jérôme : Enquête sur une profession suspecte. Publié le 09 Août 2002, modifié le 19 Janvier 2007.

276) http://www.lepoint.fr: MALYE François, HOUDART Philippe, VINCENT Jérôme : La chute du pape de la sexologie. Publié le 09 Août 2002, modifié le 19 Janvier 2007.

277) http://www.lepoint.fr: LEWINO et DOS SANTOS : C'est arrivé aujourd'hui : 28 Septembre 1988. S'improvisant chirurgien, le gourou Thériault arrache l'intestin de son épouse. Publié le 27 Septembre 2012, modifié le 28 Septembre 2014.

278) http://www.lesechos.fr: L'histoire de la fausse mort de Martin Bouygues. 28 Février 2015.

279) http://www.lexinter.net:

- Responsabilité
- Responsabilité civile
- Responsabilité pénale

280) http://www.lexpress.fr: KOCH François : Des partouses célestes et sectaires. 19 Octobre 2013.

281) http://www.lexpress.fr: AFP : Un psy-gourou condamné à un an de prison avec sursis en appel. 13 Février 2015.

282) http://www.liberation.fr: AFP : Secte de San Diego : dernier gueuleton avant le grand voyage. 31 Mars 1997.

283) http://www.liberation.fr: AFP : Viol : l'avocat général juge les faits prescrits malgré l'amnésie. 06 Novembre 2013.

284) http://www.liberation.fr: FAVEREAU Eric : Médecines sectaires, une alarmante prolifération. 10 Novembre 2014.

285) http://www.mystere-tv-com: Le pouvoir des sectes : Autour du culte des Ovnis.

286) http://www.news-assurances.com: KAREL Florence : Médecins généraliste : une consultation dans une moyenne de 16 minutes. 06 Octobre 2009.

287) http://www.notre-planete.info: MEUNIER Bernard : Faut-il avoir peur de l'eau de javel ? 06 Novembre 2013.

288) http://www.oned.gouv.fr: Observatoire national de l'enfance en danger : La cellule départementale de recueil, de traitement et d'évaluation. Guide pratique. Protection de l'enfance. 35 p.

289) http://www.osteopathie.org: Registre des ostéopathes de France.

290) http://www.ouest-france.fr: BEUVE Jean-Pierre : Captive d'une secte, elle raconte son calvaire. 26 Novembre 2012.

291) http://www.planetesante.ch: Plantes : des confusions dangereuses. (01 Juillet 2013).

292) http://www.prevensectes.com: (ne pas se laisser piéger par les sectes) : sous la responsabilité de Xavier MARTIN-DUPONT (site géré initialement par Mathieu Philippe COSSU).

293) http://www.prevensectes.com: Heaven's Gate. Secte, mensonge et vidéo.

294) http://www.prevensectes.com: Heaven's Gate. Les âmes perdues de la Porte du Paradis.

295) http://www.psy-en-mouvement.fr.

296) http://www.psyfmfrance.fr: Psychothérapies, fausse mémoire, France :
- Le syndrome des faux souvenirs en France et dans le monde. Dernière mise à jour 1° Octobre 2013,
- Faux souvenirs « retrouvés » en thérapie et Justice. Dernière mise à jour 21 Mars 2014.

297) http://www.psyfmfrance.fr : Le procès Benoit Yang Ting (résumé). Dernière mise à jour le 13 Février 2015.

298) http://www.psyvig.com: J.PCh : Nouvelle étape dans l'enquête sur les méthodes du centre péruvien Takiwasi. Une psychothérapeute paloise mise en examen. Mai 2004.

299) http://www.psyvig.com: Takiwasi : « L'ayahuasca, le serpent et moi ». Analyse du film par Jacques TROUSLARD. Novembre 2004.

300) http://www.psyvig.com: FOURCADE Véronique, ARTIGUE-CAZCARRA Elisa : Un Médecin new age, « gourou des cristaux, mis en examen.

301) http://www.raelx.com: RaëlX-Sexualité et sensualité chez les Raëliens.

302) http://www.republicain-lorrain.fr: MORVAN Alain : Le Dr Alain SCOHY indésirable à Metz. 06 Juin 2012.

303) http://www.royant-parola.fr: Comprendre nos rythmes biologiques. 29 Août 2013.

304) http://www.rtl.fr: BRENIER Georges, GAVEAU Claire : Un ancien chercheur au CNRS devenu gourou arrêté. 09 Avril 2015.

305) http://www.schizophrenies.fr: SENON J.-L. : CSCT 2002-2003 Université de Poitiers. Fac. Méd. Les neuroleptiques.

306) http://www.slate.fr: DESHIDIN Cécile : Secte du Tatarstan : quel effet sur la santé a la vie dans un bunker souterrain ? 10 Août 2012.

307) http://www.sleepresearch.cf: Sommeil et mémoire : Le sommeil et l'apprentissage. s.d.

308) http://www.sommeil-mg.net: PEREMARTY Guilhem : Insuffisance de sommeil.

309) http://www.thegardian.com: DAVEY Melissa : Homeopathy not effective for treating any condition, Australian report finds. 11 Mars 2015.

310) http://www.tj-encyclopédie.org: Affaires judiciaires en rapport avec le refus de transfusion sanguine.

311) http://www.unadfi.org: L'ayahuasca : descriptif et cadre légal.

312) http://www.unadfi.org: Les ados embrigadés sont-ils des criminels djihadistes ou des victimes ? 22 Avril 2014.

313) http://www.unadfi.org: Sectes et humanitaire : à l'assaut de la détresse ! Octobre 2014.

314) http://www.unadfi.org: Syndrome des faux souvenirs induits : procès en appel de Benoît Yang Ting. 08 Octobre 2014.

315) http://www.unadfi.org: Le gourou d'un mouvement sectaire condamné pour le viol d'une mineure. 12 Décembre 2014

316) http://www.unof.org: A.B. : Histoire: "Moïse » Thériault : le gourou psychopathe qui s'improvisait chirurgien. (www.egora.fr) 27 Février 2015.

317) http://www.urml-alsace.fr: CHAFFRAIX Frédéric, HOMMEL Christophe : La défiance envers le vaccin contre l'hépatite B a été suivie d'un rebond de la circulation virale. 19 Février 2015.

318) http://www.varmatin.com: Abus de faiblesse : six mois ferme pour un médecin raphaëlois. 17 Décembre 2010.

319) http://www.who.int: La définition de la santé de l'OMS.

320) http://www.who.int: Poliomyélite. Aide-mémoire N° 14, Octobre 2014.

321) HUYETTE Michel : Les parents sont-ils libres de risquer la vie de leur enfant ? 18 Juin 2010. http://www.huyette.net.

322) HUYETTE Michel : Les sectes, l'emprise mentale et le viol. 8 Avril 2012. http://www.huyette.net.

323) HUYETTE Michel : La circoncision, la religion, et les droits de l'enfant. 8 Septembre 2012. http://www.huyette.net.

324) HUYETTE Michel : Viol, amnésie et prescription. 18 Décembre 2013. http://www.huyette.net.

325) HUYETTE Michel : La réforme de l'autorité parental, une loi pour les enfants .. ou pour les parents ? 19 Mai 2014. http://www.huyette.net.

326) HUYETTE Michel : La loi, l'illusion, et la vraie vie (à propos, encore, de l'autorité parentale). 25 Mai 2014. http://www.huyette.net.

327) HUYETTE Michel : La loi, l'illusion, et la vraie vie (à propos de la prescription des infractions sexuelles). 30 Mai 2014. http://www.huyette.net.

328) HUYETTE Michel : En procédure pénale le droit de se taire, oui, mais le droit de mentir ? 27 Septembre 2014. http://www.huyette.net.

329) JANSSENS Patricia : Nuits blanches : mémoire et sommeil : un couple indissociable. Le 15° jour du mois-mensuel de l'Université de Liège, Décembre 2004, N°139. http://www2.ulg.ac.be.

330) JOUGLA Jean-Pierre : Prise en compte juridique en droit français de la maltraitance psychologique sectaire de l'enfant. Rencontre de Barcelone : 10-12 Mai 2002 « Sectes-prévention des enfants et adolescents », http://griess.st1.at

331) JOUGLA Jean-Pierre : ENM (Ecole nationale de la magistrature) – Département recherche et documentation : Etude sur les dérives sectaires. La secte comme modèle de nature étatique. Revue Justice Actualités, N° 8-2013, 161 p.

332) JOUGLA Jean-Pierre : Cours D.U. Emprise sectaire 2013-2014.

333) JOUGLA Sonya : Les enfants victimes de sectes. Rencontre de Barcelone : 10-12 Mai 2002 « Sectes-prévention des enfants et adolescents », http://gries.st1.at

334) JOUGLA Sonya : ENM (Ecole nationale de la magistrature) – Département recherche et documentation : Etude sur les dérives sectaires. Mineurs sous emprise sectaire. Revue Justice Actualités, N° 8-2013, 161 p.

335) JOUGLA Sonya : Cours D.U. Emprise sectaire 2013-2014.

336) KHALFAOUI Samir : ENM (Ecole nationale de la magistrature) – Département recherche et documentation : Etude sur les dérives sectaires. L'inflation des dérives sectaires dans le domaine de la santé. Revue Justice Actualités, N° 8-2013, 161 p.

337) KLEIN Gilbert : ENM (Ecole nationale de la magistrature) – Département recherche et documentation : Etude sur les dérives sectaires. Une analyse de la jurisprudence administrative. pp.136-141. In Revue Justice Actualités, N° 8-2013, 161 p.

338) KOCH Michel : La dérégulation des plantes médicinales est-elle dénuée de risque ? L'Observatoire. La lettre de l'Académie nationale de pharmacie. N°26, 2013. 4 p.

339) KRIVINE Jean-Paul : Vaccination : les « alertes » et leurs conséquences. SPS, N°291, Juillet 2010. http://www.pseudo-sciences.org.

340) LEMOIGNE Cédric : Emprise sectaire et vulnérabilité psychiatrique. Cours D.U. Emprise sectaire 2013-2014.

341) LOBSTEIN Annelise : Contrôle des matières premières végétales à visée industrielle : une étape incontournable. Colloque sur les compléments alimentaires, Strasbourg, 14 Octobre 2011.

342) MARRION Bertrand : Le mineur, son corps et le droit criminel. Thèse de doctorat en droit privé. Université Nancy 2, Faculté de droit, sciences économiques et gestion. 2010, 458 p. http://doc.num.univ-lorraine.fr.

343) MEHANNA Micheline : Le goulag psychiatrique. Revue Européenne de Psychologie et de Droit. s.d., 7 p. http://www.psyetdroit.eu.

344) MESLE France, VALLIN Jacques : Reconstitution des tables annuelles de mortalité pour la France au XIX° siècle. Population, vol.44, N°6, pp.1121-1158.

345) MERGER F.-J., ROGER-CHRISTOPHE S. : Des hémorragies du post-partum. Congrès national d'anesthésie et de réanimation, 2008. http://www.sfar.org.

346) MESDDI M.A., CHABCHOUB K., BOUASIDA M., REBAI N., HADJSLIMEN M., BAHLOUL A., MHIRI M.N. : Amputation du gland après circoncision. Andrologie (2012), 22, pp.42-45. http://link.springer.com.

347) MILON Alain : Des dérives thérapeutiques aux dérives sectaires. Présentation des travaux de la commission d'enquête du sénat. 6 Mai 2014. 23 p. http://www.infosectes-aquitaine.fr.

348) MONTESQUIEU Charles Secondat de : De l'Esprit des Lois. Edition électronique du texte de 1758, dernier état, établie par Laurent VERSINI, Paris, Ed. Gallimard, 1995. http://www.ecole-alsacienne.org.

349) NAU Jean-Yves : Pourquoi avons-nous besoin de dormir pour apprendre. http://www.planetesante.ch, dernière mise à jour 03 Février 2014.

350) OLIVIER Aurélie : Refus du patient, témoin de Jéhovah, de subir une transfusion sanguine. 28 Mars 2008. http://www.macsf.fr.

351) PARQUET Philippe-Jean : L'emprise mentale. Une définition opératoire. pp.6-8, in ENM (Ecole nationale de la magistrature) – Département recherche et documentation : Etude sur les dérives sectaires. Revue Justice Actualités, N° 8-2013, 161 p.

352) PISON Gilles : France 2004 : l'espérance de vie franchit le seuil de 80 ans. Populations et sociétés, N° 410, Mars 2005, pp. 1-4. http://www.ined.fr.

353) PISON Gilles : La population de la France en 2005. Populations et sociétés, N°421, Mars 2006, pp. 1-4. http://www.ined.fr.

354) QUINTON André : Présentation chronologique de résumés de textes sur le raisonnement clinique. http://www.crame.u-bordeaux2.fr.

355) PELTIER Claire : Manque de sommeil : des neurones s'endorment dans un cerveau éveillé. 30/04/2011. http://www.futura-sciences.com.

356) PETITPAS Elise : Les « droits sexuels » : un nouveau paradigme dans le système de protection des droits humains ? Master II-Droits de l'Homme, 2007-2008, Université Robert Schuman, 76 p.

357) PONTIER Sylvain : Le refus de soins. 08 Avril 2004. http://www.avodroits-public.com.

358) PRETET Sophie : Quelles perceptions des médecins face aux dérives sectaires. Mémoire de D.U. Emprise sectaire et processus de vulnérabilité, 2012-2013, 69 p.

359) ROUX-DEMARE François-Xavier : La jurisprudence de la cour européenne des droits de l'homme. Justice actualités, N°8/2013, pp.52-58. http://fxrd.blogspirit.com.

360) ROYANT-PAROLA Sylvie : Le rôle des synchroniseurs veille-sommeil : ou comment améliorer les troubles du sommeil du sujet âgé. (actualisé Septembre 2012). www.has-sante.fr

361) SAMSON Brigitte : Le rôle de la cellule de recueil des informations préoccupantes. p.30, in 1° congrès de l'Ordre des médecins. 16-17 Octobre 2014. Recueil des Actes. 212p. (www.conseil-national.medecin.fr).

362) SIMON Linda : Rumeurs, faux souvenirs et croyances religieuses : une approche cognitive et sociale des liens possibles. Thèse de psychologie, Université de Nantes, 2011, 472 p.

363) SIMON Linda : La mémoire manipulée. Mémoire de D.U. Emprise sectaire et processus de vulnérabilité, 2013-2014, 62 p.

364) SIMON Linda : Un regard de chercheuse sur les faux souvenirs induits. 2014, 4p. http://fauxsouvenirs-afsi.org.

365) S.F.A.R. (Société française d'anesthésie et de réanimation) : Transfusion sans consentement en cas d'urgence vitale : données récentes. (modifié le 28 Janvier 2010). http://www.sfar.org.

366) S.F.E.D. (Société française d'endoscopie digestive) : Aspects relationnels de la prise en charge des patients Témoins de Jéhovah. Fiche d'information juridique. Octobre 2011.

367) SYLLA Cheikna, DIAO Babacar, DIALLO Addoulaye Bobo, FALL Papa Ahmed, SANKALE Anne Aurore, BA Mamadou : Les complications de la circoncision. A propos de 63 cas. Progrès en Urologie, (2003), 13, pp.266-272.

368) TROUSLARD Jacques : « Mes vrais souvenirs des faux souvenirs incestueux ». 13 Juin 2005. 4p. http://www.psyvig.com

369) UNADFI : Dérives sectaires et santé. 2010, 98 p.

370) VERRECCHIA B., GOHIER B., GOEB J.-Louis, RANNOU-DUBAS K., GARRE J.-Bernard: Psychoses collectives, phénomènes de panique et suicide de masse. Rôle des médias. Actualités psychiatriques. Service de psychiatrie et de psychologie médicale. CHU Angers. http://psyfontevraud.free.fr

371) WINCKLER Martin : La circoncision : rituel ou mutilation ? 28 Mai 2013. http://www.martinwinckler.com.

372) WIYSONGE CS, KONGNYUY EJ, SHEY M, MUULA AS, NAVTI OB, AKI EA, LO Y-R : Circoncision masculine pour prévenir la contraction du VIH chez les homes homosexuels. Résumés Cochrane, 15 Juin 2011, http://fr.summaries.cochrane.org .

373) YODTS Sandrine : Jour et nuit. Notre mémoire travaille sans relâche. Le 15° jour du mois-mensuel de l'Université de Liège, Avril 2006, N°153. http://www2.ulg.ac.be.

Conclusions

L'étude de la relation médecin-patient viciée par un acteur invisible, la secte, dans la première partie de notre travail, a permis d'élaborer un schéma de conduites à tenir (annexe six) pour les médecins qui seraient confrontés à cette problématique.

En effet, la doctrine imaginée par un gourou, comporte toujours des préceptes concernant la santé, des origines de la maladie aux méthodes thérapeutiques, souvent largement inspirées par les PNCAVT. Il arrive parfois, hélas, que la secte impose un abandon total des méthodes thérapeutiques reconnues, faisant perdre à l'adepte-victime-patient une chance de guérison, si ce n'est de survie. La médecine ne pouvant en aucun cas assurer l'immortalité que propose le gourou.

Nous avons donc pris en compte la qualité du patient (mineur, majeur vulnérable, majeur), la présence d'un tiers (personne ayant l'autorité parentale, tuteur -lui-même devant se référer selon la situation au juge des tutelles-, la personne de confiance ou d'autres personnes) et la situation médicale (risque vital immédiat, soins courants, situation médico-sociale difficile) dans l'analyse des conséquences d'un refus de traitement (partiel ou complet) imposé par la doctrine du gourou et les possibilités d'agir qui s'offrent au médecin, soumis toutefois à l'obligation de respecter le choix du patient.
Le médecin pouvant craindre une plainte pour non-assistance à porter secours, a aussi des obligations légales de protéger certains patients (mineurs ou vulnérables).
Mais nous n'avons pas abordé le cas d'un patient inconscient. Nous pouvons toutefois rappeler que les directives anticipées (valables trois ans) ne s'imposent pas au médecin, et qu'il revient aussi au médecin d'analyser de façon pertinente le tiers qui devrait exprimer le souhait du patient et non son propre souhait.

Le patient qui refuse tous traitements reconnus (éventuellement au profit d'une PNCAVT) ne vient qu'exceptionnellement voir le médecin ; la problématique peut se voir dans une situation d'urgence où le patient est amené par un tiers (pompier…) auprès du médecin.

Le Conseil d'Etat édictant qu' *« il n'y a pas de hiérarchie préétablie entre la volonté libre et réfléchie du malade et l'obligation de sauver la vie »,* le respect du choix du patient s'impose au médecin (sous condition toutefois de tout faire pour que le patient accepte la thérapeutique proposée et indispensable à son état).

Nous pouvons, toutefois, dégager quelques principes :

- envers un mineur dont le traitement vital serait refusé, le médecin peut agir avec un signalement au procureur de la République (dans les autres cas le signalement doit être fait auprès du Président du Conseil départemental).
- envers un majeur qui refuse un traitement vital, le médecin peut s'il le souhaite en sa conscience de médecin (et non selon sa croyance philosophique ou religieuse) le traiter en respectant strictement toutes les conditions suivantes :
    - le pronostic vital est en jeu ;
    - il n'y a pas d'alternative thérapeutique ;
    - le médecin doit avoir informé le patient des conséquences de son refus et des risques encourus par ce refus ;
    - le traitement proposé est indispensable et proportionné à l'état du patient.

Ces principes seront d'autant plus suivis si le médecin a la conviction que le patient est soumis à une doctrine sectaire, qui le prive de son choix libre et éclairé, exigé dans la relation médecin-patient.
En respectant ces consignes le médecin ne commet pas de faute, il n'a pas à craindre de poursuites pénales ou disciplinaires.
Par précaution médico-légale, le médecin doit absolument noter dans le dossier du patient tout ce qui pourrait prouver qu'il a fait le maximum pour convaincre le patient, ainsi que les choix du patient.

Le médecin doit se garder de s'immiscer dans la vie privée du patient, mais il doit néanmoins toujours avoir une curiosité envers lui afin de le comprendre, l'appréhender en tant qu'individu et non en tant qu'organe à traiter.
C'est cette curiosité qui permet au patient de se découvrir et d'offrir des opportunités de discussions, particulièrement utiles s'il vient à évoquer des PNCAVT ou psychothérapies. Même si la discussion devient vive et houleuse, le médecin devra toujours expliquer pourquoi un raisonnement et/ou des théories citées sont fausses, expliquer rationnellement les faits, émettre des doutes quant à l'efficacité des propositions thérapeutiques sans jamais s'autoriser à déconsidérer le patient en face de lui. Le médecin doit

avoir une écoute d'une « bienveillance suspicieuse » pour garder le contact avec son patient.
Si le patient reste convaincu des faits avancés, au moins, il aura entendu une voix discordante qui pourra provoquer ou renforcer un doute qui viendrait, surtout s'il s'engage ou s'est investi à son insu dans une secte.

Nous avons voulu aborder également dans notre travail l'aide que peut apporter le médecin à une victime de secte ainsi qu'à la famille du patient, victime elle aussi, mais indirecte, de la secte.
Si des traitements adaptés à la situation clinique du patient peuvent être nécessaires et proposés, le principal soutien sera psychologique. Ce soutien sera toujours long avec des périodes difficiles selon le rappel des évènements et situations dans la secte, l'appréhension des conséquences de cette vie sectaire. Le médecin doit savoir entendre l'irrationnel, rester neutre (sans culpabiliser ni disculper) ; par son écoute compassionnelle, mais non complaisante, le médecin peut aider le patient-victime à retrouver ces repères et à intégrer cette période de sa vie. Le médecin pourra lui proposer de se rapprocher des structures sociales, juridiques ou associatives pour obtenir des soutiens.
Le patient bénéficiera d'une prise en charge conjointe avec un psychologue et/ou un psychiatre avec succès.
Le médecin peut être amené à soutenir la famille de la victime dans cette épreuve en leur expliquant le mécanisme sectaire, la nécessité de tout faire pour garder le contact avec la victime, en les orientant vers des structures associatives et parfois en les prenant en charge médicalement.

Qu'il nous soit permis d'inscrire ici une incise de simple bons sens. Nous avons abordé les mécanismes du sommeil et de mémorisation, ainsi que les besoins physiologiques de chaque âge, y compris les enfants. Dès lors, il nous semble indispensable que les parents qui offrent à leurs enfants soit un téléphone portable ou tout appareil de connexion informatique, en limite l'usage selon la maturité de l'enfant. Un enfant n'a pas besoin d'être connecté 24h sur 24h, il a besoin de dormir la nuit ; sa nuit ne doit pas être perturbée par une sonnerie qui lui annonce qu'un message vient d'arriver (or ils sont sollicités très souvent par des sites qui leur proposent d'être informés « en temps réel » ; est-ce bien indispensable à leur âge ?). La nuit lui sert, entre autres, à récupérer ; l'enfant doit respecter ses propres rythmes physiologiques. Les parents ont l'autorité légitime et même le devoir d'exiger une coupure de ces appareils. Pour se réveiller le matin, le bon réveil-matin reste l'instrument idéal, il n'a pas besoin d'avoir un appareil constamment branché. En outre, des études démontreraient un effet perturbateur du sommeil par un intempestif usage vespéral des moyens électroniques.

De même, les parents sont responsables de leurs enfants sur le plan éducatif, mais aussi juridique ; il est donc normal qu'ils vérifient les usages que font leurs enfants de ces appareils, qu'ils contrôlent avec qui ils correspondent, proportionnellement bien sûr avec la maturité de l'enfant. A défaut d'offrir à l'enfant une défense absolue contre un embrigadement sectaire, au moins cela peut assurer sa protection et lui garantir une enfance respectueuse de ses rythmes biologiques.

Dans la deuxième partie de notre travail, nous avons abordé le cas des médecins devenus « dérapeutes ».
Pour certains, cette déviance a permis de satisfaire des pulsions d' « égo » dans un but mercantile ou pour satisfaire certaines pulsions sexuelles. Ces conduites sont passibles de poursuites pénales et disciplinaires.
Pour d'autres, cette déviance à évoluer vers le monde sectaire, les a fait devenir eux-mêmes gourous ou adeptes-« adjoints » du gourou (lui-même profitant de la profession médicale de l'adepte).
Remarquons qu'un médecin peut, comme tout individu, devenir adepte d'une secte par conviction personnelle ; il peut y rester simple adepte ou y être « utilisé » consciemment ou à son insu par le gourou.

Souvent ces « dérapeutes » sont à l'origine d'un « traitement nouveau » ou utilisent une des PNCAVT (ponctuellement ou en permanence) ; ces méthodes peuvent hélas permettre des dérives aux conséquences désastreuses :

- une dérive thérapeutique (avec le risque de charlatanisme ou d'exercice illégal de la médecine) qui peut exister avec ou sans emprise sectaire ;
- une dérive sectaire (si la méthode préconisée étant le produit d'appel pour le patient).

Là aussi, nous avons vu que, dans ces situations, le médecin est responsable de ses actes, tant au pénal qu'au disciplinaire.

Nous ne reviendrons pas sur les multiples raisons qui poussent les personnes, patients ou médecins, à se tourner vers ces PNCAVT dont l'usage peut être malhonnête [130].

[130] Remarquons également que certains patients qui se tournent vers les PNCAVT estiment élevés les honoraires médicaux conventionnels (23 euros la consultation chez le médecin généraliste) mais n'hésitent pas à débourser 100 à 150 euros pour ces médecines alternatives (284) ; en outre, ils acceptent sans problème un rendez-vous fixé dans un délai de trois à six semaines (délai qui permet parfois à la pathologie de disparaître naturellement, mais

Il convient surtout d'assurer une protection de la personne.
« La lutte est quelquefois rendue difficile par le fait que ce sujet n'est pas toujours pris au sérieux. Or, nous (...) considérons qu'il s'agit d'un vrai problème de société, notamment par rapport aux enfants. Même si seuls dix d'entre eux étaient concernés, il est du devoir des autorités publiques, de la justice ou des parlementaires de tout faire pour que ce genre de chose ne se produise pas. » (43)

En effet le phénomène de l'emprise sectaire reste encore peu connu, la secte sait se protéger en brandissant sans vergogne aucune, deux faux postulats qui intimident toute tentative de contestation :

- la secte est un mouvement religieux, la liberté de croyance doit être respectée ;
- l'adepte est conscient et libre de son choix de venir dans la secte.

Or tout prouve le contraire !

Mais bien d'autres idées fausses continuent de se propager telles que celles-ci :

- la fragilité et vulnérabilité constantes de l'adepte ;
- l'adepte est un « doux dingue » ;
- l'ex-adepte, devenu apostat, ne peut pas dire la vérité sur la secte ;
- le nombre d'adeptes définit la secte ;
- la secte n'est dangereuse que par ces dérives pénales.

Il ne nous appartient pas de juger l'action de la justice, mais nous sommes alertés par les propos de M. Philippe VUILQUE : *« Même les magistrats se défaussent dès qu'un problème sectaire apparaît –notamment les juges aux affaires familiales-. Il existe bien des outils pour lutter contre ces dérives, mais ils ne sont pas toujours en place ».* (43)
Et ceux de M. Rudy SALLES quand il a voulu déposer un amendement législatif : *« Le Garde des Sceaux était opposé à un tel amendement, redoutant une inflation de plaintes que la justice ne pourrait gérer ».* (45)

---

s'offusquent de ne pas pouvoir consulter leur médecin dans la journée ...) ; l'aura du thérapeute étant également considérée à l'aune de ce délai d'attente ...
M. Jean BRISSONENET rapporte une étude de l'OMS qui indique le pourcentage des personnes interrogées reconnaissant avoir eu recours au moins une fois aux médecines traditionnelles ou complémentaires : 38% en Belgique, 42% aux Etats-Unis d'Amérique, 70% au Canada et 75% en France. (169)
Le Commissariat général à la stratégie et la prospective (CGSP) indique dans son rapport publié en 2012 que 70% des habitants de l'Union européenne ont fait appel à une thérapie complémentaire au moins une fois dans leur vie, 25% y recourent chaque année ; cet usage dépend également de la pathologie du patient, il atteint 80% en cas de cancer. Selon un sondage Ifop de Novembre 2007, 39% des Français y ont recours (l'homéopathie, l'ostéopathie et la phytothérapie principalement). (134)

Or *« ce n'est pas nous qui rentrons dans la secte, c'est la secte qui rentre en nous »,* cette infiltration subversive reste encore bien méconnue.
L'infiltration permet à la secte d'avoir une reconnaissance officielle sociale et dès lors de continuer à agir comme le craignent aussi les Organisations non gouvernementales ; réunies en Janvier 2011 lors d'une conférence internationale, celle-ci constate que « les dérives sectaires entrainent des violations des droits de l'homme, notamment dans le domaine de la santé, de l'éducation et du respect de la vie familiale ; les organisations étant à leur origine « *agissent souvent sous couvert de la liberté de religion mettent en péril des libertés fondamentales des citoyens et constituent par là-même une menace à la démocratie* ». [131] (9)
L'infiltration passe également par une saturation des sources d'information disponible concernant une problématique, comparable à un lobbying, permettant de propager et maintenir des idées erronées, tronquées (une partie seulement de l'information est vraie, l'autre passée sous un silence malintentionné bien souvent, mais rarement par ignorance) ou des rumeurs discréditant la vérité et qui seront prises, elles, pour vérité. En outre, si cette information est reprise par une personne influente, très connue, ou un organisme officiel, ces derniers la cautionnent, elle ne peut qu'être vraie.
Par ailleurs régulièrement les personnes compétentes, dont les connaissances et la rigueur intellectuelle reconnues, n'ont pas les outils matériels face à une à ce genre d'avalanche informatique et médiatique pour contredire ces informations et démontrer leurs erreurs, ni le temps nécessaire à consacrer à cela, leurs propres travaux les occupant suffisamment. (72.127) Et comme le cite M. Patrick RUBISE, démentir une information ne la retire pas de la mémoire, nous obtenons deux informations. (127)
Ainsi dans notre société connectée en permanence où les informations tournent en boucle, reprises les unes sur les autres, l'accès à des sources fiables se complique [132] ; cet outil qui devrait idéalement permettre d'élever

---

[131] Nous avons vu que les sectes investissent également les mouvements humanitaires en portant secours lors de catastrophes (pendant les inondations du Gard, après le séisme en Haïti ou le tsunami à Bande Aceh en Indonésie) parfois au détriment des formations de secours reconnues (313), n'hésitant pas à se faire filmer (127); le désintéressement, le respect de la dignité humaine ou des libertés individuelles sont régulièrement bafoués : cela leur permet de recruter des adeptes, en accompagnant leur aide au minimum d'un discours idéologique de leur mouvement ou en donnant leur « explication » de la catastrophe subie, cela leur permet aussi de solliciter des subventions publiques ou des dons du public. C'est une des raisons qui les poussent à faire reconnaître leur statut d'ONG auprès des institutions, telles l'ONU. (35) Elles présentent également des actions « humanistes» ; ainsi le mouvement raëlien soutenait l'association Clitoraid qui se proposait de fonder un hôpital « La clinique du plaisir » au Burkina Faso, afin de permettre aux femmes victimes des mutilations de l'excision de bénéficier de soins de reconstruction périnéale. (206.210) Tout cela permet aux sectes d'obtenir une respectabilité et une reconnaissance.
[132] M. Patrick RUBISE signale à raison qu'un site bien référencé sur internet et beaucoup consulté sortira toujours en tête lors des requêtes, celui qui est moins regardé sera lui en fin de

le niveau des connaissances de l'individu, peut conduire aussi hélas au mieux à la bêtise ou au pire à la désinformation cynique et voulue.
De tout cela, se dégage une notion de responsabilité du porteur d'une information [133], exigeant une rigueur professionnelle que nous sommes en droit d'exiger de tous les médias ; en aucun cas la course au scoop journalistique n'autorise un patron de presse, un directeur de rédaction ou un journaliste de s'exonérer de vérifier ses sources.
Répéter en boucle une information inexacte devient une vérité ; même si elle s'avère fausse plus tard ; tout démenti sera suspect [134]. (127.249)
Emile ZOLA a donné ses lettres de noblesse au journalisme en rédigeant son article fameux *« J'accuse »* relatif à l'affaire DREYFUS ; souhaitons à ses héritiers journalistes de ne pas être atteints de « j'accusite aiguë ou chronique », de prendre le temps de vérifier leurs sources, de ne pas céder à l'illusion de la course au scoop, de ne pas devenir des « journaleux ».
Les publications dans le domaine de la science ne sont pas dispensées de cette rigueur (127) ; c'est en effet un étude frauduleuse, malgré son démenti [135], qui entretient l'idée d'un lien entre la vaccination contre la rougeole, les oreillons et la rubéole et l'autisme ; une parution récente confirme l'absence de lien [136]. (135)
Devant la défiance croissante à l'encontre des vaccins, les informations de la Société de pathologie infectieuse de langue française ne rappellent-elles pas que ceux-ci ne sont pas toxiques pour l'organisme ? Et entre autre que la prétendue « maladie » : myofasciite à macrophages n'existe pas, qu'il n'y a pas de lien entre la sclérose en plaque et la vaccination contre l'hépatite B ? (256)

---

liste, même s'il est très bien documenté et de qualité ; l'aspect mercantile du référencement prédomine sur internet. (127) Dès lors, il est aisé de comprendre un mécanisme d'infiltration subversif voire sectaire.

[133] Si l'erreur de l'AFP a été reconnue dans la diffusion de l'annonce de la « fausse mort » de l'industriel, M. Martin BOUYGUES, c'est bien parce cette agence fait autorité que tous les médias ont repris l'information sans vérifier l'information. (267.268) Nous avons là un cas concret de l'effet « tampon officiel » concernant un évènement, illustrant parfaitement la recherche de reconnaissance officielle, dans leur domaine, des sectes.

[134] Qu'en est-il du principe d'innocence d'un suspect bien malmené dans toute affaire judiciaire ?

[135] Une étude publiée en 1998 dans la revue *The Lancet* évoquait le lien entre cette vaccination et l'autisme ; elle sera démentie par la revue elle-même en raison d'une fraude scientifique, en vain. (135)

[136] JAIN A., MARSHALL J., BUIKEMA A., BANCROFT T., KELLY JP, NEUWSCHAFFER CJ.: Autism occurrence by MMR vaccine status among US children with older siblings whit and without autism. JAMA, 2015, April 21; 313(15): 1534-40. (http://www.ncbi.nlm.nih.gov.) La cohorte étudiée concerne 95727 enfants entre 2001 et 2012. (135)

Dans cet esprit, M. Patrick RUBISE évoque ce médecin anesthésiste américain qui a publié pendant plus de dix ans dans de prestigieuses revues médicales des résultats frauduleux. (127)

Si dans notre monde les médias ont une responsabilité majeure, l'individu ne peut se décharger de sa propre responsabilité de discernement.
Certes, reconnaissons qu'un niveau d'instruction élevé ne protège pas contre l'irrationnel ou la superstition, il ne garantit pas une capacité de jugement ou de sens critique (234.246) et il ne prémunit pas contre la superstition (250), mais il importe que le système éducatif puisse inculquer aux élèves la nécessité du doute, de l'esprit critique et l'envie de rechercher des sources fiables à défaut d'avoir une réponse toute faite. (127)
L'éducation ou instruction publique a un rôle majeur pour permettre à l'enfant de devenir un individu responsable et exister dans la société, quelle que soit sa profession, que chacun à son niveau puisse être capable de discernement, de questionnement ou de remise en question et cela en raison du principe d'égalité républicaine prôné par *Marianne*.
L'éducation doit aussi permettre de pousser tous les enfants capables à l'excellence, que l'enfant devenu adulte puisse mettre ses compétences au profit de la société. Cet élitisme est nécessaire pour la bonne évolution de la société, certains pervertissent hélas cet élitisme par une hiérarchisation sociétale, or il n'en est rien.
Amputer les fondements intellectuels de notre société au prétexte d'adapter l'enseignement à la vie actuelle (en supprimant les initiations précoces au latin et grec, ou en rendant l'enseignement « des Lumières » optionnel dans un programme éducatif) revient à renier notre culture et ses perspectives d'évolution, à couper nos racines intellectuelles européennes, et nous font perdre la source de nos valeurs, de nos « humanités » au risque de nous transformer en élément « agentique aculturé » ; ce sont ces valeurs qui ont fait notre société et qui nous ont appris à appréhender notre environnement avec un esprit critique. Et il faut enseigner tôt ces matières pour que chaque enfant, quelque soit son milieu social, puisse éventuellement devenir à son tour un « passeur » de connaissance. N'en déplaise à certains, cet objectif éducatif de l'individu n'est pas élitiste.
Marianne ne peut plus accepter qu'en 2011 son système éducatif laisse encore 4% d'illettrés entre 18 et 25 ans ; que nos politiques s'en occupent prioritairement, et qu'ils permettent aux illettrés plus âgés [137] d'avoir les

[137] L'illettrisme touche 2.500.000 personnes scolarisées en France : 4% de 18-25 ans ; 5.5% de 26-35 ans ; 7.5% de 36-45 ans ; 8% de 46-55 ans et 12% de 56-65 ans. Si l'on tient compte des personnes qui n'ont pas été scolarisées en France ou n'ont eu qu'une scolarisation partielle en France, le nombre d'illettrés est estimé à 5.878.000 personnes. (14)

moyens d'y remédier [138] avant de songer à vouloir donner leur nom à une réforme éducative. (14)
CONDORCET voyait en 1792 l'instruction comme un moyen de liberté de l'Homme et appelait de ses voeux le temps *« où les lumières seront répandues avec égalité et sur tous les lieux d'un même territoire, et dans toutes les classes d'une même société ; où toutes les sciences et toutes les applications des sciences seront également délivrées du joug de toutes les superstitions et du poison des fausses doctrines ; où chaque homme, enfin, trouvera dans ses propres connaissances, dans la rectitude de son esprit, des armes suffisantes pour repousser toutes les ruses de la charlatanerie ».* (20)

Et comme le rappelle Jean DOUCHEMENT, le projet de CONDORCET n'est pas de faire de tous les citoyens des savants, mais de les instruire suffisamment pour rendre caduque toute aliénation ou manipulation et leur permettre d'exercer leurs droits garantis par la Loi. La hausse des effectifs des élèves scolarisés ne doit pas infléchir la qualité de l'école, de manière à ce *« que ceux qui seront dits citoyens méritent ce nom et soient réellement égaux entre eux, sinon en savoir (sauf en savoir minimal commun), du moins en capacité de jugement et en capacité de perfectionnement indéfini. La République n'est réellement démocratique qu'à cette condition ».* (181)
Tâchons de ne pas décevoir CONDORCET et poursuivons ses idéaux !
« Culture et raison, esprit critique et lucidité, sont les fins essentielles de l'école républicaine ». - Henri PENA-RUIZ- (118)
N'oublions pas que le gourou emploie très souvent un langage ésotérique, abscons pour expliquer et transmettre sa doctrine à ses adeptes, créant en outre une émulation intra sectaire entre les adeptes afin d'être celui qui comprendra la doctrine et deviendra digne des faveurs du gourou. Remarquons également que paradoxalement un tel néo-langage fascine et réussit à convaincre certains du sérieux et de la véracité des dires du gourou.

Dans le domaine de la santé cette infiltration peut passer par beaucoup de moyens : (40.42.168.336)

- une formation qui présente des « thérapies innovantes » (séance de formation médicale continue, parfois même dans des diplômes d'Université) ; (50)

[138] M. Gérald BRONNER rapporte une étonnante expérience, mais combien probante des difficultés en calcul (les fractions) qu'éprouve la population, qui n'est pas forcément illettrée. Dans un commerce, une promotion vous propose sur un paquet de café « A » une réduction de 33% et sur une autre marque « B », tout aussi appréciée que la première, un 3° gratuit pour 2 achetés. Nous pourrions nous attendre à ce que les choix donnent un résultat identique puisqu'au final nous retrouvons le même avantage ; or il n'en est rien : 73% des acheteurs prennent la deuxième solution ! (72) Et celui qui fait la plus mauvaise opération, est celui qui ne vérifie pas la date de péremption ...

- des « thérapies innovantes » qui sont présentées dans des lieux prestigieux lors d'une conférence : Sorbonne (41.127), Université (43) ;
- des forums sur internet (qui autorisent ainsi des lobbyings importants par une saturation dirigée des avis, avec un prosélytisme particulièrement actif) ;
- une présence auprès de personnes fragilisées ou en manque de relations humaines, dont les personnes isolées en fin de vie et/ou en institutions (38) ;
- auprès du personnel médical directement (sollicité pour une formation, pour améliorer son écoute du patient ou le soutenir en raison de la charge émotionnelle qu'il porte).

Il est demandé le maximum de sécurité pour les thérapeutiques reconnues, alors que paradoxalement ces nouvelles méthodes, souvent ésotériques, sans avoir été soumises à des expérimentations rigoureuses, sont proposées et acceptées bien souvent sans aucune critique.
L'efficacité de ces PNCAVT, pour certaines du moins, doit pouvoir être évaluée scientifiquement pour la sécurité de tous. (41.134)
Souvent ces PNCAVT sont initiées ou promues par des personnes aux titres ronflants dont la formation reste douteuse ; la prudence est de mise ! M. Philippe VUILQUE le rappelle bien : *« il convient de mieux encadrer les formations et renforcer la protection des titres universitaires et surtout ceux émanant des instituts en tous genres. Un certain nombre de formations revendiquant un titre universitaire ou émanant d'un institut créent la confusion dans le public, qui peut penser que ce titre est reconnu par l'Etat. Or, il existe aujourd'hui des universités libres et certains diplômes qui se qualifient d'universitaires n'ont jamais fait l'objet de quelque évaluation que ce soit ! »* (43).

Régulièrement les professions médicales ou paramédicales sont approchées pour leur faire connaître de « nouvelles thérapies », de les y intéresser dans le but de recruter de futurs bénéficiaires de ces soins. (35)

Les promoteurs de ces PNCAVT n'hésitent pas à détourner le principe de précaution pour mettre à mal la médecine reconnue, (35.72.127) ou à abuser de la confusion entre une corrélation et un lien de cause à effet. (72)
C'est ainsi que prospèrent les « anti-vaccins » entre autres. Si les lanceurs d'alerte méritent toute l'attention indispensable, il est regrettable de constater des actions qui reposent sur le résultat d'études partielles, incomplètes et parfois malhonnêtes intellectuellement ; l'emballement du système d'information qui n'attend pas les résultats complets (ou qui ne les publiera pas ou de façon partiale ; la non-vérification des données...) fait qu'une hypothèse de travail devient vérité absolue qu'il est par la suite impossible d'infirmer. (228.339) Ces informations falsifiées seront

largement employées et alimenteront la rumeur ; ici aussi, démentir la rumeur ne fera que l'amplifier. (127)

Le principe de la formation professionnelle étant reconnu, tout le monde doit comprendre qu'une infiltration sectaire des organismes chargés de la formation professionnelle est possible, pour les médecins ou paramédicaux comme pour toute autre profession ; les guides conçus par la MIVILUDES seront utiles [139].

Dans la prise en charge d'un patient victime de secte, le soutien psychologique est indispensable ; une des grandes difficultés pour le médecin est d'adresser à un psychologue compétent le patient. La réglementation du titre de psychologue a été une mesure salutaire tant pour les professionnels de la santé que pour les patients.
Il en est de même pour les ostéopathes, chez qui l'on constate même un souhait d'une discipline ordinale [140] afin de se démarquer de toutes les PNCAVT.

L'usage déloyal d'une PNCAVT peut conduire à un mécanisme d'emprise sectaire, le médecin doit en être conscient.
Pour une meilleure prise en charge de victimes de secte, l'information et la formation sont indispensables auprès de la population et des professionnels (358). La MIVILUDES, les associations (UNADFI, CCMM), les Ordres professionnels s'investissent dans ce sens.

Il importe que le médecin demeure vigilant, que l'Ordre des médecins exerce une surveillance accrue face à ces nouvelles thérapeutiques (40.47) et soutienne toute formation permettant aux médecins d'être attentifs dans leur pratique au bénéfice des patients, notamment dans la prévention du risque sectaire ; celui-ci étant sous estimé ou ignoré. (189.358)
Si certains sites informatiques ont perdu toute objectivité, d'autres permettent au médecin et au patient de se faire leur opinion d'après des éléments objectifs, dont :

- www.miviludes.gouv.fr, www.ccmmrogerikor.org, www.unadfi.org,
- www.inavem.org, www.zetetique.net, www.prevensectes.com,

[139] MIVILUDES : Savoir déceler les dérives sectaires dans la formation professionnelle. La documentation française. 2012, 63 p.
MIVILUDES : L'entreprise face au risque sectaire. Un enjeu humain et économique, un défi professionnel. La documentation française. 2007, 129 p.
[140] Il est possible de lire sur le site internet du registre des ostéopathes de France : *« L'association des ostéopathes de France a été créée pour fédérer les ostéopathes, association nationale à vocation ordinale ayant pour but la promotion de l'éthique, la déontologie et l'expertise de cette pratique ».* (229)

- www.antisecte.net, www.globetrotter.net, www.pseudo-médecines.org,
- www.psyvig.com, www.gemppi.org, www.ciaosn.be.

Le médecin peut également se tourner vers le « référent secte » auprès de son Conseil départemental de l'Ordre des médecins (49.85) ou de l'Agence régionale de santé (40) ou éventuellement vers la CAIMADES, structure dépendant du Ministère de l'Intérieur[141].

Pour conclure, relisons les propos de J.-B. MONFALCON
« Si les hommes ne reçoivent pas de la médecine tous les bienfaits qu'ils en peuvent espérer, qu'ils n'en accusent qu'eux-mêmes ; eux qui accordent si facilement à l'intrigue et au charlatanisme une confiance qui n'est due qu'au vrai savoir ; eux qui, sans discernement favorisent si souvent l'ignorance et méconnaissent le vrai mérite ; eux enfin qui, n'ouvrant jamais les yeux sur les moyens que l'on emploie pour les séduire, ne savent pas que rien ne peut suppléer à l'application et à l'étude ; que l'expérience n'instruira jamais celui qui n'est pas en état d'en profiter » (89)

Ecrits en 1819, ils se retrouvent encore dans ce constat de M. Jean BRISSONNET en 2006 :
« Pour ceux qui refusent la médecine scientifique, pour ceux qui tentent le recours à l'irrationnel, il y a, et il y aura toujours, des guérisseurs ». (169)

Puissions-nous éviter à ces patients d'être victimes de ces pratiques ainsi que des effets délétères de leur usage vicié à des fins d'emprise sectaire.

Gardons notre curiosité et notre ouverture d'esprit, mais avec la prudence de la maxime de Jean ROSTAND :
« Avoir l'esprit ouvert, n'est pas l'avoir béant à toutes les sottises ».
(in Inquiétudes d'un biologiste, 1967)

[141] La CAMAIDES (cellule d'assistance et d'intervention en matière de dérives sectaires) affectée à l'Office central de la répression des violences aux personnes (OCRVP) a été créée en 2009 ; elle regroupe des enquêteurs spécialisés dans ce domaine et vient en appui des forces de polices locales ou de gendarmerie. En raison de sa compétence nationale, elle peut également diligenter des enquêtes. (38)

Table des matières

Santé et Médecine aux éditions L'Harmattan

Dernières parutions

MALADIES AUTO-IMMUNES
Quand notre système de défense nous trahit
Tron François
Le système immunitaire nous protège contre les virus, les bactéries et les parasites. Il peut parfois tourner ses armes contre l'organisme qu'il est censé défendre et y induire des lésions. Les maladies qui en résultent sont dites auto-immunes. Elles sont fréquentes et ensemble constituent la troisième cause de morbidité derrière les maladies cardiovasculaires et cancéreuses. Ce livre parcourt aussi les voies que la recherche emprunte pour corriger les désordres cellulaires et moléculaires observés au cours de chaque maladie auto-immune.
(Coll. Acteurs de la Science, 22.50 euros, 212 p.)
ISBN : 978-2-343-07769-7, ISBN EBOOK : 978-2-336-39806-8

LE DROIT DE LA GÉNÉTIQUE
À la recherche d'une branche du droit
Bricker Guillaume - Préface de Gérald Teboul
En matière de génie génétique, les questions éthiques et polémiques se multiplient à mesure que la technique évolue et embrasse de nombreux sujets : reproduction, OGM, tests génétiques, clonage… Le droit est-il suffisamment en avance pour y répondre ? Cet ouvrage permet de mieux connaître les règles et en assure la promotion, tout en mettant en garde contre les glissements éthiques. Il offre un panorama complet du cadre juridique applicable à la génétique. L'ensemble des textes permet de mieux comprendre les enjeux et quelquefois les limites de la législation.
(Coll. Le Droit aujourd'hui, 65.00 euros, 852 p.)
ISBN : 978-2-343-06705-6, ISBN EBOOK : 978-2-336-39860-0

BIOÉTHIQUE ET TRANSDISCIPLINARITÉ
Brelet Claudine, Patrick Curmi, Fatima Zhora Elkebir, Salwa Hamrouni, Mourad Merdaci - Préface de Christian Byk
Réflexion transdisciplinaire sur les rapports entre les sciences de l'homme et son environnement, cet ouvrage défend une bioéthique ouverte à la société civile. Il reflète les défis moraux auxquels sont maintenant confrontées les biotechnologies, depuis les OGM jusqu'à la PMA. Les chercheurs rappellent que la révolution biotechnologique peut et doit contribuer à améliorer la qualité de la vie, présente et future. La bioéthique questionne finalement la nature même de l'être humain et offre la perspective d'un nouvel avenir.
(Coll. Cultures et Médecines, 17.00 euros, 154 p.)
ISBN : 978-2-343-07225-8, ISBN EBOOK : 978-2-336-39901-0

TRANSGRESSIONS DES FRONTIÈRES DU CORPS
La chirurgie esthétique
Mitz Vladimir
Les frontières de la chirurgie esthétique délimitent, avec difficulté, une spécialité chirurgicale qui est expansive. Cette chirurgie transgressive dérange les concepts philosophiques du «accepte-toi

tel que tu es», elle bénéficie d'innovations tumultueuses telles les homogreffes du visage ou des membres, elle est constamment soumise à l'œil éveillé des médias. Cet ouvrage se propose d'en exposer les facettes en explorant ses mythes, ses bases conscientes et inconscientes et ses limites.
(Coll. Eidos série Retina, 16.50 euros, 156 p.)
ISBN : 978-2-343-07729-1, ISBN EBOOK : 978-2-336-39759-7

VERS LA CÉCITÉ
Un étrange parcours – Récit
Abbadie-Douce Paulette
Dans son précédent ouvrage « Voyage vers la cécité », l'auteur se penchait sur le choc éprouvé à l'annonce du verdict de cette maladie des yeux qui l'affecte : la « DMLA ». Dans ce nouvel ouvrage, elle nous dévoile d'étranges phénomènes qui l'assaillent et la troublent. À la suite de recherches, elle découvre avec stupéfaction que ces phénomènes sont une conséquence prévisible de la maladie des yeux qui l'affecte. Alors pourquoi ce silence autour de ces phénomènes reconnus par les spécialistes ?
(8.00 euros, 50 p.)
ISBN : 978-2-343-07608-9, ISBN EBOOK : 978-2-336-39792-4

MÉDECINE À TRAVERS LES SIÈCLES
Entre rencontres et découverte
Sous la direction de Xavier Riaud
Si la médecine et ses acteurs ont contribué incontestablement au bien-être de l'humanité, les dérives de quelques-uns ou les zones d'ombre amènent inévitablement à une discussion à propos de l'éthique qui doit la régir. Forts de ce postulat, les auteurs de cette collection ont souhaité décrire les avancées et les évolutions des sciences médicales.
(Coll. Médecine à travers les siècles, 19.00 euros, 182 p., Illustré en couleur)
ISBN : 978-2-343-07425-2, ISBN EBOOK : 978-2-336-39465-7

LA DÉPRESSION
Une pathologie à visage multiple
Lamessi Alain - Préfaces du docteur Thierry Malassiné
et du professeur Michel Dieudonné Vohito
Le présent ouvrage tente de présenter les multiples visages de la dépression. Pour cela, Alain Lamessi retrace la longue histoire de cette maladie qui n'a cessé de se métamorphoser au fil des ans, avant de questionner la problématique de la classification. Passant ensuite en revue les facteurs, corrélats et autres théories, il lève un bout de voile sur la complexité de ce trouble de l'humeur, tout en faisant un détour dans ses spécificités africaines.
(26.50 euros, 270 p.)
ISBN : 978-2-343-06235-8, ISBN EBOOK : 978-2-336-39178-6

SCIENCE ET HUILES ESSENTIELLES
Baumann Alexandre
Les huiles essentielles sont fortes là où les médicaments sont faibles : maux de dos, maladies cardiovasculaires, infections chroniques, anxiété « ordinaire »... Cela est étayé par de nombreuses études scientifiques. Pourtant elles continuent à être vues comme de simples substances agréablement odorantes. Ce livre combat cette injustice en détaillant une centaine d'études scientifiques démontrant de réels effets thérapeutiques.
(17.50 euros, 172 p.)
ISBN : 978-2-343-07469-6, ISBN EBOOK : 978-2-336-39322-3

LA MALTRAITANCE DES PERSONNES ÂGÉES
L'envers du décor
Sauveur Yannick - Postface de Pascal Lardellier
Ce livre interroge les causes de la maltraitance des personnes âgées. L'auteur cible les responsabilités de l'État et la faiblesse des moyens mis au service des personnes âgées. Il offre ainsi une réflexion sur le jeunisme, l'âgisme et la société marchande. Fort de son expérience du milieu médicosocial,

l'auteur apporte un éclairage original sur l'envers du décor, les personnels maltraités. De nombreux témoignages illustrent son propos.
(Coll. Des Hauts et Débats, 19.00 euros, 186 p.)
ISBN : 978-2-343-07283-8, ISBN EBOOK : 978-2-336-39357-5

ACCOMPAGNER LA VIE JUSQUE-LÀ
Feroumont Bernadette - Préface de Gabriel Ringlet
Ouvrir ce livre, c'est plonger dans l'univers de l'accompagnement de la fin de vie et comprendre combien des attitudes simples et spontanées peuvent compter pour le patient, l'entourage ou l'équipe soignante. Les récits parlent de tendresse et de moments heureux, mais aussi de tristesses, de colères, d'injustices. Ouvrir ce livre, c'est aussi découvrir que le temps nous rappelle l'urgence de savourer la vie : il nous invite à porter sur nos rencontres et nos gestes un regard intérieur qui leur donnera du sens.
(Coll. Encres de vie, 16.50 euros, 162 p.)
ISBN : 978-2-336-30839-5, ISBN EBOOK : 978-2-336-39254-7

LES ÎLES DÉSERTES
Avela Guilloux, Rébecca Stella
Léa a 9 ans. Un jour, elle découvre qu'elle est diabétique. À partir de ce moment-là, sa vie change, devient compliquée. Elle doit faire face à sa colère, ses propres peurs, à un traitement difficile, à des contraintes auxquelles elle ne s'attendait pas, aux réflexions pas toujours délicates de son entourage. Léa va devoir apprendre à vivre avec ce diabète, cette « sale bête » qui l'accompagne désormais. Dans son imaginaire d'enfant, Léa devient Super Léa, une super-héroïne du quotidien, une dompteuse... La « sale bête » n'a qu'à bien se tenir ! «Écrite par deux mères d'enfants qui souffrent de ce mal, la pièce a des accents de vérité d'autant plus convaincants que le rôle de la fillette est endossé par Rébecca Stella, l'une des mamans qui est de surcroît une comédienne d'une subtile envergure.» (Pariscope). «Un joli spectacle.» (www.froggydelight.com)
(15.00 euros) ISBN : 978-2-336-2-97408

SE LIBÉRER D'UNE ADDICTION SANS DROGUE
Baclofène et boulimie : une expérience
Goffart Claude
Ce livre retrace l'itinéraire d'une «toxico de la bouffe», aidée dans son combat par l'usage du baclofène, molécule ancienne redécouverte par un professeur alcoolique. Elle s'avère efficace pour supprimer l'envie irrésistible qui mène à la bouteille mais semble aussi apte à aider les boulimiques. Décrit dans ces pages, ce traitement demande surtout de la ténacité et un travail sur soi attentif mené avec un thérapeute et en lien avec une association dédiée aux utilisateurs de ce traitement.
(20.50 euros, 198 p.)
ISBN : 978-2-343-06233-4, ISBN EBOOK : 978-2-336-38817-5

AUTISME
Le sacrifice invisible
Trajectoires des familles et regards croisés des professionnels
Jean-Bart Christiane
Malgré des évolutions positives dans l'accompagnement des enfants autistes, l'auteure sort de l'institution et va à la rencontre des familles. Retracer leurs trajectoires lui semble indispensable à la compréhension de l'environnement de l'enfant autiste. Il s'agit d'avoir une vision globale de l'enfant autiste, de prendre en compte tout ce qui influe sur lui dans des cadres comme l'institution qui le prend en charge, sa famille, l'école, son voisinage...
(Coll. Réseau Tessitures, 25.00 euros, 256 p.)
ISBN : 978-2-343-06565-6, ISBN EBOOK : 978-2-336-38662-1

FRAGMENTS POUR UNE HISTOIRE DE LA GÉRONTOLOGIE (Volume 1)
OAREIL
Ce livre raconte avec force anecdotes la naissance de l'action gérontologique : les errements, les oppositions et les luttes des acteurs qui ont ouvert cette voie nouvelle. Ce tome rassemble les

entretiens individuels de ces femmes et hommes, pionniers chacun dans leur domaine. Ils narrent leurs parcours, leurs rencontres, la manière dont ils s'y sont pris pour construire pas à pas des actions, des services, des organisations sur des terrains en friche.
(Coll. La gérontologie en actes, 23.50 euros, 220 p.)
ISBN : 978-2-343-06908-1, ISBN EBOOK : 978-2-336-38920-2

FRAGMENTS POUR UNE HISTOIRE DE LA GÉRONTOLOGIE (Volume 2)
OAREIL
Ce livre raconte avec force d'anecdotes la naissance de l'action gérontologique : les errements, les oppositions, et les luttes des acteurs qui ont ouvert cette voie nouvelle. Ce tome rend compte des journées régionales qui ont réuni sur des territoires différents les acteurs de la première heure. Les entretiens croisés proposent un vrai tissage d'expériences et mettent en évidence les réseaux naissants constitués autour d'affinités, de compétences, où se sont retrouvés professionnels, élus, bénévoles qui avaient à cœur d'inventer et de bâtir.
(Coll. La gérontologie en actes, 17.50 euros, 152 p.) ISBN : 978-2-336-30382-6, ISBN EBOOK : 978-2-336-38921-9

HISTOIRE ET ÉPISTÉMOLOGIE DE L'ANATOMIE ET DE LA PHYSIOLOGIE EN ART DENTAIRE
De l'Antiquité à la fin du XX e siècle
Gros Gilles - Préface de Roger Teyssou
Dans cet ouvrage, Gilles Gros retrace l'histoire des principales étapes du développement épistémologique de l'anatomie et de la physiologie, deux des déterminants fondamentaux de l'évolution épistémologique de l'art dentaire. Tout au long de cet interminable et laborieux parcours épistémologique, l'auteur se plaît à nous dévoiler la manière dont l'art dentaire a évolué dans ses rapports à l'anatomie et à la physiologie, en passant d'une attitude essentiellement morphologiste et descriptive à une vision plus physiologique et expérimentale.
(Coll. Acteurs de la Science, 40.00 euros, 426 p.) ISBN : 978-2-343-06750-6, ISBN EBOOK : 978-2-336-38774-1

DE CÉLINE – Histoire d'une thèse à Semmelweis
Histoire d'une œuvre
Deveaux Michel
Cet ouvrage rassemble l'histoire de deux médecins. *L'Histoire d'une thèse* est celle de Louis Destouches, de sa jeunesse jusqu'au début de sa carrière médicale, on y découvre les évènements et personnages qui inspirèrent Céline. *L'Histoire d'une œuvre* est celle d'Ignace Semmelweis, consacrée à sa carrière médicale et surtout à la résolution qu'il apporta au problème de la fièvre puerpérale. C'est aussi son combat mené face à la communauté médicale, longtemps résistante à ses idées.
(19.00 euros, 182 p.) ISBN : 978-2-343-06807-7, ISBN EBOOK : 978-2-336-38894-6

LES AVENTURES ET MÉSAVENTURE D'HERMÈS, MÉDECIN
Cohen Albert J.
L'exercice de la médecine générale conduit à diverses aventures, quelquefois tendres, parfois cocasses, certaines dramatiques. En cinquante années d'exercice, l'auteur a traversé tant et tant de psychodrames, et, hélas, tant de drames tout court, qu'il en a retenu ces quelques anecdotes vraies, toutes vécues... ou presque. Elles méritaient d'être racontées. C'est toute une vie de praticien, étendue sur plus de cinquante années, qui se raconte dans ce livre.
(17.50 euros, 160 p.) ISBN : 978-2-343-06284-6, ISBN EBOOK : 978-2-336-38599-0

L'HARMATTAN ITALIA
Via Degli Artisti 15; 10124 Torino
harmattan.italia@gmail.com

L'HARMATTAN HONGRIE
Könyvesbolt ; Kossuth L. u. 14-16
1053 Budapest

L'HARMATTAN KINSHASA
185, avenue Nyangwe
Commune de Lingwala
Kinshasa, R.D. Congo
(00243) 998697603 ou (00243) 999229662

L'HARMATTAN CONGO
67, av. E. P. Lumumba
Bât. – Congo Pharmacie (Bib. Nat.)
BP2874 Brazzaville
harmattan.congo@yahoo.fr

L'HARMATTAN GUINÉE
Almamya Rue KA 028, en face
du restaurant Le Cèdre
OKB agency BP 3470 Conakry
(00224) 657 20 85 08 / 664 28 91 96
harmattanguinee@yahoo.fr

L'HARMATTAN MALI
Rue 73, Porte 536, Niamakoro,
Cité Unicef, Bamako
Tél. 00 (223) 20205724 / +(223) 76378082
poudiougopaul@yahoo.fr
pp.harmattan@gmail.com

L'HARMATTAN CAMEROUN
TSINGA/FECAFOOT
BP 11486 Yaoundé
699198028/675441949
harmattancam@yahoo.com

L'HARMATTAN CÔTE D'IVOIRE
Résidence Karl / cité des arts
Abidjan-Cocody 03 BP 1588 Abidjan 03
(00225) 05 77 87 31
etien_nda@yahoo.fr

L'HARMATTAN BURKINA
Penou Achille Some
Ouagadougou
(+226) 70 26 88 27

L'HARMATTAN SÉNÉGAL
10 VDN en face Mermoz, après le pont de Fann
BP 45034 Dakar Fann
33 825 98 58 / 33 860 9858
senharmattan@gmail.com / senlibraire@gmail.com
www.harmattansenegal.com

Achevé d'imprimer par Corlet Numérique - 14110 Condé-sur-Noireau
N° d'Imprimeur : 136251 - Dépôt légal : février 2017 - *Imprimé en France*

www.ingramcontent.com/pod-product-compliance
Lightning Source LLC
LaVergne TN
LVHW011314061026
849535LV00005B/1554
* 9 7 8 2 3 4 3 1 1 0 0 6 6 *